阅读图文之美 / 优享健康生活

中草药轻图鉴

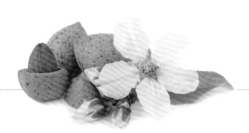

吴剑坤　主编
含章新实用编辑部　编著

江苏凤凰科学技术出版社·南京

图书在版编目（CIP）数据

中草药轻图鉴／吴剑坤主编；含章新实用编辑部编
著. — 南京：江苏凤凰科学技术出版社，2023.6
　ISBN 978-7-5713-3400-0

　Ⅰ. ①中⋯　Ⅱ. ①吴⋯　②含⋯　Ⅲ. ①中草药－图谱
Ⅳ. ①R282-64

　中国版本图书馆CIP数据核字（2023）第004712号

中草药轻图鉴

主　　　编	吴剑坤
编　　　著	含章新实用编辑部
责 任 编 辑	汤景清
责 任 校 对	仲　敏
责 任 监 制	方　晨

出 版 发 行	江苏凤凰科学技术出版社
出版社地址	南京市湖南路 1 号A楼，邮编：210009
出版社网址	http://www.pspress.cn
印　　　刷	天津丰富彩艺印刷有限公司

开　　　本	718 mm×1 000 mm　1/16
印　　　张	15
插　　　页	1
字　　　数	420 000
版　　　次	2023年6月第1版
印　　　次	2023年6月第1次印刷

标 准 书 号	ISBN 978-7-5713-3400-0
定　　　价	56.00元

图书如有印装质量问题，可随时向我社印务部调换。

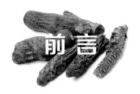 前言 PREFACE

　　中药主要由植物药（根、茎、叶、果）、动物药（内脏、皮、骨、器官）和矿物药组成，又因其中以植物药居多，所以也被称为中草药。中草药在我国的应用已有上千年的历史，从神农尝遍百草首创医药，中华医药文明的大幕就此拉开。经过上千年的传承和研究，中草药已经成为防病治病的重要武器，对保障人们的健康和民族的繁衍起到了不可忽视的作用，是中华民族当之无愧的瑰宝。

　　我国是中草药的发源地，蕴藏着丰富的中草药资源，如人参、鹿茸、附子、黄连、当归、大黄、甘草、黄芪等，不仅能满足国内需要，而且还远销东南亚和欧美等地。据近代出版的《中药大辞典》所载，供临床使用的中草药（包括中成药等）已达5 000多种。医药部门统计，目前开发可供临床使用的中草药已超过8 000种。

　　历代的中医学家在长期的中草药采集、加工和应用中，逐步建立了系统完善的中药学理论，积累了丰富的用药经验，在中药资源、选择、炮制、制剂、药理、临床应用等方面进行了深入的研究和总结，为人们防治疾病做出了巨大的贡献。

　　本书结合《本草纲目》《中药大辞典》等多部权威药典，对生活中常见中草药的详细资料及实图加以汇集，意在帮助读者正确识别中草药。书中收录各类中草药300余种，按照其性质及临床效果分门别类，将其分为解表清热类、利水祛湿类、安神补虚类、温中理气类、止咳化痰类、平肝收涩类、活血化瘀类、凉血止血类和其他类，详细介绍了中草药的采收、选购、保存、炮制、煎煮等内容，辅以介绍中草药的性味、药材来源、功能主治等方面的知识。同时，配以高清彩图和细节图解，更加方便读者辨认、识别。

　　相信本书能为您了解更多的中草药知识提供帮助。

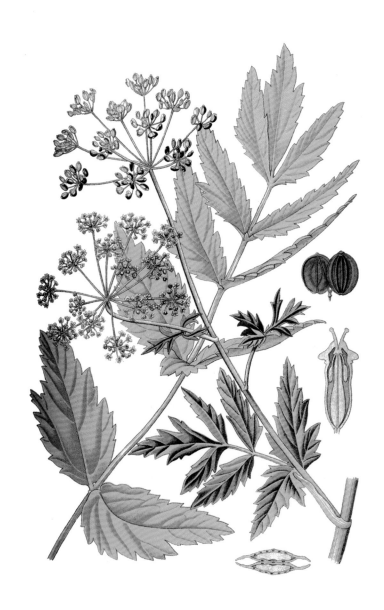
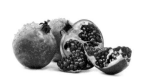

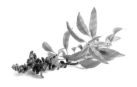
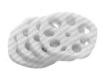

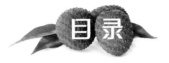

目录 CONTENTS

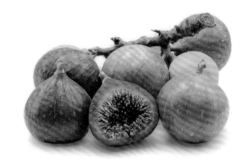

认识中草药 … 1

小中药，大功效 … 6

中草药配伍禁忌 … 9

第一章 解表清热类

麻黄 … 12

木贼 … 13

防风 … 14

紫苏 … 14

羌活 … 15

白芷 … 15

生姜 … 16

桂枝 … 17

香薷 … 17

辛夷 … 18

鹅不食草 … 19

细辛 … 19

苍耳子 … 20

蝉蜕 … 20

薄荷 … 21

葛根 … 22

牛蒡子 … 22

菊花 … 23

淡豆豉 … 24

桑叶 … 25

升麻 … 25

柴胡 … 26

鼠尾草 … 27

石膏 … 27

芦根 … 28

知母 … 28

淡竹叶 … 29

葱白 … 29

鸭跖草 … 30

栀子 … 30

夏枯草 … 31

决明子 … 31

金银花 … 32

山芝麻 … 33

板蓝根 … 33

无花果 … 34

连翘 … 35

贯众 … 36

青黛 … 36

蒲公英 … 37

紫花地丁 … 37

蚤休 … 38

野菊花 … 38

穿心莲 … 39

鱼腥草 … 39

绿豆 … 40

半边莲 … 41

半枝莲 … 41

大血藤 … 42

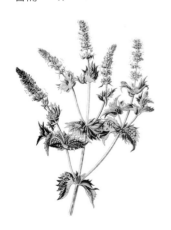

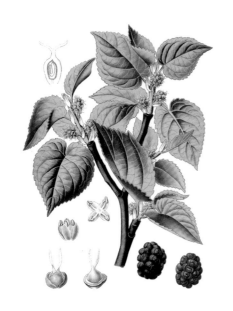

土茯苓 … 42

白蔹 … 43

马勃 … 43

马齿苋 … 44

木蝴蝶 … 45

胖大海 … 45

土牛膝 … 46

马鞭草 … 46

七叶一枝花 … 47

黄芩 … 47

仙人掌 … 48

黄连 … 49

黄柏 … 49

龙胆 … 50

苦参 … 50

白鲜皮 … 51

玄参 … 51

生地黄 … 52

牡丹皮 … 53

赤芍 … 53

紫草 … 54

岗梅根 … 55

水牛角 … 55

白薇 … 56

地骨皮 … 56

银柴胡 … 57

胡黄连 … 58

第二章 利水祛湿类

独活 … 60

松节 … 61

丁公藤 … 61

两面针 … 62

威灵仙 … 62

路路通 … 63

海桐皮 … 64

九里香 … 65

秦艽 … 65

防己 … 66

络石藤 … 66

丝瓜络 … 67

泽泻 … 68

桑枝 … 69

老鹳草 … 69

五加皮 … 70

桑寄生 … 71

茯苓 … 71

千年健 … 72

苍术 … 73

狗脊 … 74

五爪金龙 … 75

川牛膝 … 75

扶芳藤 … 76

藿香 … 76

佩兰 … 77

鹿衔草 … 77

厚朴 … 78

砂仁 … 79

豆蔻 … 79

薏苡仁 … 80

草豆蔻 … 80

草果 … 81

桃花 … 81

石菖蒲 … 82

冬瓜皮 … 82

赤小豆 … 83

玉米须 … 83

葫芦 … 84

车前草 … 84

滑石 … 85

猪苓 … 85

通草 … 86

瞿麦 … 86

地肤子 … 87

海金沙 … 87

石韦 … 88

灯心草 … 88

冬葵子 … 89

金针菜 … 89

茵陈 … 90

金钱草 … 90

虎杖 … 91

垂盆草 … 91

磨盘草 … 92

溪黄草 … 92

酸枣仁 … 98

柏子仁 … 99

远志 … 99

龙眼肉 … 100

合欢皮 … 101

人参 … 101

西洋参 … 102

党参 … 103

太子参 … 103

肉苁蓉 … 104

白术 … 105

白扁豆 … 105

山药 … 106

蜂蜜 … 107

冬虫夏草 … 108

鹿茸 … 109

巴戟天 … 109

甘草 … 110

淫羊藿 … 111

仙茅 … 111

蛤蚧 … 112

补骨脂 … 113

第三章 安神补虚类

灵芝 … 94

朱砂 … 94

磁石 … 95

大枣 … 96

琥珀 … 97

龙骨 … 97

黄芪 … 98

益智仁 … 113

核桃仁 … 114

锁阳 … 115

海狗肾 … 115

海马 … 116

紫河车 … 117

菟丝子 … 117

石斛 … 118

黄精 … 119

沙苑子 … 119

杜仲 … 120

韭菜子 … 121

阿胶 … 121

当归 … 122

白芍 … 123

熟地黄 … 123

何首乌 … 124

北沙参 … 125

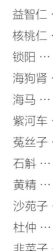

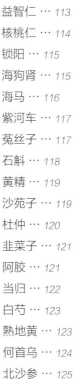

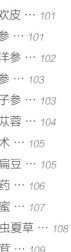

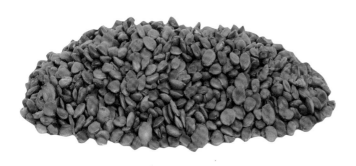

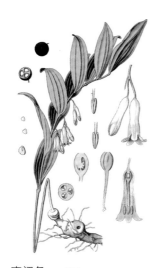

麦门冬 … 125
南沙参 … 126
百合 … 127
玉竹 … 128
银耳 … 128
桑椹 … 129
枸杞子 … 130
女贞子 … 131
黑芝麻 … 131
黑木耳 … 132
续断 … 132

荜茇 … 140
山奈 … 140
陈皮 … 141
青皮 … 142
枳实 … 142
木香 … 143
香附 … 143
胡椒 … 144
乌药 … 145
檀香 … 145
荔枝核 … 146
佛手 … 146
薤白 … 147
柿蒂 … 148
九香虫 … 148
沉香 … 149
八角茴香 … 150

香橼 … 151
龙眼核 … 152
柚核 … 152

第五章　止咳化痰类

昆布 … 154
半夏 … 154
天南星 … 155
旋覆花 … 155
白芥子 … 156
银杏叶 … 156
桔梗 … 157
前胡 … 157
白果 … 158
川贝母 … 159
浙贝母 … 159
款冬花 … 160

第四章　温中理气类

小茴香 … 134
附子 … 135
肉桂 … 135
玫瑰花 … 136
干姜 … 137
吴茱萸 … 137
丁香 … 138
高良姜 … 138
花椒 … 139

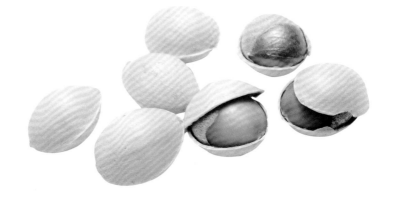

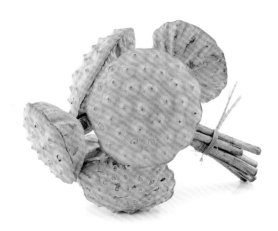

瓜蒌子 … 161
竹茹 … 161
杏仁 … 162
紫苏子 … 163
百部 … 163
枇杷叶 … 164
桑白皮 … 165
葶苈子 … 165
罗汉果 … 166
海藻 … 167
千日红 … 167
满山红 … 168
紫菀 … 168

第六章 平肝收涩类

石决明 … 170
浮小麦 … 171
蒺藜 … 171
珍珠母 … 172
诃子 … 173
牡蛎 … 174
五味子 … 175
钩藤 … 176
天麻 … 177
乌梅 … 178
罂粟壳 … 179
麻黄根 … 180
山茱萸 … 180
肉豆蔻 … 181
芡实 … 182

金樱子 … 182
石榴皮 … 183
桑螵蛸 … 184
莲子 … 185
覆盆子 … 186

第七章 活血化瘀类

川芎 … 188
延胡索 … 188
郁金 … 189
姜黄 … 189
乳香 … 190
没药 … 190
丹参 … 191
红花 … 191
桃仁 … 192
牛膝 … 193
鸡血藤 … 194
王不留行 … 194
月季花 … 195

凌霄花 … 195
益母草 … 196
血竭 … 197
刘寄奴 … 197
苏木 … 198
骨碎补 … 199
莪术 … 199
五灵脂 … 200
土鳖虫 … 200

第八章 凉血止血类

地榆 … 202
大蓟 … 203
小蓟 … 204
三七 … 205
苎麻根 … 206
茜草 … 207
藕节 … 207
莲花 … 208
降香 … 209

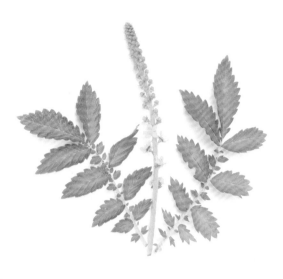

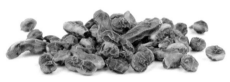

花蕊石 … *209*

仙鹤草 … *210*

白及 … *211*

鸡冠花 … *211*

艾叶 … *212*

白茅根 … *213*

炮姜 … *213*

槐角 … *214*

侧柏叶 … *214*

鹤虱 … *221*

芦荟 … *221*

冰片 … *222*

番泻叶 … *222*

甘遂 … *223*

火麻仁 … *223*

郁李仁 … *224*

松子仁 … *224*

牵牛子 … *225*

巴豆 … *225*

食盐 … *226*

皂荚 … *226*

雄黄 … *227*

密陀僧 … *227*

白矾 … *228*

蛇床子 … *228*

蜂房 … *229*

樟脑 … *229*

第九章 其他类

麦芽 … *216*

谷芽 … *217*

鸡内金 … *217*

山楂 … *218*

使君子 … *219*

槟榔 … *219*

南瓜子 … *220*

榧子 … *220*

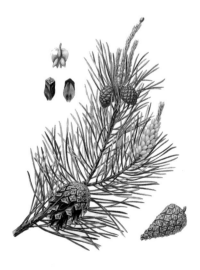

认识中草药

中草药的采收

　　中草药的质量好坏主要取决于其有效药用成分含量的多少，这与中草药的产地、品种、栽培技术及采收等密切相关。其中，采收直接决定了中草药的质量，是保证中草药质量的最后一关。因此，把握中草药的采收时间至关重要，以下将根据中草药的不同药用部分，对它们的最佳采收期进行详细分析。

● **以根及根茎入药的中草药品种**

　　此类中草药的采收期为生长停止、花叶凋谢的休眠期或苏醒发芽前，一般为早春或秋冬。成品以根及根茎结实、直顺、分叉少、粉性足的为好，如天麻、苍术、葛根、桔梗、大黄、玉竹、黄芪、草乌、黄连、党参等。但也有少数例外，如太子参、半夏、附子等，一般在夏季采收，这时它们的有效成分含量较高，质量也较好。

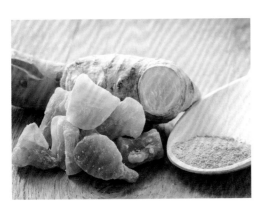

● **以花入药的中草药品种**

　　此类中草药的采收期一般为花蕾含苞未放时，因为盛开的花朵较容易出现散瓣、破碎、失色、逸散香气等现象，会严重影响中草药的质量。如金银花一般在花蕾前头蓬大、由青转黄时采收，

丁香在花蕾由绿转红时采收，玫瑰在春末夏初花要开放时采收。但也有少量花类中草药在花朵开放时采收，如月季花在春夏季花微开时采收，菊花在秋冬季花盛开时采收，红花在夏季由黄变红时采收。

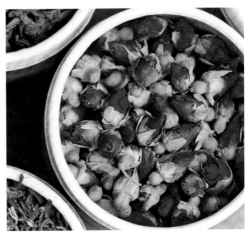

● **以叶入药的中草药品种**

　　此类中草药的采收期一般为植株生长旺盛、花未开放或花朵盛开时，因为此时的植株已完全长成，有效药用成分的含量最高，如大青叶、紫苏叶、番泻叶、臭梧桐叶、艾叶等。

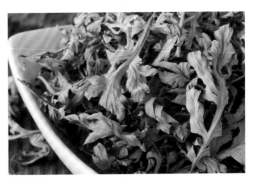

● 以果实及种子入药的中草药品种

　　果实类中草药的采收期一般为成熟或将近成熟时，种子类中草药的采收期为种子完全发育成熟、籽粒饱满且有效成分含量最高时，如火麻仁、马兜铃、地肤子、青葙子、五味子、王不留行、枸杞子、肉豆蔻等。此外，有一些成熟度不一致的品种，通常随熟随采、分批采收，如急性子、千金子等，也有个别中草药在未成熟时采收，如枳实、青皮、乌梅等。

● 以全草入药的中草药品种

　　此类中草药的采收期一般为植株生长最旺盛且花朵开放前，如薄荷、穿心莲、伸筋草、鱼腥草、淫羊藿、仙鹤草、透骨草、马鞭草、藿香、泽兰、半枝莲、白花蛇舌草、千里光、佩兰、蒲公英、茵陈、淡竹叶、益母草、石斛等。但也有少量品种在秋季开花后采收，如麻黄、细辛、垂盆草、金钱草、荆芥等。

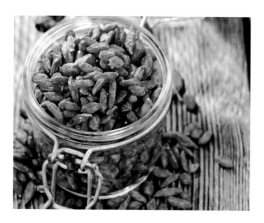 

附表：

春季采收	甘草、丹参、拳参、虎杖、赤芍、北豆根、地榆、苦参、远志、甘遂、白蔹、独活、前胡、藁本、防风、柴胡、秦艽、白薇、紫草、射干、莪术、天麻、黄芩、南沙参、桔梗、苍术、紫菀、漏芦、三棱、百部、黄精、玉竹等
夏季采收	延胡索、附子、川乌、太子参、贯众、川芎、白芷、半夏、川贝母、浙贝母、麦门冬等
秋季采收	黄芪、狗脊、防己、威灵仙、草乌、白芍、黄连、升麻、商陆、常山、人参、三七、当归、羌活、北沙参、龙胆、白前、徐长卿、地黄、续断、党参、香附、白附子、重楼、天门冬、山药、白及等
冬季采收	大黄、何首乌、牛膝、板蓝根、葛根、玄参、天花粉、白术、泽泻、天南星、木香、土茯苓、姜黄、郁金等

中草药的炮制

炮制是指药物在使用前必要的一道加工程序，经过炮制的中草药一般药物性能都会发生一定改变，不仅更适应实际需要，而且大大降低了药物的毒性及不良反应。中药常用的炮制方法包括净制、煮制、煅制、切制、炖制、烫制、制炭、姜汁制、蒸制、炒制、醋制、盐制、酒制、制霜、蜜制、煨制等。因此，选用适宜的中草药炮制方法，并且保证其加工到位，对有效发挥中草药的药效至关重要，如紫石英要想使其药效最大化，就需采用煅制的炮制方法。

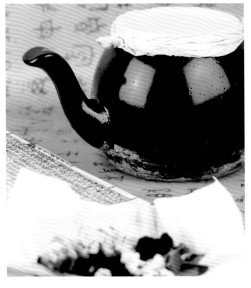

● 净制

净制即净选，可采用挑选、风选、水选、筛选、剪、切、刮、削、剔除、刷、擦、碾串、火燎及泡洗等方法。经过净制的中草药被称为"净药材"，凡是供切制、炮炙或调配制剂的药材，均应是净药材。

● 煮制

煮制是指净药材加水或液体辅料熬煮，直至液体被药材完全吸收或药材切开无白心，然后取出晾干。加入的水或液体辅料的用量则按各药材炮制的规定。

● 煅制

煅制是指用火煅烧，以至红透且酥脆易碎为准。

● 切制

切制是指按药材的大小、粗细、质地等进行切割。切制时要掌握气温、水量、时间等条件，切后还应注意及时干燥，以保证质量。

● 炖制

炖制是指将净药材放进适宜的容器内密闭隔水加热。要注意按各药材的炮制规定，加液体辅料，或用蒸汽炖透，或炖至辅料完全被吸收，最后取出、干燥。

● 烫制

烫制需要准备辅料，一般为洁净的河沙、蛤粉或滑石粉。先取辅料（河沙、蛤粉、滑石粉）放进锅中，用大火炒热，再加入净药材不停翻炒，至药材表面鼓起、酥脆或到规定的程度，最后取出、筛去辅料、放凉。

● 制炭

制炭，也称"烧存性"，是指将中草药用火烧至表面发黑、里面焦黄的程度，使其表面炭化，而里面仍能辨认气味、颜色，但要注意防止灰化。

● 姜汁制

姜汁制可用生姜或干姜。如果用生姜，可先洗净、捣烂，加适量水压榨取汁，姜渣可重复压榨一次，最后合并汁液；如果用干姜，捣碎后可加水煎煮两次，合并煎液。

● 蒸制

蒸制是指将净药材放进适宜的容器内加热蒸透或至规定程度的药材炮制方法。蒸制前要注意按规定加液体辅料拌匀（清蒸除外），蒸制后还要记得将药材取出、干燥。

- 炒制

  炒制可分为清炒和加辅料炒，翻炒时应掌握炒制的温度、时间及程度，尤其要注意火力均匀，要不断翻动。

- 醋制

  醋制包括醋炙、醋煮、醋蒸等方法。醋制的"醋"应用米醋或其他发酵醋。

- 盐制

  盐制是指先将盐溶解在适量水中，然后过滤，再采用盐炙、盐蒸等盐制方法处理中草药。

- 酒制

  酒制包括酒炙、酒炖、酒蒸等方法。除特殊规定外，酒制的"酒"一般用黄酒。

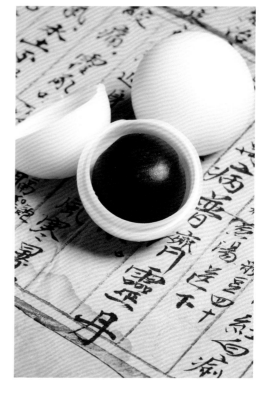

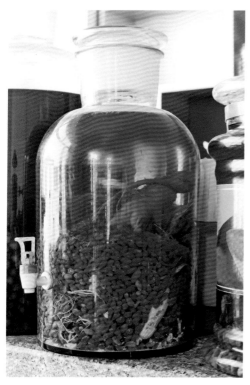

- 制霜

  制霜一般取净药材碾碎呈泥状，然后加热至温热后，压榨除去大部分油脂，最后取残渣制成符合规定的松散粉末。

- 蜜制

  蜜制先在炼蜜中加适量沸水稀释，再将其加入净药材中拌匀闷透，最后置锅内，用小火炒至规定程度，取出放凉。

- 煨制

  煨制先取净药材，用湿布或湿纸、湿麸皮、湿滑石粉等包裹，然后埋入热灰、热滑石粉中，煨至包裹物外表呈焦黄色时，取出，除去包裹物。

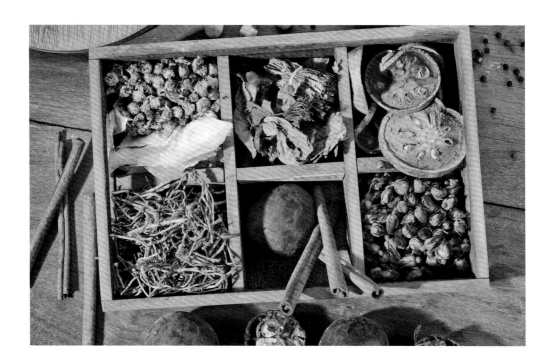

中草药的选购

选购中草药时，要确保选购最佳的中草药，这样才能保证药物发挥最好的药效和性能。因此，选购中草药要注意药材的产地、采收时节、炮制方法、性状等。

● 中草药的产地

中草药的生产具有一定的地域性，这也是中国历代医家都非常重视"道地药材"的原因，只有在最适宜的生态环境下生长的药材，才是质量最优、疗效最佳的药材。因此，要尽量选购原产地的中草药。如东北的人参、鹿茸、五味子；浙江的杭白芍、杭白芷、杭菊花、浙贝母、台乌药、山茱萸；河南的怀地黄、怀牛膝、怀山药、怀菊花。这些都是疗效最佳的道地药材。

● 中草药的感官鉴定

感官鉴定主要是通过眼看、手摸、鼻闻、水试、火试等方法来鉴别药材的性状。"眼看"是指用眼睛查看药材的外形特征、断面特征等，如颜色、大小、光泽等；"手摸"是指用手触摸鉴定药材的软硬、韧度、黏性、粉性等特征；"鼻闻"是指用嗅觉器官通过"嗅"的方法鉴别药物的气味，如香、臭、浓、淡等；"水试"是指将药材放入水中浸渍以观察它的反应过程，并判断其所含色素、成分和性能等；"火试"是指通过燃烧药材的方法来观察反应过程以鉴别药物的性能，如将麝香置于铝箔上燃烧，会发出轻微的爆鸣声，同时会产生珠状的油点，燃烧后的灰末则呈白色。

● 中草药的保存

我们在日常生活中经常会碰到这样的事情，用昂贵的价格买回来的中草药在放置了一段时间后渐渐失去药性，甚至发霉变质，这都是因为没有采取正确的保存方法而导致的。那么，中草药究竟该怎样保存才能保持它们的药效呢？

其实中草药的保存方法很简单，只要尽可能把它们放在干燥的环境中即可。如果是一般家用的中草药，可将药材存放在干燥的非铁器类密封罐中保存，也可用塑料袋包裹起来以隔绝空气；对于一些经常使用的中草药，可做成小包装，以免使其他部分受潮；而对于一些不经常使用的中草药则可将其放进冰箱保存。

小中药，大功效

是药未必三分毒

我国传统医学认为："药之效，毒为之！"这里的"毒"是指药物所具有的寒、热、温、凉等偏性，而不是现代医学所指的能产生不良反应或致人死亡的毒性成分。中医正是利用这种偏性来纠正我们身体所表现的阴阳偏盛或偏衰现象，从而达到治疗疾病的目的，如果药物没有了偏性，也就没有了药用价值。所谓"是药三分毒"，是指用错药或用药过量而带来的不良后果，但只要对症用药，并选择适当的用量和正确的疗程，不滥用，便能达到治疗疾病的效果。

中药要达到"治未病"的效果，所谓"治未病"就是以增强体质为核心的防病思想。当我们的基本物质生活得到满足之后，越来越多的人开始把健康优质生活作为更高的生活目标，而身心健康则是人们追求更高生活目标的基础。那么，怎样才能把我们的身体机能调节到最好的状态？我国传统医学在这方面发挥了巨大的作用。

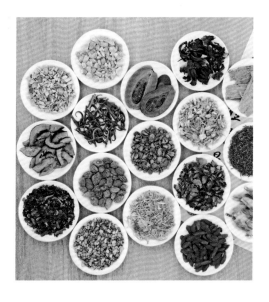

中草药的四性五味

中草药的偏性是多种多样的，主要包括四性、五味、升降浮沉、补泻、归经、毒性等，归纳起来就是四性五味。

四性

四性是指寒、热、温、凉四种药物偏性，主要反映药物影响人体阴阳盛衰、寒热变化的作用倾向，用以说明药物的作用性质。除寒、热、温、凉四种药物偏性之外，还有"平性"，所谓"平性"是指药性平和，虽然它的寒热之性都不甚明显，但实际上仍有偏温、偏凉的性质，因此，从本质上而言，四性只有"寒""热"两性。寒凉药，属于寒性或凉性，是指能减轻或消除热证的药物，多具有清热降火、凉血解毒、滋阴退热、凉肝止痉、提高机体免疫力等作用，如黄芩、黄连、大黄等，常用来治疗热性病症，如高热烦渴、咽喉肿痛、火毒疮疡、热结便秘、热淋涩痛、黄疸水肿、痰热咳嗽、高热神昏等阳热证；温热药，属于温性或热性，是指能减轻或消除寒证的药物，多具有温中散寒、温肺化饮、暖肝散寒、温通经络、回阳救逆等作用，如附子、干姜、肉桂等，用来治疗寒性病症，如面色苍白、中寒腹痛、肺寒喘咳、阳痿早泄、宫冷不孕等阴寒证。

五味

五味是指药物的酸、苦、甘、辛、咸五种不同味道，中草药因味道不同而具有不同的疗效。

酸，所谓"能收、能涩"，具有收敛、固涩的作用，多用来辅助治疗体虚多汗、肺虚久咳、久泻滑肠、遗精滑精、遗尿尿频、崩漏等。如五味子可固表止汗，乌梅可敛肺止咳，五倍子可涩肠止泻，山茱萸可涩精止遗，赤石脂可固崩止带等。

苦，所谓"能泄、能燥"，具有清泻火热、泻降气逆、通泻大便、燥湿、泻火存阴等作用，多用来辅助治疗热证、火证、喘咳、呕恶、便秘、湿证、阴虚火旺等。如黄芩、栀子可清热泻火，杏仁、葶苈子可降气平喘，半夏、陈皮可降逆止呕，大黄、枳实可泻热通便，龙胆草、黄连可清热燥湿，苍术、厚朴可苦温燥湿，知母、黄柏可泻火存阴等。

甘，所谓"能补、能和、能缓"，具有补益、和中、调和药性和缓急止痛的作用，多用于辅助治疗正气虚弱、身体诸痛、调和药性及中毒解救等。如人参可大补元气，熟地黄可滋补精血，饴糖可缓急止痛，甘草可调和药性及解毒等。

辛，所谓"能散、能行"，具有发散、行气、行血等作用，多用于辅助治疗表证和气血阻滞之证。如紫苏叶可发散风寒，木香可行气除胀，川芎可活血化瘀等。

咸，所谓"能下、能软"，具有泻下通便、软坚散结的作用，多用于辅助治疗大便燥结、瘰疬痰核、瘿瘤、痞块等。如芒硝可泻热通便，海藻、牡蛎可散结消瘿，鳖甲、土鳖虫可软坚消结等。

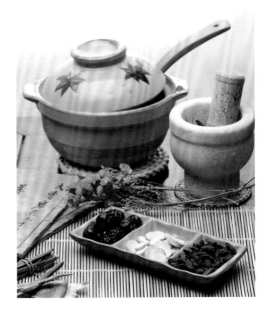

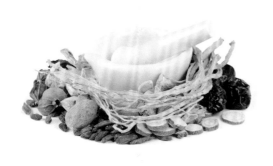

中草药的煎煮方法

中草药煎煮方法的正确与否直接影响药物疗效的发挥，因此，煎药时应该注意以下问题。

● 煎药器具

煎药的器具最好是陶瓷器皿，如砂锅、砂罐等，它们的化学性质稳定，不易与药物成分发生化学反应，且导热均匀，保温性也很好，如果没有陶瓷器皿，也可选择白色搪瓷器皿或不锈钢器皿，但忌用铁、铜、铝等金属器皿，因金属元素易与药物成分发生化学反应，会降低药效，甚至产生不良反应。

● 煎药用水

煎药必须使用洁净、无异味，以及矿物质和杂质含量较少的水。一般情况下，日常生活中的饮用水皆可用来煎药。

● 煎煮次数

一剂药的煎药次数通常为 2~3 次，主要是为了充分利用药材，避免浪费。

● 煎煮火候及时间

如果煎煮一般的药，可先用大火，后用小火。即滚沸前用大火，滚沸后用小火，并保持微沸状态，以避免汁液溢出或过快熬干。如果煎煮的是解表药或芳香药，可先用大火快速煮沸，再改用小火煎煮 10~15 分钟即可；如果煎煮的是成分不易被煎出的矿物类、骨角类、贝壳类、甲壳类药物，以及补益药，一般应用小火久煎，这样可以使药物成分充分溶解到液体中。

● 煎前浸泡

浸泡药物是煎煮前非常重要的一道程序，不仅有利于药物有效成分的溶解，而且还可避免因煎煮时间过长而损耗或破坏药物成分。多数中药用冷水浸泡 20~30 分钟即可，但以种子、果实为主的药可浸泡 1 小时左右。此外还要注意，夏季或气温较高时，为了避免药物腐败变质，浸泡时间应相应缩短。

● 榨渣取汁

药物煎煮后应榨渣取汁，尤其是一些遇高热易损失或破坏有效成分的药物，以及不宜久煎或煎煮次数少的药物，这样可以避免药物有效成分的损失。

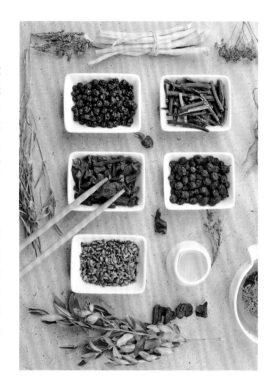

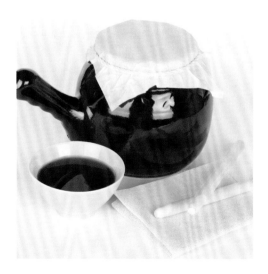

● 入药方法

不同药物的性质、性能及临床作用不同，因而所需的煎煮时间不同，有的药物还需作特殊处理，甚至同一药物煎煮时间不同，其性能与临床应用也不同，因此，煎煮药物需讲究入药方法。一般先煎有效成分不易煎出的药物，如磁石等矿物类药物，需先煎约 30 分钟后，再同煎其他药物。而对于有效成分易破坏或不耐煎煮的药物，需后入药，如薄荷、大黄、番泻叶等，一般等其他药材将煎煮成时入药，只煎几分钟即可。还有一些药材需包煎，如蒲黄、海金沙等因质地过轻而易漂浮在药液面上或易成糊状；车前子等因质地较细密，含淀粉又多，易粘锅、糊化、焦化；辛夷、旋覆花等药材有毛，对咽喉有一定的刺激性。因此，这几类药材入药时宜用纱布包裹入煎。此外，一些珍贵药材，如人参等，宜单独煎煮，以免煎出的有效药物成分被其他药渣吸附，从而造成不必要的浪费。

中草药配伍禁忌

中草药的配伍关系

配伍是指按病情需要和药物特点，有选择地将两味以上的药物配合使用。中国历代医家将中草药的配伍关系概括为七种，称为"七情"，即单行、相使、相须、相畏、相杀、相恶、相反。

● 单行

单行是指使用单味药治病。如清金散，单用黄芩治轻度肺热；独参汤，单用人参补气救脱。

● 相使

相使是指将性能功效有共性的药物一起使用，通常一药为主，一药为辅，辅药起增强主药疗效的作用。如黄芪与茯苓配伍，茯苓可助黄芪补气利水。

● 相须

相须是指将药性功效相似的药物一起使用，起增强疗效的作用。如桑叶和菊花配伍，可增强清肝明目的功效。

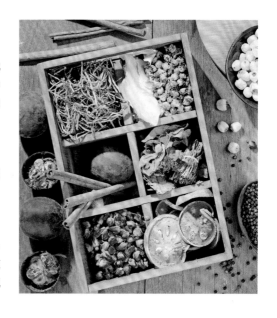

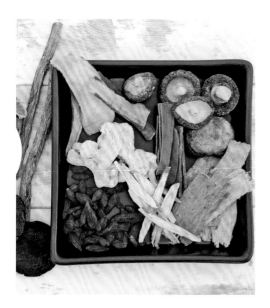

● 相畏

相畏是指一种药物的毒性被另一种药物减轻或消除。如附子配伍干姜，附子的毒性被干姜减轻或消除，即"附子畏干姜"。

● 相杀

相杀是指一种药物能降轻或消除另一种药物的毒性或不良反应，它与相畏实际上是同一配伍关系的两种说法。如干姜配伍附子，干姜能减轻或消除附子的毒性或不良反应，即"干姜杀附子之毒"。

● 相恶

相恶是指一种药物能降低甚至去除另一种药物的某些功效。如莱菔子配伍人参，莱菔子可降低人参的补气功效，即"人参恶莱菔子"。

● 相反

相反是指两种药物合用能产生或增强其原有毒性或不良反应的配伍关系。如配伍禁忌中的"十八反""十九畏"中的药物。

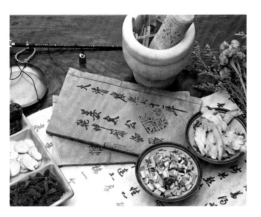

中草药与常见食材配伍禁忌

药物与食物的配伍禁忌是我国千百年来劳动人民长期实践的经验总结，虽然有些禁忌还没有被科学所证明，但为了安全起见，在得出可靠结论之前，我们仍应遵照于此，以慎用为宜。

一般发汗药应忌生冷，调理脾胃药应忌油腻，消肿理气药应忌豆类，止咳平喘药应忌腥味，止泻药应忌瓜果。

主要包括：

猪肉忌乌梅、桔梗、黄连、百合、苍术；

羊肉忌半夏、菖蒲、铜、丹砂；

狗肉忌商陆、杏仁；

鲫鱼忌厚朴、麦门冬；

猪血忌地黄、何首乌；

猪心忌吴茱萸；

鲤鱼忌朱砂；

雀肉忌白术、李子；

葱忌常山、地黄、何首乌、蜂蜜；

蒜忌地黄、何首乌；

萝卜忌地黄、何首乌；

醋忌茯苓；

土茯苓、威灵仙忌茶等。

中草药的用药禁忌

● 配伍禁忌

目前，中医学界共同认可的配伍禁忌为"十八反"和"十九畏"。"十八反"，即甘草反甘遂、大戟、海藻、芫花；乌头反贝母、瓜蒌、半夏、白蔹、白及；藜芦反人参、沙参、丹参、苦参、细辛、芍药。"十九畏"，即硫黄畏朴硝，水银畏砒霜，狼毒畏密陀僧，巴豆畏牵牛，丁香畏郁金，川乌、草乌畏犀角，牙硝畏三棱，官桂畏石脂，人参畏五灵脂。

● 妊娠禁忌

妊娠忌药是指女性在妊娠期间避免使用的对胎儿有损害甚至可能堕胎的中药，可分为妊娠忌用药和妊娠慎用药。妊娠忌用药包括毒性较强的、峻泻的、破血的中药，以及走窜药，这些药物妊娠期女性应禁止使用；妊娠慎用药包括祛瘀通经的中药、破气行滞的中药及辛热滑利的中药。这些药物在非特殊情况下，也应避免使用。

● 饮食禁忌

饮食禁忌，俗称"忌口"，是指服用中药期间需注意的饮食禁忌。如寒性病应忌生冷、油腻食物；热性病应忌辛辣、温热食物。此外，还包括服用某种中药时应忌某种食物。

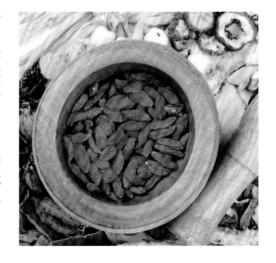

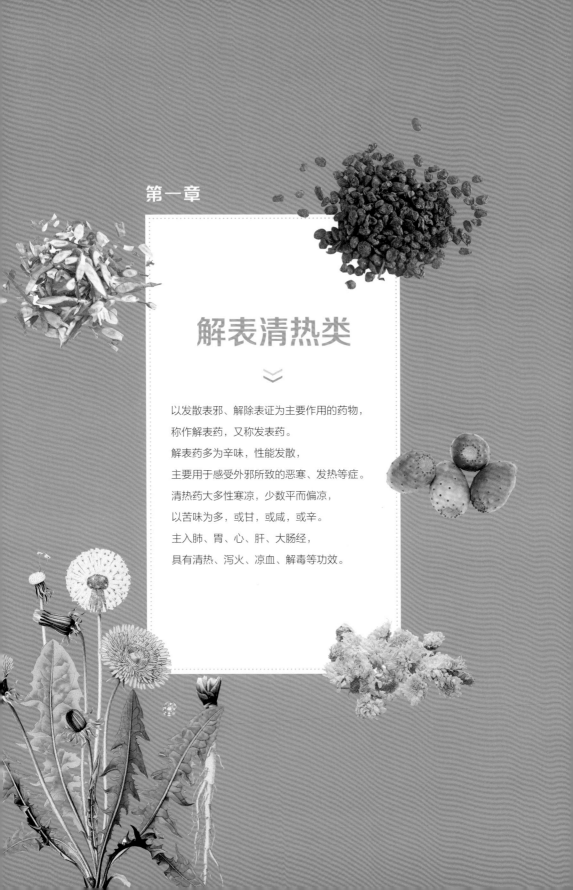

第一章

解表清热类

≫

以发散表邪、解除表证为主要作用的药物，
称作解表药，又称发表药。
解表药多为辛味，性能发散，
主要用于感受外邪所致的恶寒、发热等症。
清热药大多性寒凉，少数平而偏凉，
以苦味为多，或甘，或咸，或辛。
主入肺、胃、心、肝、大肠经，
具有清热、泻火、凉血、解毒等功效。

麻黄

别名：龙沙、狗骨、卑相、卑盐、木麻黄、结力根、山麻黄

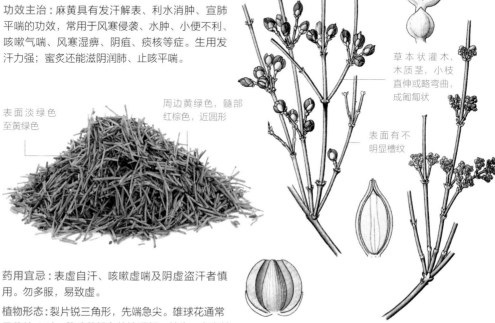

断面略呈纤维状，有细纵脊线

成品选鉴：表面黄绿色，有粗糙感，体轻质脆，容易折断，断面略呈纤维状，近圆形。气微香，味辛、微苦。

功效主治：麻黄具有发汗解表、利水消肿、宣肺平喘的功效，常用于风寒侵袭、水肿、小便不利、咳嗽气喘、风寒湿痹、阴疽、痰核等症。生用发汗力强；蜜炙还能滋阴润肺、止咳平喘。

表面淡绿色至黄绿色

周边黄绿色，髓部红棕色，近圆形

草本状灌木，木质茎，小枝直伸或略弯曲，成匍匐状

表面有不明显槽纹

药用宜忌：表虚自汗、咳嗽虚喘及阴虚盗汗者慎用。勿多服，易致虚。

植物形态：裂片锐三角形，先端急尖。雄球花通常具苞片4对，雌球花躲在幼枝顶部，单生，在老枝上腋生，卵圆形。

采集方法：取原材料，除去木质茎、残根及杂质，抖净灰屑，切段；或洗净后稍润，切段，风干。

生长特性：喜凉爽较干燥气候，耐严寒，耐热，忌积水。对环境适应性很强，对土壤要求不高。常见于干燥荒地、山坡、草原、干枯河床等处，常形成大面积的单纯群落。

分布区域：河北、山西、甘肃、内蒙古等地。

古籍名医录：

《药性论》：治身上毒风顽痹，皮肉不仁。

《日华子本草》：通九窍，调血脉，御山岚瘴气。

《珍珠囊》：泄卫中实，去营中寒，发太阳、少阴之汗。

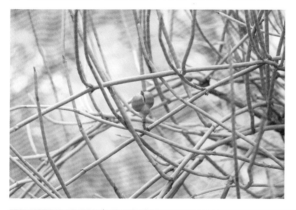

方剂举例

药方 100克柏子仁、100克半夏曲、50克牡蛎、50克人参、50克白术、50克麻黄根、50克五味子、25克麦麸

制法 炒熟后制成末，和枣肉做成丸

用法 以空心米汤送服50丸，每日两次

功用 止汗、退热、进饮食

科属：麻黄科、麻黄属　　采收时间：秋季　　性味：性温，味辛、微苦　　来源：植物麻黄的草质茎

木贼

别名：千峰草、锉草、笔头草、
笔筒草、接骨草、马人参

成品选鉴： 表面呈灰绿色或黄绿色，体轻，质脆，易折断，断面中空，周边有多数圆形的小空腔，节上着生筒状鳞叶，叶鞘基部和鞘齿多呈黑棕色，中部淡棕黄色。气微，甘，苦，嚼之有沙粒感。

功效主治： 木贼具有散热解表、凉血止血、明目退翳的功效，常用于风热目赤、迎风流泪、肠风便血、痔疮出血、血痢、妇人月水不断、脱肛等症。

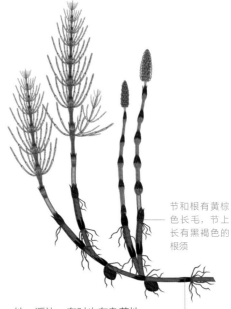

节和根有黄棕色长毛，节上长有黑褐色的根须

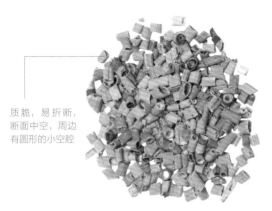

质脆，易折断，断面中空，周边有圆形的小空腔

药用宜忌： 过多服用对肝脏有损伤，不适合长时间服用；服用过量容易造成眼睛红肿，有眼疾者不适合服用。

植物形态： 大型植物，顶端淡棕色，膜质，芒状，早落，中部淡棕色，下部黑棕色。孢子呈圆球形，有两条弹丝，十字形着生，卷绕在孢子上，遇水就会弹开，以便于繁殖。地上枝的分枝有多条。

采集方法： 在夏、秋两季采割。割取地上部分，去除杂质，晒干或阴干。

生长特性： 木贼喜潮湿，生长于山坡林下的阴湿处、湿地、溪边，有时也在杂草地潮湿的环境中生长，在河岸湿地、阳光直射地也有生长。盆栽的需要在室内过冬。

根茎粗大，横走或直立，棕色

分布区域： 全国大部分地区。

古籍名录：

《本草纲目》：木贼，与麻黄同形同性，故亦能发汗解肌，升散火郁风湿，治眼目诸血疾也。

《本草经疏》：木贼草，首主目疾，及退翳膜，益肝胆而明目也。其主积块、疗肠风、止痢，及妇人月水不断、崩中赤白、痔疾出血者，皆入血益肝胆之功，肝藏血故也。

《本经逢原》：木贼专主眼目风热，暴翳，止泪，取发散肝肺风邪也。

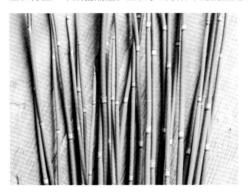

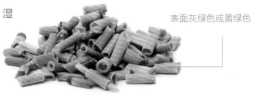

表面灰绿色或黄绿色

方剂举例

药方　木贼3克，木馒、枳壳、槐角、茯苓、荆芥各5克
制法　一同研制成末
用法　每次取6克煎煮，以枣汤送服
功用　缓解肠风便血

科属：木贼科、木贼属　　采收时间：夏秋季　　性味：性平，味甘、苦　　来源：植物木贼的干燥地上部分

防风

别名：铜芸、回云、回草、百枝、百韭、百种、屏风、风肉

成品选鉴： 表面黄棕色有裂隙，断面有棕色环。质松而软，易折断。以条粗壮、皮细而紧、无毛头、中心色淡黄，气微香，味微甘者为佳。

功效主治： 有散热解表、祛风除湿的功效，常用于感冒头痛、破伤

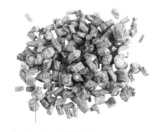

表面粗糙，有纵皱纹

风、风疹瘙痒、风湿痹痛等症。

药用宜忌： 体质虚弱，阴血不足、燥热的患者需要谨慎使用。

植物形态： 多年生草本，高30~80厘米，表面棕色或红棕色，全体无毛。茎单生，圆柱形，2歧分枝，叶片卵形或长圆形。

采集方法： 用种子繁殖的防风第二年就可以采收；春季分根生长的防风，在生长茂盛的情况下，可以选择根长30厘米以上、根粗达到1.5厘米的当年采收。采收时，把根挖出来，要把根须及泥沙清理干净后晒干，切片。

生长特性： 喜阳光充足、凉爽干燥的气候，耐严寒、耐干旱，忌水涝，对土壤要求不高，但是应该选择地势高、干燥的向阳土地，适宜在稀疏松软、肥沃、土层深厚且排水性较好的沙壤土中栽培。

分布区域： 我国的东北，以及内蒙古、河北、山东、河南等地。

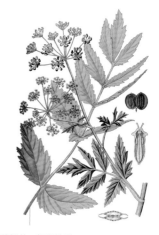

茎粗壮，长圆柱形

方剂举例

药方	防风、白芷各8克
制法	研为细末，加蜂蜜制成如鸡蛋黄大小的丸
用法	偏正头风患者可空腹服1丸，麻风患者可饭后服1丸
功用	治疗偏正头风、麻风

科属：伞形科、防风属	采收时间：夏秋季	性味：性微温，味辛、甘	来源：防风的根

紫苏

别名：苏叶、赤苏、紫苏、皱苏、尖苏、香苏叶、鸡冠紫苏、子苏

成品选鉴： 紫苏茎呈方柱形，有四棱，有稀疏白毛，节明显。以茎叶完整、色紫、香气浓者为佳。没有枝梗的最好。

功效主治： 紫苏叶具有止呕、散寒、行气、安胎等功效，还可以解鱼、蟹中毒等，常用于恶心呕吐、风寒感冒、胎动不安等症。

药用宜忌： 阴气亏虚、气血不足及温病者慎服。与鲫鱼一起食用

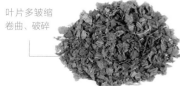

叶片多皱缩卷曲、破碎

易生毒疮。

植物形态： 一年生直立草本，具有特殊芳香气，多分枝。叶两面紫色或上表面绿色、下表面紫色，疏生灰白色毛。轮伞花序，由两花组成偏向一侧成假总状花序，灰褐色，有网纹。

采集方法： 在夏秋两季，选紫苏枝叶茂盛的时候收割，收获后要把杂质去除干净，摊开在地上或者悬挂在通风处阴干，干后将叶摘下。

生长特性： 耐瘠薄，适应性强，喜温暖湿润气候，在阳光充足的环境下生长旺盛。在土质疏松、肥沃、排灌方便的沙壤土中栽培紫苏生长更旺盛、产量更高、品质更好。

分布区域： 全国各地广泛栽培，以湖北、广西、广东、河北等地所产者品质佳。

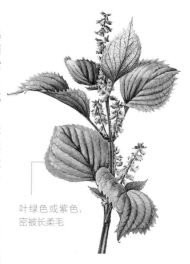

叶绿色或紫色，密被长柔毛

方剂举例

药方	紫苏叶、防风、川芎、陈皮、生姜各5克，甘草3克
制法	加清水煎汁
用法	内服
功用	缓解风寒发热

科属：唇形科、紫苏属	采收时间：夏秋季	性味：性温，味辛	来源：紫苏的干燥叶或茎

羌活

别名： 羌青、护羌使者、胡王使者、羌滑、退风使者、黑药

成品选鉴： 羌活因药用部分和形态不同而有竹节羌、大头羌等数种。以条粗壮、有隆起曲折环纹、断面质紧密、朱砂点多、香气浓郁者为佳。

功效主治： 羌活具有散寒祛风、止痛除湿的功效，常用于风水浮肿、肩酸背痛、风寒感冒、头痛无汗、风寒湿痹等症。

药用宜忌： 气血虚弱、痹痛、脾胃虚弱的人谨慎服用。

根茎粗壮，表面呈暗棕色、棕红色

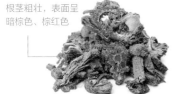

植物形态： 多年生草本。根茎粗壮，圆柱形或不规则块状，暗棕色、棕红色，顶端有枯萎叶鞘，有特殊香气。茎直立，圆柱形，中空，纵直细条纹，表面淡紫色。基生叶及茎下部叶有长柄，叶柄由基部向两侧扩展成膜质叶鞘，抱茎。

采集方法： 春秋两季挖取根茎部位，砍去芦头，把杂质去除掉，用水洗干净，切成 10~13 厘米长的短节，在太阳下晒干或者烘干，放进容器里，密封起来，放置在阴凉、通风干燥的地方保存，防止被虫蛀。

生长特性： 喜凉爽湿润的气候，耐严寒，稍微有些耐阴。适宜在土层深厚、疏松、排水良好、富含腐殖质的沙壤土中栽培。不适合在低洼、潮湿的土壤中生长。在海拔 2 000~4 000 米的林草交错带

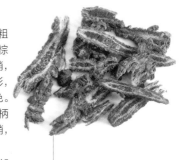

节上有多数点状或瘤状根痕，断面不平整，皮部黄棕色至暗棕色

或者灌木丛中生长。

分布区域： 陕西、四川、甘肃、青海和西藏等地。

方剂举例

药方	羌活 1.5 克、防风 2 克、赤小红豆 2 颗
制法	一同研制为末
用法	用鼻吸入
功用	缓解太阳经头痛

科属： 伞形科、羌活属　**采收时间：** 夏秋季　**性味：** 性温，味辛、苦　**来源：** 羌活的干燥茎和根

白芷

别名： 川白芷

成品选鉴： 根呈圆锥形，表面灰棕色，有横向突起的皮孔，顶端有凹陷的茎痕。质硬，断面白色，粉性足，皮部密布棕色油点。气芳香，味辛、微苦。

功效主治： 白芷具有止痛消肿、解表散寒、排脓、清热燥湿、燥湿止带的功效。

药用宜忌： 血虚有热及阴虚阳亢头痛者禁服。皮肤斑疹、红赤、瘙痒者禁服。

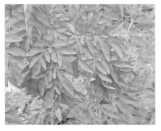

植物形态： 多年生高大草本，根圆柱形，有分枝，茎和叶鞘均为黄绿色至褐色，有浓烈气味。叶互生，茎下部的叶大，叶柄长。复伞形花序顶生或侧生，花白色，无萼齿，花瓣倒卵形。果实长圆形至卵圆形，黄棕色，无毛。

采集方法： 夏、秋两季，收获时需先割去茎叶，然后取出白芷根，把根须和泥土去除干净，按大、中、小细分，在太阳下暴晒，反复晒至全干，或者烘干，切片。

生长特性： 喜温暖湿润的气候，耐严寒。适合在阳光充足、土层深厚、疏松肥沃、排水良好的沙壤土栽培。在林草交错带或溪水旁、灌木丛里、山谷草地里也可以生长。

表面灰棕色或黄棕色，断面呈白色或灰白色

分布区域： 四川、浙江、河南、河北、安徽等地。

方剂举例

药方	辛夷、防风、白芷各 4 克，苍耳子 6 克，川芎 25 克，北细辛 35 克，甘草 15 克
制法	一同清水煎服
用法	连续服用 4 剂
功用	改善鼻炎病症

科属： 伞形科、当归属　**采收时间：** 夏秋季　**性味：** 性微温，味辛　**来源：** 白芷的干燥根

生姜

别名：均姜、白姜、姜根、百辣云

成品选鉴： 不规则块状，略扁，具指状分枝，表面黄褐色，有环节，分枝顶端有茎痕。质脆，易折断，断面浅黄色，气香特异，味辛辣。

功效主治： 生姜具有发汗解表、温中止呕、温肺止咳的功效，常用于发热头痛、风寒感冒、呕吐腹泻等症，还可以解半夏、天南星、鱼蟹、鸟兽肉之毒。

药用宜忌： 阴虚内热者及实热证者忌服。有痔疮、泌尿系统感染、肝炎的患者忌服。

采集方法： 秋冬季地上茎叶枯黄时，采挖根茎，除去茎叶须根，洗净泥沙，沥干水分，鲜用。

植物形态： 多年生草本。有分枝，性质属脆，很容易被折断，断面呈现浅黄色。穗状花序呈现为椭圆形，长得很稠密，花冠绿黄色，种子黑色。

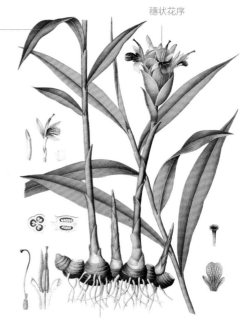

叶子互生，没有叶柄，光滑无毛

穗状花序

根茎肉质，横着生长

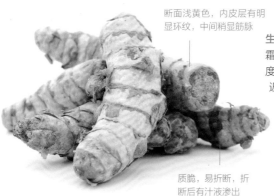

断面浅黄色，内皮层有明显环纹，中间稍显筋脉

质脆，易折断，折断后有汁液渗出

生长特性： 喜欢温暖、湿润的环境条件，不耐低温霜冻，抗干旱的能力也比较弱，最适合生长的温度是 25~28℃，温度低于 20℃发芽的速度会变迟缓，怕潮湿、怕强光直射。在土层深厚、疏松、肥沃、排水良好的沙壤土或重壤土中生长得最好。

分布区域： 全国各地均有分布，我国中部、东南部至西南部分布较多。

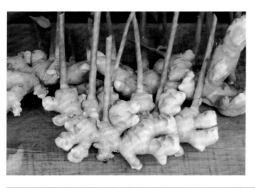

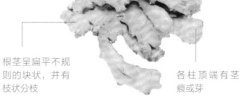

根茎呈扁平不规则的块状，并有枝状分枝

各柱顶端有茎痕或芽

方剂举例

药方 生姜10克、山楂12克、赤砂糖10克
制法 将生姜、红糖、山楂用水煎熬
用法 趁热服用
功用 可改善女性痛经症状

科属：姜科、姜属　　采收时间：秋冬季　　性味：性温，味辛　　来源：植物姜的新鲜根茎

桂枝

别名：柳桂、肉桂

成品选鉴：嫩枝干燥，皮深灰褐色，被褐色茸毛。质硬而脆，断面不平坦，横切面圆形或椭圆形，呈黄白色，味辛香。

功效主治：桂枝具有解表生肌、活血止痛、通阳化气的功效，常用于肩酸背痛、风寒发热、心痛痰饮等症。

药用宜忌：凡温热病、阴虚阳盛及血热妄行、月经过多者忌服。

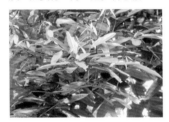

采集方法：春夏两季时收取，剪取嫩枝，去叶，截成长 30~100 厘米的小段，晒干或阴干。放置在阴凉干燥处保存。

植物形态：常绿乔木，主干较通直，树叶互生或近对生，叶片长圆形至披针形，先端渐尖，基部钝。圆锥花序腋生或近顶生，被黄绿色绒毛；核果紫色，椭圆形，内藏种子 1 枚，种子长卵形，紫色。

生长特性：肉桂喜欢温暖、湿润的气候。怕水涝，积水过多会引起根叶腐烂；过度干旱地带长势差，不耐寒，冬季 0℃以下易受冻害。以深厚、质地疏松、排水良好、通透性强的沙壤土或壤土为宜。幼苗喜阴，成年树龄的要在较多阳光下才能正常生长。

分布区域：福建、广东、广西、海南、云南和台湾等地。

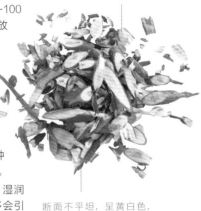

质硬而脆

断面不平坦，呈黄白色，外有棕红色边

方剂举例

药方	生姜、桂枝各 150 克，枳实 5 枚，水 6 升
制法	一同煎煮
用法	每次取 3 升，待适温，分 3 次服完
功用	可缓解心痛

科属：樟科、樟属	采收时间：春夏季	性味：性温，味辛、甘	来源：肉桂的干燥嫩枝

香薷

别名：水荆芥、小香薷、野苏麻、香薷草、香戎、香茸、香柔

成品选鉴：干燥全草，被有白色茸毛，质脆，易折断。叶皱缩破碎或已脱落，茎通常自中部以上分枝，具凹槽，呈四棱形，有浓烈香气，味辛，微麻舌。

功效主治：香薷具有发汗解表、利水消肿、和中化湿、祛湿的功效，常用于肿胀、恶心呕吐、腹泻腹痛、头痛发热等症。

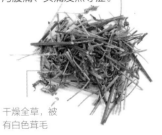

干燥全草，被有白色茸毛

药用宜忌：汗多表虚者忌服。内服宜凉饮，热饮易致呕吐。

采集方法：夏秋两季，选取穗大健壮、茎叶茂盛的母株，当果实成熟时，在早晨轻轻割掉，在太阳下晒干或在通风处阴干，即可自行脱粒，生用。

植物形态：多年生草本。全株香气浓烈，被灰白色卷曲柔毛。叶片上面深绿色，被白色长柔毛，下面淡绿色。轮伞花序密聚成穗状，顶生和腋生；苞片绿色。

生长特性：适应性较强，喜温暖环境。对土壤要求不高，一般土壤都能栽培，但是最好选择向阳、排水良好、疏松肥沃的土壤栽培，砂质土、碱性土不适合栽培。香薷怕干旱。

分布区域：分布于我国大部分地区。

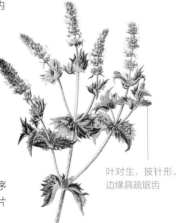

叶对生，披针形，边缘具疏锯齿

方剂举例

药方	香薷 100 克、蓼子 50 克
制法	一同捣制筛取，每次取 10 克，用水煎煮
用法	去渣温服，每日 3 次
功用	可缓解霍乱吐利、四肢烦疼、冷汗、烦渴

科属：唇形科、香薷属	采收时间：夏秋季	性味：性微温，味辛	来源：香薷的干燥地上部分

辛夷

别名：紫玉兰、木兰、木笔

成品选鉴： 干燥的花蕾呈倒圆锥状，形如毛笔头，质脆易破碎，味辛凉而稍苦，有特殊香气，以花蕾未开、身干、色绿、无枝梗者佳。

功效主治： 具有解表散寒、宣通鼻窍的功效，常用于治疗头痛、鼻窦炎等症状。

药用宜忌： 阴虚火旺者忌服。孕妇及儿童、老人慎服。

采集方法： 趁早春，花还没有开放的时候采摘，把多余的枝、梗剪掉，再把泥土碎屑去除干净，只留干净的花蕾，微火烘干或太阳下晒干。

外裹苞片两枚成两层，两层之间尚可见小芽鳞

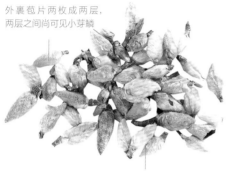

干燥的花蕾状如毛笔头，基部带有木质短枝

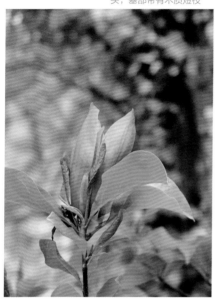

植物形态： 落叶大灌木，高 3~5 米。叶互生，具短柄，无毛，有时稍具短毛；叶片基部圆楔形，背面浅绿色，主脉凸出，沿脉有细毛。一般花于叶前开放，生于小枝顶端；花萼 3 片，花冠 6 片，外面紫红色，内面白色。花期 4~5 月，果期 9~11 月。

生长特性： 喜欢温暖湿润和阳光充足的环境，在荫蔽下不适合生长，比较耐严寒，抗旱和抗盐碱能力较差，怕水淹，在肥沃、排水好的沙壤土中适合生长。

分布区域： 山东、安徽、四川、河南等地。

古籍名医录：

《本草纲目》：肺开窍于鼻，而阳明胃脉环鼻而上行，脑为元神之府，鼻为命门之窍；人之中气不足，清阳不升，则头为之倾，九窍为之不利。辛夷之辛温，走气而入肺，能助胃中清阳上行通于天，所以能温中、治头面目鼻之病。

《本草新编》：辛夷，通窍而上走于脑舍，（治）鼻塞鼻渊之症，无他用，存之以备用可耳。且辛散之物多用，则真气有伤，可暂用而不可久用也。

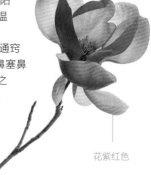

花紫红色

方剂举例

药方	辛夷、防风、白芷各4克，苍耳子6克，川芎2.5克，北细辛3.5克，甘草1.5克
制法	用清水煎熬
用法	连续服用4剂，服药期间忌食牛肉
功用	改善鼻炎病症

科属：木兰科、玉兰属　采收时间：早春　性味：性温，味辛　来源：植物玉兰、紫玉兰的干燥花蕾

鹅不食草

别名：石胡荽、野芫荽、鸡肠草、满天星、大救驾

成品选鉴：干燥的全草互相缠成团。灰绿色或棕褐色。茎细而多分枝，质脆易断，断面黄白色，中央有白色的髓或空洞。叶小，多皱褶，破碎不全，完整的叶片呈匙形，边缘有3~5个锯齿，叶脉不明显，质极脆，易碎落。以灰绿色、有花序、无杂质、嗅之打喷嚏者为佳。

功效主治：鹅不食草具有通窍、

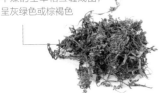
干燥的全草相互缠绕成团，呈灰绿色或棕褐色

祛风散寒、解毒消肿、宣通鼻窍的功效，常用于感冒、咽喉肿痛、百日咳、腹痛、疟疾、痔症、鼻涕不止、鼻息肉、白内障、疮癣、跌打损伤等病症。

药用宜忌：气虚胃弱者忌用，胃溃疡及胃炎患者慎用。孕妇忌服，影响胎儿健康，甚至有流产风险。

采集方法：在5~6月花未开或者花正开时采集收获，取收获后的鹅不食草，洗掉泥沙，去除杂质，晒干，切成小段，可生用，也可鲜用。

植物形态：一年生小草本，着地后易生根。叶片楔状倒披针形，先端钝，边缘不规则的疏齿，无毛，或下面稍有细毛。头状花序，无柄，单生于叶腋，总苞片两列，椭圆状披针形，花杂性，淡黄色或黄绿色，管状。花期9~11月。

分布区域：河南、江苏、浙江、广西等地。

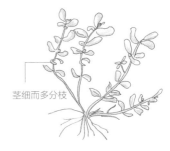
茎细而多分枝

生长特性：一般生长在乡村地带，因鹅都不喜欢吃而得名，喜欢湿润的环境，不耐旱，多生长在路边的荒野、田埂、屋边及阴湿的草地中。

方剂举例

药方	鹅不食草、辛夷各3克
制法	研末，加凡士林20克，做成膏状
用法	药末吹入鼻孔，每日两次；膏状药涂鼻
功用	可治疗鼻炎、鼻窦炎、鼻出血、鼻息肉

科属：菊科、石胡荽属　**采收时间**：5~6月　**性味**：性温，味辛　**来源**：植物石胡荽的干燥全草

细辛

别名：白细辛、金盆草、大药、盆草细辛、山人参、马蹄香

成品选鉴：多数十棵扎成一把，常蜷缩成团。根细长，密生节上，表面灰黄色，平滑或具纵皱纹，质脆易折断，断面黄白色，叶片较薄，心形，先端渐尖。花被裂片开展。果近球形，气味较弱。

功效主治：细辛具有祛风解表、温肺化饮、通窍、散寒止痛的功

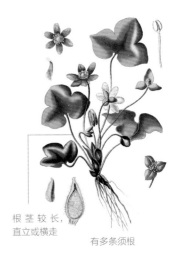
根茎较长，直立或横走
有多条须根

效，常用于咳嗽痰多、牙痛、鼻炎、风湿痛、头痛等症。

药用宜忌：有小毒，不适合大量使用；有一定的肾毒性，肾功能不全的患者应当谨慎使用；血虚头痛、气虚多汗及火升炎上的患者禁止服用。反藜芦。

采集方法：夏季或初秋时，挖出全草，洗净，阴干。

植物形态：多年生草本，高约30厘米。叶1~2片，心形或卵状心形，先端渐尖或急尖，基部深心形，边缘有粗糙细毛，两面疏生短毛，脉上较密；叶柄较长，光滑无毛。花期4~5月，果期6~7月。

表面灰黄色，平滑或具纵皱纹，质脆易折断

生长特性：喜阴凉湿润，耐严寒，怕干旱，怕强光直射，不适合种植在没有阴凉、低洼易积水的地块。

分布区域：山东、安徽、河南、四川等地。

方剂举例

药方	取各50克的细辛、炙甘草、桂心等中草药
制法	共同捣制为末
用法	每次用热水送服50克，不计时候服用
功用	可有效缓解口臭

科属：马兜铃科、细辛属　**采收时间**：夏季、初秋　**性味**：性温，味辛　**来源**：植物细辛的干燥全草

苍耳子

别名：卷耳、菟、苓耳、地葵、枲耳、枲耳、白胡荾、常枲、爵耳

成品选鉴： 纺锤形或椭圆形，表面黄棕色或黄绿色，全身有钩刺，质硬而韧，灰黑色，具纵纹。种皮膜质，浅灰色，有油性。气微，味微苦。

功效主治： 苍耳子具有祛湿消痛、散寒通窍的功效，常用于四肢痉挛、头痛牙痛、鼻涕不止、关节疼痛、头癣等症。

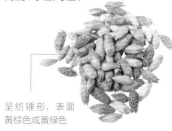

呈纺锤形，表面黄棕色或黄绿色

药用宜忌： 血虚头痛、痹痛者忌服。过量服用易导致中毒，轻者可表现为全身乏力，精神萎靡，食欲不振，心律不齐，低热，严重时可导致昏迷抽搐、休克、胃肠道大量出血或出现肺水肿以致呼吸、循环或肾功能衰竭而死亡。

采集方法： 秋季，割取地上部分，打下果实，除去杂质，晒干。

植物形态： 一年生草本，高20~90厘米。叶三角状卵形或心形，长4~9厘米，宽5~10厘米，通常3~5片浅裂，两面均有短毛，头状花序顶生或腋生，花单性，雌雄同株。在瘦果成熟时会变坚硬，外表面有疏生的具钩状的刺，刺极细而直，常贴附于家畜和人体上，故易于散布。花期7~8月，果期9~10月。

生长特性： 喜欢温暖稍湿润的气候，以疏松肥沃、排水良好的沙壤土栽培为宜。常生长于平原、

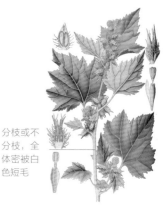

分枝或不分枝，全体密被白色短毛

丘陵、低山、荒野路边、田边。

分布区域： 黑龙江、辽宁、吉林、内蒙古和河北等地。

方剂举例

药方	取各 10 克的苍耳子灰、葶苈子末
制法	用水服下
用法	每日两次
功用	可缓解大腹水肿、小便不利

科属：菊科、苍耳属	采收时间：秋季	性味：性温，味辛、苦	来源：植物苍耳带总苞的果实

蝉蜕

别名：蝉退、蝉衣、虫蜕、蝉壳、蚱蟟皮、知了皮、金牛儿等

成品选鉴： 全形似蝉而中空，略呈椭圆形而弯曲，长约 3.5 厘米，宽约 2 厘米。表面黄棕色，半透明，有光泽。头部有丝状触角 1 对，多已断落，复眼突出。颈部先端突出，口器发达，上唇宽短，下唇伸长成管状。胸部背面呈十字形裂开，裂口向内卷曲，脊背两旁具小翅两对；腹面有足 3 对，被黄棕色细毛。腹部钝圆，共 9

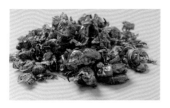

节。体轻，中空，易碎。无臭，味淡。

功效主治： 蝉蜕具有散热发汗、解痉、透疹止痒、明目等功效，常用于感冒咳嗽、痉挛、小儿惊痫、眼疾、疹疮痒肿、破伤风等症。

药用宜忌： 蝉蜕性寒，所以身体虚寒，无风热症状者不宜使用。孕妇慎服。

动物形态： 头部有 1 对触角，眼睛部位比较突出，颈部先端突出。脊背两旁有两对小翅；腹部有 3 对触足，足上有黄棕色细毛。腹部钝圆，共有 7 节。因中空所以很容易破碎。

采集方法： 夏秋，捡拾挂在树枝、树干、树叶等上的蝉蜕，捡拾后应把附着的泥土洗净，在太阳下晒干，放在干燥的地方，注意防压。

生长特性： 蝉卵被埋在地下后成活，靠吸食植物根部的汁液成长，

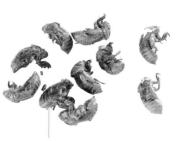

全形似蝉而中空，腹面有足3 对，被黄棕色细毛

经过多年时间逐渐长成蛹。每年麦收季节，傍晚日落后蝉蛹出洞，顺着植物枝干向上爬，羽化后独留蝉蜕挂在树枝、树干、树叶上。

分布区域： 山东、河南、河北等地。

方剂举例

药方	取 5 克蝉蜕、15 克牛蒡子、5 克甘草、5 克桔梗
制法	共同煎煮送服
用法	每日 1 次
功用	可缓解感冒、咳嗽、声音沙哑

科属：蝉科、华南蚱蝉属	采收时间：夏秋季	性味：性寒，味甘	来源：昆虫黑蚱若虫羽化后的蜕壳

薄荷

别名：蕃荷菜、菝蘭、南薄荷、夜息香、鱼香草、升阳菜

成品选鉴： 干燥全草，茎方柱形黄褐色带紫，或绿色，质脆而易折断，断面类白色，中空；叶具有白色绒毛。以身干、无根、叶多、色绿、气味浓者为佳。

功效主治： 薄荷具有宣散风热、清喉利咽、解毒利肝的功效，常用于头痛发热、咽喉肿痛、眼睛肿痛、风疹瘙痒、麻疹不止等症，还可有效治疗痈、疽、疥、癣、漆疮。此外，薄荷能消炎止痛，用薄荷叶煎汤服用，可缓解血痢不止。

药用宜忌： 阴虚血燥、体虚多汗者忌服。哺乳期女性不宜服用，怀孕期间的女性应避免使用。

茎锐四棱形，具四槽，被逆生的长柔毛及腺点，多分枝

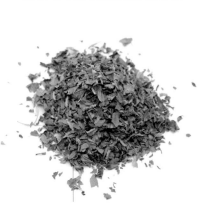

表面紫棕色或淡绿色，棱角处具茸毛

植物形态： 多年生芳草草本。茎直立，高30~80厘米。单叶对生，叶片长圆状披针形、椭圆形或卵状披针形，稀长圆形，长2~7厘米，宽0.8~3厘米，叶柄长2~15毫米，被微柔毛。轮伞花序腋生，轮廓球形，被微柔毛，花梗纤细，花冠淡紫，小坚果长卵珠形，黄褐色或淡黄褐色，被洼点，具小腺点。花期7~9月，果期10~11月。

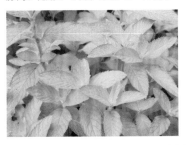

采集方法： 不同地区，薄荷的生长发育不同，因此采收时间也存在差异。采收时应选择温度高，晴天，地面干燥，植株生长旺盛或者开花初期，割取全草，鲜用或晒干切段用。

生长特性： 薄荷适应环境的能力很强，喜温和湿润环境，适应性很强，生长初期和中期需要水量充沛，以疏松肥沃、排水良好的沙壤土为佳。山野湿地多有生长。喜光，长时间的日照可以促进薄荷开花，有利于薄荷油、薄荷脑的积累。

分布区域： 国内：全国各地均有分布，以江苏、安徽两省产量最高。国外：俄罗斯、朝鲜、日本及北美洲。

古籍名医录：
《本草纲目》：利咽喉、口齿诸病，治瘰疬、疮疥、风瘙瘾疹。揉叶塞鼻，止衄血。薄荷入手太阴，足厥阴，辛能发散，凉能清利，专于消风散热，故头痛头风，眼目、咽喉、口齿诸病，小儿惊热及瘰疬、疮疥为要药。戴

元礼治猫咬，取其汁涂之有效，盖取其相制也。

《日华子本草》：治中风失音，吐痰，除贼风，疗心腹胀，下气，消宿食及头风等。

《滇南本草》：治一切伤寒头疼、霍乱吐泻、痈、疽、疥、癞诸疮……上清头目诸风，止头痛、眩晕、发热。去风痰，治伤风咳嗽、脑漏鼻流臭涕。退虚痨发热。

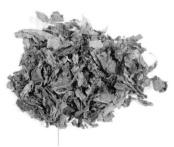

质脆而易折断

方剂举例

药方 取薄荷、菊花、金银花各10克
制法 以水煎服
用法 每日两次
功用 可治风热感冒

科属： 唇形科、薄荷属　　**采收时间：** 夏秋季　　**性味：** 性凉，味辛　　**来源：** 植物薄荷的干燥地上部分

葛根

别名：干葛、甘葛、粉葛、葛子根、葛条、葛藤

成品选鉴：呈纵切的长方形厚片或小方块，外皮淡棕色，有纵皱纹，粗糙。切面黄白色，纹理不明显。质韧，纤维性强。无臭，味微甜。

功效主治：葛根具有散热解肌、透疹、生津止渴、升阳止泻的功效，由于其还含有黄酮，因此适用于高血糖、心脑血管疾病患者。

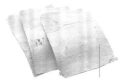

呈纵切的长方形厚片或小方块，黄白色，纹理不明显

药用宜忌：表虚多汗、虚阳上亢者慎用。适用于易上火人群（包括孕妇和婴儿）、长期饮酒者（减少酒精对肝脏影响）、女性滋容养颜，中老年人日常饮食调理等。

植物形态：多年生落叶藤本，长达 10 米，全株被黄褐色粗毛。块根肥厚。叶互生，具长柄，3 出复叶，顶端小叶的柄较长，侧生小叶较小，偏椭圆形或偏菱状椭圆形。花密生；苞片狭线形。种子卵圆形而扁，赤褐色，有光泽。花期 5~9 月，果期 8~10 月。

采集方法：秋冬季采挖后洗净，除去外皮，切片，晒干或烘干，生用或煨用。

生长特性：喜欢温暖湿润的环境，适宜生长在阳光充足的地带。葛根适应性强，在深厚、肥沃、疏松的沙壤土中栽培能更好地生长。

分布区域：湖南、河南、广东、四川等地。

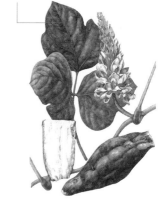

叶片菱状圆形，两面均被白色短柔毛

方剂举例

药方	取7.5克葛根，50克生山药，25克生黄芪，30克知母，10克生鸡内金捣碎，15克五味子，15克天花粉
制法	一同煎煮
用法	取汁服下
功用	可缓解干渴

科属：豆科、葛属	采收时间：秋冬季	性味：性凉，味辛	来源：植物葛的干燥根

牛蒡子

别名：恶实、鼠粘子、大力子、黑风子、毛锥子、粘苍子

成品选鉴：根呈纺锤状，皮部黑褐色，有皱纹，肉质而直，内呈黄白色，味微苦而性黏。牛蒡子长倒卵形，略扁，微弯曲，表皮褐色。

功效主治：牛蒡子具有清热解毒、润肺消肿、透发麻疹、利咽散结的功效，常用于发热咳嗽、咽喉肿痛、痈肿疮毒、麻疹透发不畅等症。

表面灰褐色，带紫黑色斑点，有数条纵棱

药用宜忌：脾胃虚寒、气虚色白、大便自利或泄泻者慎服。

植物形态：二年生草本，高 1~2 米，茎直立，粗壮。直根肉质，型粗大，通身有分支须根。基生叶呈宽卵形，有长柄，叶大，梗长。花序梗粗壮。总苞卵形或卵球形，由多数覆瓦状排列之花苞组成，线形，基部密接，先端针状，末端钩曲。花果期 6~9 月。

采集方法：秋季果实成熟时，分批采集，选择早晨或者阴天时采收，堆积 2~3 天，摊开曝晒，用木板打出果实，除去杂质，再晒至全干。放置在通风干燥的地方。生用或炒用，用时捣碎。

生长特性：喜温暖气候条件，耐热、耐寒性特别强，对气候适用性强。要求较强的光照条件，土壤以 pH6.5~7.5、土层深厚、疏松的沙土或壤土为宜。在山坡、山谷、河边潮湿地、村庄路旁或荒地多有生长。

分布区域：东北及浙江、四川、河北等地。

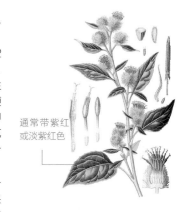

通常带紫红色或淡紫红色

方剂举例

药方	取 10 克牛蒡子
制法	炒至半熟，研为末
用法	用热酒调服
功用	可缓解咽喉肿痛、身体水肿

科属：菊科、牛蒡属	采收时间：秋季	性味：性寒，味辛、苦	来源：植物牛蒡的成熟果实

菊花

别名：节华、日精、女节、女华、女茎、更生、甘菊、真菊

成品选鉴： 总苞由 4~5 层苞片组成，外表面无毛。黄色舌状花，皱缩卷曲；管状花多数，深黄色。干燥后体轻，气芳香，味苦。

功效主治： 菊花具有散风清热、清肝明目的功效，常用于头痛目眩、心烦气躁、眼疾、疔疮、酒毒等症。

药用宜忌： 气虚胃寒、食少泄泻之病宜少用。

植物形态： 多年生宿根草本，植株高 60~150 厘米。繁殖苗分为地上茎和地下茎。茎基部稍木质化，紫红色。叶互生，有短柄。头状花序生于茎枝顶端，大小不一，因品种不同，差别很大。花苞有很多层；花色则有红、黄、白、橙、紫、粉红、暗红等各色；形状因品种多样而呈现有单瓣、平瓣、匙瓣等多种类。花期 9~11 月。

采集方法： 9~11 月待花瓣平展，有 80% 的花心散开时，晴天露水干后分批采收，放在通风处阴干或者烘干，又或者熏蒸后晒干，放置在阴凉干燥处保存。

生长特性： 喜温暖湿润、阳光充足的气候，忌阴凉，尤其在开花期间，需要充足的日照时间。耐寒、稍耐旱、怕水涝、喜肥，在微酸性至微碱性土壤中皆能生长，适应性强。在向阳湿润的荒坡、林边都可栽培，以深厚、肥沃、疏松、排水好的沙壤土栽培较好。

分布区域： 国内：全国各地均有分布，以北京、南京、上海、杭州、青岛、天津、开封、武汉、成都、长沙、湘潭、西安、沈阳、广州、中山等地为盛。国外：日本、法国、荷兰、美国等地。

古籍名医录：

《本草纲目》：菊花，昔人谓其能除风热，益肝补阴，盖不知其尤多能益金、水二脏也，补水所以制火，益金所以平木，木平则风息，火降则热除，用治诸风头目，其旨深微。

《神农本草经》：诸风头眩肿痛，目欲脱，泪出，皮肤死肌，恶风湿痹。久服利血气，轻身耐老延年。

《本草便读》：甘菊之用，可一言以蔽之，曰疏风而已。然虽系疏风之品，而性味甘寒，与羌、麻等辛燥者不同，故补肝肾药中可相需而用也。

叶片双面被白色短柔毛，边缘有粗大锯齿或深裂，有柄

茎直立，分枝或不分枝，全体密被白色绒毛

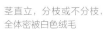

干燥头状花序，外层为数层舌状花，呈扁平花瓣状

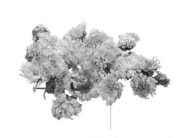

中心由多数管状花聚合而成，基部有总苞，由 3~4 层苞片组成

常喝菊花茶可以清肝明目、降火排毒

方剂举例

药方	菊花（干）、白英（干）、炙甘草各 50 克
制法	捣制为末
用法	每晚睡前以温水送服 15 克
功用	可缓解热毒、目赤头晕、面部肿胀

科属：菊科、菊属　　采收时间：9~11 月　　性味：性微寒，味辛、甘、苦　　来源：植物菊的干燥头状花序

淡豆豉

别名：香豉、淡豉、大豆豉、
黑豆豉

成品选鉴： 干燥品呈椭圆形，略扁。外皮黑色，微有纵横不整的皱缩，上有黄灰色膜状物，无光泽，一侧有棕色的条状种脐，球孔不明显。外皮多松泡，有的已脱落，露出棕色种仁。质脆，易破碎，断面棕黑色。气香，味微甘。

功效主治： 淡豆豉具有散热解表、除烦的功效。常用于心烦气躁、躁动失眠、头痛感冒等症。淡豆豉有微弱的发汗作用，并有健胃、助消化的作用。

药用宜忌： 胃寒易恶心呕吐者慎服。

植物形态： 一年生草本植物，植株高60~180厘米。叶通常有3片小叶。总状花序短而宽，腋生，长的多花。荚果呈黄绿色，被褐黄色长毛；种子呈现卵圆形或类似于球形，种皮非常光滑，呈淡绿、黄、褐和黑色等多种样子。花期6~7月，果

期8~10月。

采集方法： 8~10月果实成熟时采收，选晴天，在太阳下晒干，把果壳碾碎，拣取种子，蒸或腌制而成。放置在通风干燥处，以免被虫蛀。

生长特性： 喜温暖湿润气候，不耐旱，不耐寒。适应能力强，生命力顽强，一般土壤均能生长。以质地疏松、排水良好、肥沃、土层深厚的沙壤土为宜。生长于坡地、田边。

分布区域： 全国各地均有种植，以长江流域及西南栽培较多，以东北大豆质量最优。

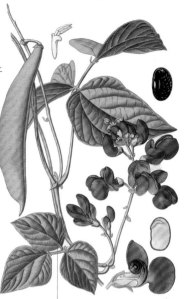

茎粗壮，直立，上部接近于缠绕形状，密被黄褐色长硬毛

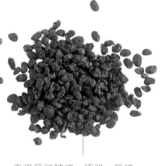

干燥品微皱缩，质脆，易破碎，有黄灰色膜状物，无光泽

古籍名医录：

《本草纲目》：黑豆性平，作豉则温。既经蒸，故能升能散；得葱则发汗，得盐则能吐，得酒则治风，得蒜则止血；炒熟则又能止汗，亦麻黄根节之义也。

《本草经疏》：豉，惟江右谈者治病。《经》云，味苦寒无毒，然详其用，气应微温。盖黑豆性本寒，得蒸晒之气必温，非苦温则不能发汗、开腠理、治伤寒头痛、寒热及瘴气恶毒也。苦以涌吐，故能治烦躁满闷，以热郁胸中，非宣剂无以除之，如伤寒短气烦躁，胸中懊憹，饿不欲食，虚烦不得眠者，用栀子豉汤吐之

是也。又能下气调中辟寒，故主虚劳、喘吸，两脚疼冷。

《药性论》：治时疾热病发汗；熬末，能止盗汗，除烦；生捣为丸服，治寒热风，胸中生疮；煮服，治血痢腹痛。

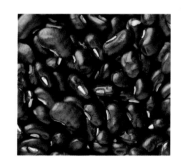

方剂举例

药方	取500克淡豆豉、300克薤白
制法	用1 500毫升水，先煮薤白，煮沸后加入淡豆豉，煮至汁液变黑时停火
用法	去渣留汁，分两次服完
功用	可缓解伤寒、痢疾、腹痛，未痊愈可再服

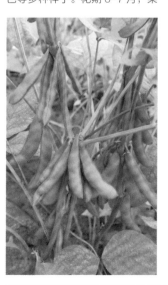

科属：豆科、大豆属　采收时间：8~10月　性味：性凉，味苦、辛　来源：大豆经蒸、腌、发酵等方法加工而成

桑叶

别名：铁扇子、蚕叶

成品选鉴： 桑叶多皱缩、破碎。完整者有柄，叶片展平后呈卵形或宽卵形，上表面黄绿色，下表面颜色稍浅，叶脉突出。质脆。气微，味淡、微苦涩。

功效主治： 桑叶具有疏风散热、清肺润燥、明目清肝的功效，常用于风热感冒、头痛目眩、肺燥咳嗽等症。

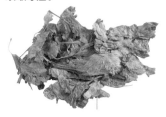

表面黄绿色或浅黄棕色，叶脉突起，小脉网状，脉上被疏毛

药用宜忌： 肝燥者禁用。腹部阴寒，风寒咳嗽者忌服。银屑病患者慎用桑叶及其制品。

植物形态： 落叶灌木或小乔木，树高 3~15 米。根皮黄棕色或红黄色，纤维性强。单叶互生，卵形至阔卵形，上面无毛，有光泽，下面绿色，脉上有疏毛，脉腋间有毛；老叶黄绿色，嫩叶暗绿色，质脆易碎，味微苦涩。花期 4~5 月，果期 6~7 月。

采集方法： 10~11 月霜后采收，除去杂质，晒干，生用或蜜炙用。

生长特性： 喜温暖湿润气候，喜光，耐贫瘠，耐寒，耐旱，抗风，耐烟尘，抗有毒气体。对气候、土壤适应性很强。喜深厚疏松肥沃的土壤，能耐轻度盐碱。根系发达，生长速度快，萌芽力强，抗病性强，寿命长，一般可达数百年，个别可达数千年。

分布区域： 全国大部分地区。

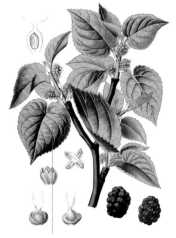

叶片顶端稍尖，基部圆形或近心形，边缘有粗锯齿或圆齿

方剂举例

药方　取 15 克桑叶，撕成片状
制法　用水煎煮
用法　去渣，温水送服，频频饮用
功用　可缓解霍乱引发的烦躁口渴

| 科属：桑科、桑属 | 采收时间：10~11 月 | 性味：性寒，味甘、苦 | 来源：植物桑的干燥叶 |

升麻

别名：绿升麻、周升麻、周麻、鸡骨升麻、鬼脸升麻

成品选鉴： 表面黑褐色或棕褐色，粗糙不平，具须根痕。体轻，质坚硬，不易折断，断面黄绿色或淡黄白色，纤维性，有裂隙。气微，味微苦而涩。

功效主治： 升麻具有解表透疹、排毒清热、助阳化气的功效，常用于头痛发热、牙痛口疮、咽喉肿痛、子宫脱垂、麻疹透发不畅等症。

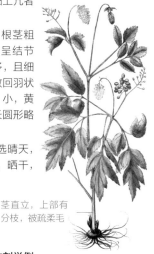

质坚硬，不易折断，断面不平坦，有裂隙，纤维性，黄绿色或淡黄白色

药用宜忌： 麻疹已透、阴虚火旺、肝阳上亢者忌服。

植物形态： 多年生草本，高 1~2 米。根茎粗壮，坚实，为不规则块状，多分枝，呈结节状，有洞状茎痕，表面黑褐色，须根多，且细长。叶互生，基生叶和下部茎生叶为数回羽状复叶；叶片两面均有短柔毛。花两性，小，黄白色，生于枝顶。果实密生短柔毛，长圆形略扁。花期 7~9 月，果期 8~10 月。

采集方法： 秋季地上部分枯萎后，挑选晴天，挖出根茎，除去地上茎苗，洗净泥土，晒干，放置在阴凉干燥处保存。

生长特性： 喜高温高湿的气候，喜阳光充足，耐旱，耐瘠，耐寒，忌水涝。适应能力好，生命力顽强，在一般土壤中也能生长，以质地疏松、排水良好、肥沃、土层深厚的沙壤土为宜。常生长于林下、山坡草丛中。

分布区域： 云南、贵州、江苏、山西、四川、青海，以及东北等地。

茎直立，上部有分枝，被疏柔毛

方剂举例

药方　取各等份的干葛（研细）、升麻、白芍、炙甘草
制法　一起研制为末
用法　用水煎煮后，每次温服 20 克
功用　可缓解伤寒、四肢胀痛、疮疹等

| 科属：毛茛科、升麻属 | 采收时间：秋季 | 性味：性微寒，味微甘、辛 | 来源：植物升麻的干燥根茎 |

柴胡

别名：南柴胡、红柴胡、香柴胡、细叶柴胡、软柴胡、小柴胡

成品选鉴： 多呈黑褐色或浅棕色，具纵皱纹、支根痕及皮孔。质硬而韧，不易折断，断面显纤维性，木部黄白色。气微香，味微苦。

功效主治： 柴胡具有散热清肝、助阳化气、解郁截疟的功效，常用于寒热往来、感冒发热、疟疾、胸闷胀痛、子宫脱垂等症。

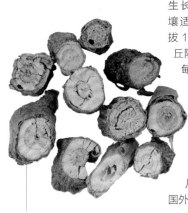

断面呈纤维性

药用宜忌： 肝阳上亢、肝风内动、阴虚火旺及气机上逆者忌用。低血压及心功能不全、高血糖、糖尿病者慎用。

植物形态： 多年生草本，高30~85厘米。主根发达，坚硬，圆锥形，外皮红褐色，质疏松而稍脆。复伞形花序多分枝，顶生或侧生，梗细。花黄色，双悬果

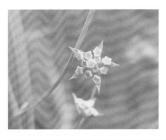

深褐色，棱浅褐色，粗钝。花期7~9月，果期9~11月。

采集方法： 春秋两季时挖取根部，把茎叶、泥土清理干净，晒干，切段，生用、酒炒或醋炒用。放置在通风干燥的地方，防霉、防蛀。

生长特性： 对气候、土壤适应性强，生长于海拔1 500米以下的山区、丘陵、砂质草原、沙丘草甸、荒坡、草丛、路边和林中。喜冷凉而湿润的气候，耐寒、耐旱、忌涝。在向阳、排水良好，疏松的富含腐殖质的沙壤土中适宜生长。

分布区域： 国内：辽宁、四川、湖北、河南和安徽等地。国外：朝鲜、日本、俄罗斯等地。

古籍名医录：

《滇南本草》：伤寒发汗解表要药，退六经邪热往来，痹痿，除肝家邪热、痨热，行肝经逆结之气，止左胁肝气疼痛，治妇人血热烧经，能调月经。发汗用嫩蕊，治虚热、调经用根。

《本草纲目》：治阳气下陷，平肝、胆、三焦、包络相火，及头痛、眩晕，目昏、赤痛障翳，耳聋鸣，诸疟，及肥气寒热，妇人热入血室，经水不调，小儿痘疹余热，五疳羸热。

《本草衍义》：柴胡，《本经》并无一字治劳，今人治劳方中，鲜有不用者，尝原病劳，有一种真脏虚损，复受邪热；邪因虚而致劳，故曰劳者牢也。当须斟酌用之。如《经验方》中治劳热，青蒿煎丸，用柴胡正合宜耳。服之

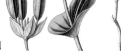

叶细线形，先端渐尖

茎单一或数茎丛生

无不效。热去即须急已，若或无热，得此愈甚。《日华子》又谓补五劳七伤，《药性论》亦谓治劳乏羸瘦，若此等病，苟无实热，医者执而用之，不死何待！如张仲景治寒热往来如疟状用柴胡汤，正合其宜。

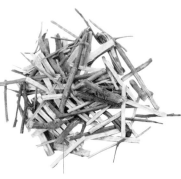

表面红棕色或黑棕色，靠近根头处多具细密环纹

方剂举例

药方	200克柴胡、50克炙甘草
制法	一起研制为末
用法	每次取10克煎煮，饭后服用
功用	可缓解疟疾、体热、伤寒

科属：伞形科、柴胡属　采收时间：春秋季　性味：性微寒，味苦、辛　来源：植物狭叶柴胡的干燥根

鼠尾草

别名：洋苏草

成品选鉴： 干燥的鼠尾草性薄脆，易碎，易成沫，闻之有微香。

功效主治： 鼠尾草具有清热利湿、活血调经、解毒消肿等功效，主要用于治疗黄疸、湿热带下、赤白下痢、痛经、月经不调、疮疡疖肿、跌打损伤等症。

药用宜忌： 脾胃虚寒者慎用。

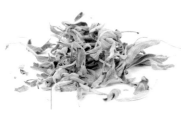

干燥后的鼠尾草
颜色为银灰色

植物形态： 鼠尾草属一年生草本植物。茎直立，植株高30~100厘米，植株呈丛生状态，植株被柔毛。叶对生，有短柄，须根密集。花序顶生，呈圆锥形，苞片较小，披针形，开花前包裹着花蕾；花梗密被蓝紫色的柔毛。花萼钟形，蓝紫色。花冠淡红、淡紫、淡蓝至白色。小坚果椭圆形，褐色，光滑。花期6~9月。

采集方法： 夏季采收，去除杂质，清洗干净，晒干。干叶或鲜叶可用作调味料。

生长特性： 喜温暖气候，喜光照充足、通风良好环境，不耐涝。在石灰质丰富、土质疏松的中性或微碱性壤中更适宜生长。常生长于山间坡地、路旁、草丛、

茎有毛，为四角柱状，下部略木质化

叶长椭圆形，绿色叶脉明显，叶缘有锯齿

林缘和水边等处。

分布区域： 浙江、江苏、江西、湖北、福建、广东、广西、台湾、安徽等地。

方剂举例

药方 鼠尾草全草30~60克，或加龙芽草、益母草各30克
制法 水煎
用法 每日冲黄酒服
功用 可调理月经

科属： 唇形科、鼠尾草属 **采收时间：** 夏季 **性味：** 性平，味苦、辛 **来源：** 植物鼠尾草的干燥茎叶

石膏

别名：细石、细理石、软石膏、寒水石、白虎

成品选鉴： 石膏为纤维状集合体，呈长块状、板块状或不规则块状结晶集合体。白色或类白色，常附有青灰色或灰黄色片状杂质，半透明，易纵向断裂，断面具纤维状纹理，并显绢丝样光泽，质软，用指甲即可刻划成粉。气微，味淡。

功效主治： 石膏具有清热降火、除烦解渴的功效，常用于发热、肺热烦躁、口渴、牙痛、头痛、咳嗽气喘等症。外敷煅石膏还能改善水火烫伤、皮肤溃疡不止、湿疹、外伤出血。

药用宜忌： 阳虚、寒证、脾胃虚寒及血虚、阴虚发热者慎服。

采集方法： 挖出后，去净泥土及杂石。

生长特性： 石膏主要由化学沉积作用形成，常产于海湾盐湖和内陆湖泊形成的沉积岩中。由于水分大量蒸发，卤水浓度升高，最先沉淀出硬石膏，随着浓度的增加，再慢慢沉淀出石膏。

分布区域： 内蒙古、青海、湖南、山东、湖北、吉林、江苏、广西、山西和宁夏等地。其中以山东石膏矿最多，主要石膏矿区有山东枣庄底阁镇。

长块状、板块状或不规则块状结晶集合体

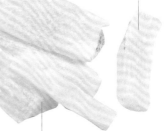

白色或类白色，半透明，具纤维状纹理，纵断面上有绢丝样光泽，质软

优质石膏资源主要分布于湖北、湖南、广东、山东、山西等地。

方剂举例

药方 取等份的石膏、炙甘草
制法 一同研制为末
用法 每次10克，温水送服
功用 可缓解发热多汗、烦躁口渴

类别： 硫酸盐类矿物 **采收时间：** 全年 **性味：** 性寒，味辛、甘 **来源：** 硫酸盐类矿物石膏的矿石

27

芦根

别名：芦菇根、活芦根、芦柴根、干芦根、苇根、苇茎

成品选鉴：呈压扁的长圆柱形。表面有光泽，黄白色，节部较硬，显红黄色，节间有纵皱纹。质轻而柔韧，不易折断，气无，味微甘。均以条粗壮、黄白色、有光泽、无须根、质嫩者为佳。鲜芦根为长圆或扁圆形，长短不一，全身有节，每节上有根须，呈绿色或者黄绿色。有韧性，不容易

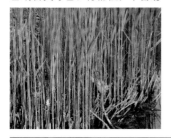

被折断，质轻，折断面呈现中空，能看到细孔。干芦根为压扁的长圆柱形，呈黄白色，节处颜色稍暗，硬，呈黄红色，质轻，不容易被折断。

功效主治：芦根具有清热止渴、止呕除烦的功效，常用于发热咳嗽、肺热口渴、呕吐等症。

药用宜忌：脾胃虚寒者慎服。

采集方法：全年都可采收。采挖其地下茎，洗净，除去须根，切去残节，晒干或鲜用。

生长特性：生长于江河湖泽、池塘岸边浅水中和低湿地。除森林不生长外，有水源的空旷地带多有生长，有快速扩展的繁殖能力，常形成连片的芦苇群落。

分布区域：全国大部分地区。

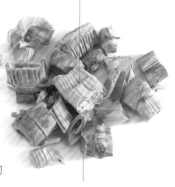

表面黄白色，有光泽，全体有节，节上有须根及芽痕

质轻而韧，不易折断，横切面中空，有细孔

方剂举例

药方 取25克芦根
制法 用3升水煎煮取2升
用法 去渣，不计时温服
功用 可缓解烦躁不安、胸闷气短、厌食

科属：禾本科、芦苇属	采收时间：全年	性味：性寒，味甘	来源：植物芦苇的干燥根茎

知母

别名：蚳母、连母、野蓼、地参

成品选鉴：呈长条状，表面黄棕色至棕色，具紧密排列的环状节，质硬，易折断，断面黄白色。气微，味微甜、略苦，嚼之带黏性。

功效主治：知母具有清热降火、滋阴润燥、生津止渴的功效，常用于发热、肺热咳喘、内热消渴、便秘等症。

药用宜忌：脾胃虚寒、大便溏泄者禁服。不可用铁器煎熬或盛置

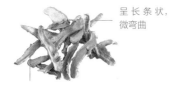

呈长条状，微弯曲

表面黄棕色至棕色，上有凹沟

该品。

植物形态：多年生草本，根茎粗壮，横走，无毛；其上残留许多黄褐色纤维状的叶基，下部长有很多肉质的根须。叶基生，向先端渐尖而成近丝状。花期6~8月，果期7~9月。

采集方法：春秋两季采挖，除去须根及泥沙，保留黄绒毛和浅黄色的叶痕及根茎，晒干或烘干为"毛知母"。剥去外皮，晒干为"知母肉"。放置在通风干燥处保存，需要注意防潮。

生长特性：适应性强，生长在向阳的山坡、丘陵及固定的沙丘上。耐寒、耐干旱、耐高温，喜温暖干燥。不适合栽种在低洼积水、黏土中，容易导致根状茎腐烂。土壤以疏松的富含腐殖质的沙壤土为宜。

分布区域：全国各地。

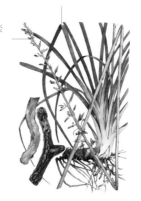

叶正面淡绿色，背面深绿色，质硬

花粉红色、淡紫色至白色

方剂举例

药方 取50克生山药，25克生黄芪，30克知母，10克生鸡内金（捣碎），7.5克葛根，15克五味子，15克天花粉
制法 一同煎煮
用法 取汁服下
功用 可缓解干渴

科属：百合科、知母属	采收时间：春秋季	性味：性寒，味苦、甘	来源：植物知母的干燥根茎

淡竹叶

别名：山鸡米、竹麦门冬、长竹叶

成品选鉴： 茎呈圆柱形，长 25～75 厘米，直径 1.5 毫米，有节，表面淡黄绿色，断面中空。叶鞘开裂。叶片披针形，有的皱缩卷曲；表面浅绿色或黄绿色。叶脉平行，具横行小脉，形成长方形的网格状，下表面尤为明显。体轻，质柔韧。气微，味淡。

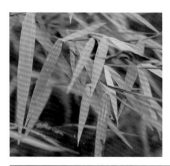

功效主治： 淡竹叶具有清热除烦、利尿的功效，常用于治疗口渴、烦躁、内热、小便不畅等症。

药用宜忌： 无实火、湿热者慎服，体虚有寒者。肾虚、尿频者忌服。

植物形态： 多年生草本，具木质根头，直立，疏丛生，具 5～6 节。须根稀疏，黄白色，中部膨大呈纺锤形小块根。叶鞘平滑或外侧边缘具纤毛；叶脉平行，小横脉明显。圆锥花序，分枝稀疏，小穗线状披针形。颖果纺锤形。花期 7～9 月，果期 10 月。

采集方法： 夏季未开花时采收，切除须根，晒干，扎成小把便于存放，夜间不能露天堆放，叶片容易变黄。

生长特性： 生长于山坡、林地或林缘、道旁蔽荫、沟边阴湿处。耐贫瘠、稍耐阴、稍耐阳，喜温暖湿润，在强烈直射光环境下，会造成植株低矮、分蘖力降低、

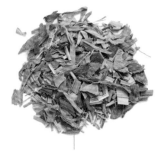

表面淡黄绿色，断面中空

叶色发干偏黄等。肥沃、透水性好的黄壤土、菜园土最适合栽培。可选择通风好、无直射光的林中树下等遮阴处种植。

分布区域： 浙江、江苏、湖南、湖北和广东等地。

方剂举例

药方 取淡竹叶和白茅根各 15 克
制法 用水一同煎服
用法 每日一剂
功用 可缓解尿出血

科属： 禾本科、淡竹叶属　**采收时间：** 夏季　**性味：** 性寒，味甘、淡　**来源：** 植物淡竹叶的干燥茎叶

葱白

别名：葱茎白、葱白头

成品选鉴： 鳞茎圆柱状，单生或簇生；外皮白色，膜质，不破裂，叶圆筒状，中空；伞形花序近球形，花白色；种子具六棱，黑色。

功效主治： 葱白具有发汗解表、通阳散寒的功效，常用于风寒头痛、宫寒腹痛、小便不利、便秘、蛔虫病、痢疾、毒疮脓肿等症。

药用宜忌： 表虚多汗者忌服。忌与蜂蜜、地黄、常山同食。

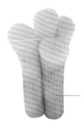

鳞茎圆柱形，先端稍肥大，下有须根

植物形态： 多年生草本植物。通常聚集一起成堆生长。折断后有具辛味的黏液。鳞茎圆柱形，先端稍肥大，鳞叶成层，白色，上面有白色纵纹。花期 7～9 月，果期 8～10 月。

采集方法： 随时采摘，采挖后切去须根及叶，剥除外膜，鲜用。

生长特性： 喜温暖潮湿的气候，喜阳光充足，耐旱、耐瘠、耐寒、忌水涝。适应能力好，生命力顽强，在一般土壤中都能生长，以质地疏松、排水良好、肥沃、土层深厚的沙壤土为宜。生长于坡地、田野、平原等。

分布区域： 全国各地。

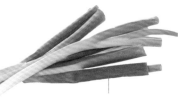

叶由叶身和叶鞘组成，叶身长圆锥形，中空

古籍名医录：

《本草纲目》：葱，所治之症，多属太阴、阳明，皆取其发散通气之功。通气故能解毒及理血病。气者，血之帅也，气通则血活矣。

《医林纂要》：葱，陶氏谓白冷青热，此却不然。但全用则行通身，根与白行肌肤，青与尖专行达肌表，上头目。又生用则外行，泡汤则表散，熟之则守中。

方剂举例

药方 取 20 根葱白，20 枚大枣
制法 用 3 升水一同煎煮取 2 升药汁
用法 每日服用 3 次
功用 可抑制霍乱导致的烦躁、卧不安稳

科属： 石蒜科、葱属　**采收时间：** 一年四季　**性味：** 性温，味辛　**来源：** 植物葱近根部的鳞茎

鸭跖草

别名：鸡舌草、碧竹子、碧蝉花、青耳环花

成品选鉴：黄绿色，老茎略呈方形，表面光滑，节膨大，断面坚实，中部有髓。叶质脆易碎；聚伞花序，总苞心状卵形，花瓣蓝黑色。气微，味甘、淡。

功效主治：鸭跖草具有清热解毒、利水消肿、散结泻火的功效。常用于毒疮脓肿、小便不畅、身体水肿、丹毒、尿血、跌打肿伤、风湿等症。

药用宜忌：脾胃虚弱者宜少用。

花瓣上面两瓣为蓝色，下面一瓣为白色

植物形态：一年生披散草本，高 15~60 厘米，黄绿色。植株下部无毛，上部被短毛。单叶互生，叶披针形至卵状披针形；蒴果椭圆形，压扁状，成熟时裂开，表面凹凸不平。有种子4颗。棕黄色，一端平截、腹面平，有皱纹而具窝孔。花期 7~9 月，果期 9~10 月。

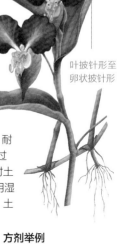

叶披针形至卵状披针形

采集方法：夏秋两季时采割，除去杂质，净制鲜用；也可晒干备用。

生长特性：适应性强，喜温暖湿润气候，耐寒、耐旱，喜弱光，忌阳光曝晒，但不能过阴，否则叶色减褪为浅粉绿色，易徒长。对土壤要求不高，稍微有些潮湿就能生长。在阴湿的田边、溪边、村前屋后均常见。盆栽时，土壤过湿会导致茎叶腐烂。

分布区域：国内：全国大部分地区。国外：越南、朝鲜、日本、俄罗斯等地。

方剂举例

药方 取150克鲜鸭跖草
制法 用水煎煮
用法 连服数日
功用 可以缓解水肿

科属：鸭跖草科、鸭跖草属　**采收时间**：夏秋季　**性味**：性寒，味甘、淡　**来源**：植物鸭跖草的干燥地上部分

栀子

别名：山栀子、枝子、黄栀子、山黄栀

成品选鉴：为不规则碎块状，表面红黑色或棕红色，果皮薄而脆，略有光泽。种子扁卵圆形，红黄色，味微酸而苦。

功效主治：栀子具有活血排毒、散热利尿、清心降火的功效，常用于心烦气躁、热病、口渴、眼疾、吐血、咽喉肿痛等症。

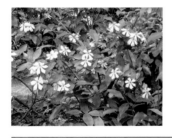

药用宜忌：脾虚便溏、胃寒作痛者忌服。

植物形态：常绿灌木，小枝绿色，嫩枝常被短毛。叶对生或 3 叶轮生，叶片革质，少数为纸质。花冠白色或乳黄色，花丝短，花药呈线性。果卵形、近球形，初时为青绿色，成熟时黄色或橙红色。种子多数，近圆形而稍有棱角，暗红色或红黄色。花期 3~7 月，果期 5 月至次年 2 月。

采集方法：9~11 月，果皮由绿色转为红黄色时采摘，除去果柄及杂质，生用或炒焦。也可以将果实晒干或烘干。

生长特性：喜温暖湿润气候，喜散射光，不能阳光直射，适应能力强，生命力顽强，在一般土壤中也能生长，以疏松、肥沃、排水良好、轻黏性的酸性土壤为宜，抗有害气体能力强，萌芽力强，

长卵圆形或椭圆形，表面红黄色或棕红色

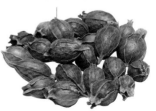

耐修剪。常生长于低山温暖的树林中或荒坡、沟旁、路边。

分布区域：河南、江苏、浙江、湖南、江西、广东、广西和云南等地。

方剂举例

药方 取50克生山药，25克生黄芪，30克知母，10克生鸡内金（捣碎），7.5克葛根，15克五味子，15克天花粉
制法 一同煎煮
用法 取汁服下
功用 可缓解干渴

科属：茜草科、栀子属　**采收时间**：9~11 月　**性味**：性寒，味苦　**来源**：植物栀子的干燥成熟果实

夏枯草

别名：麦夏枯、铁色草、棒头柱、棒槌草、锣锤草

成品选鉴： 淡棕色至棕红色。全穗由数轮苞片组成，外表面有白毛。果实棕色，卵圆形，尖端有白色突起。体轻，气味稍淡。

功效主治： 夏枯草具有补血、养脉、清肝、散结、明目的功效，常用于头晕目眩、血崩、肺结核、乳痈、四肢疼痛等症。

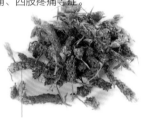

干燥果穗呈长圆柱形或宝塔形

药用宜忌： 脾胃虚弱者、皮肤过敏者慎服。怀孕期间、经期、哺乳期间的女性慎服。

植物形态： 多年生草本；茎方形，全株被稀疏的糙毛或近于无毛。轮伞花序密集组成顶生穗状花序；苞片宽心形，膜质，浅紫色。小坚果黄褐色，长椭圆形，微具沟纹。花期5~6月，果期6~7月。

采集方法： 夏季采收，将全草采回，洗净泥土，除去残叶败枝，以木棒将茎砸扁，晾干，放置在通风干燥处保存。

生长特性： 喜温暖湿润气候，喜光照，耐寒、耐旱，忌水涝，适应能力好，生命力顽强，在一般土壤中也能生长，以疏松、肥沃、排水良好、酸性的轻黏土壤为宜，生长于荒地、山脚、坡地、路旁及河边湿草丛中等。

分布区域： 全国大多数地区。

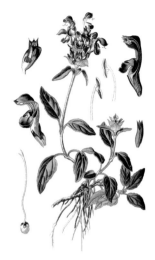

根茎匍匐，在节上生须根

方剂举例

药方　取300克夏枯草
制法　用1~2升水煎煮，熬煮至七分
用法　去渣服用
功用　可缓解瘰疬（又称老鼠疮）

科属：唇形科、夏枯草属	采收时间：夏季	性味：性寒，味苦、辛	来源：植物夏枯草的干燥果穗

决明子

别名：草决明、马蹄决明、假绿豆

成品选鉴： 两端平行倾斜，形似马蹄。表面绿棕色或暗棕色，平滑有光泽，背腹两侧各有一条突起的线性凹纹。质坚硬。味微苦。

功效主治： 决明子具有清肝明目、润肠通便的功效，常用于肝炎、肝硬化腹水、高血压病、小儿疳积、习惯性便秘、目眩等症。

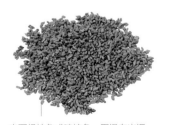

表面绿棕色或暗棕色，平滑有光泽

药用宜忌： 脾胃虚寒、便溏者、气血虚型肥胖症者慎服。孕妇忌服。

植物形态： 一年生亚灌木状草本，高1~2米。茎直立，粗壮，上部多分枝，全体被短柔毛。叶向一边倾斜，全缘，上面被稀疏柔毛，下面被柔毛。花腋生，通常两朵。荚果纤细，线形，略扁，弓形弯曲，两端渐尖，被疏柔毛。种子菱形，灰绿色，表面有光泽质坚硬，不容易被弄碎。花期6~8月。果期9~10月。

采集方法： 秋季，果实成熟时挑选晴天将全株割下或摘下果实，晒干，打出种子，再晒干。放置在阴凉干燥处保存。

生长特性： 喜温暖湿润的气候，常生长于山坡、村边、路旁和旷野等处。适用性强，对土壤要求不高，但不适宜在黏土、盐碱地栽培。栽培以土层深厚、肥沃、排水良好的沙壤土为宜。

分布区域： 安徽、广西、四川、浙江和广东等地。

叶互生，倒卵形，顶端圆钝而有小尖头

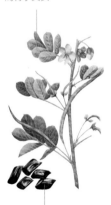

种子呈棱方形或短圆柱形，两端平行倾斜

方剂举例

药方　取15克决明子、1副鸡肝
制法　决明子研末，鸡肝捣烂，两者以白酒调制成饼
用法　蒸熟服用
功用　可缓解小儿疳积

科属：豆科、决明属	采收时间：秋季	性味：性微寒，味苦、甘、咸	来源：植物决明的干燥成熟种子

金银花

别名：二宝花、双花、银花、金花、忍冬花

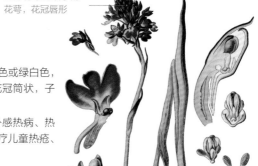

基部有绿色细小的花萼，花冠唇形

成品选鉴： 呈棒状，上粗下细，略弯曲，表面黄白色或绿白色，密被短柔毛。偶见叶状苞片，花萼绿色，开放者花冠筒状，子房无毛，气清香，味甘。

功效主治： 金银花具有清热解毒的功效，常用于外感热病、热毒疮疡、毒疮、淋巴结核、痔漏等症。也可用于治疗儿童热疮、痱子等。

药用宜忌： 脾胃虚寒、气虚疮疡脓清者慎服。

植物形态： 多年生半常绿缠绕木质藤本，小枝细长，中空，多有分枝。叶子对生，纸质，上面深绿色，下面淡绿色。夏季开花，黄白色或淡绿色，苞片叶状，有淡香，外面有柔毛和腺毛。萼筒无毛，花冠呈白色，向阳面呈微红色，后续变为黄色。花蕾上粗下细，果实球形，熟时蓝黑色，有光泽。种子卵圆形或椭圆形，呈褐色，花期 4~7 月，果熟期 6~11 月。

采集方法： 5~6 月，在晴天清晨露水刚干时，摘取含苞待放的花蕾或者刚开放的嫩花，摊在席上阴干，或者低温干燥，置于通风干燥处保存，防霉防潮。

藤为褐色至赤褐色，幼枝密被短柔毛和腺毛

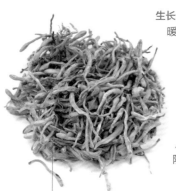

干燥花蕾呈长棒状，略弯曲

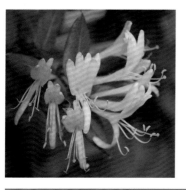

生长特性： 金银花适应性很强，喜温暖湿润，耐阴，耐寒，耐旱，耐涝，对土壤要求不高，湿润、土层深厚、肥沃的沙壤土最适宜生长。每年春夏两次发梢，根系发达，茎蔓但凡能落在地上就能生根，是一种很好的固土植物。喜阳，在荫蔽下会造成生长不良。生长于山坡、丘陵、路旁及村庄。

分布区域： 国内：全国各地均有分布，主产于山东、河南、湖南等地，以山东产的品质最佳。国外：朝鲜、日本等地。

古籍名医录：

《本草通玄》：金银花，主胀满下痢，消痈散毒，补虚疗风，世人但知其消毒之功，昧其胀利风虚之用，余于诸症中用之，屡屡见效。

《本草正》：金银花，善于化毒，故治痈疽、肿毒、疮癣、杨梅、风湿诸毒，诚为要药。毒未成者能散，毒已成者能溃，但其性缓，用须倍加，或用酒煮服，或捣汁搀酒顿饮，或研烂拌酒厚敷。若治瘰疬上部气分诸毒，用一两许时常煎服极效。

《本经逢原》：金银花，解毒去脓，泻中有补，痈疽溃后之圣药。但气虚脓清，食少便泻者勿用。痘疮倒陷不起，用此根长流水煎浴，以痘光壮为效，此即水杨汤变法。

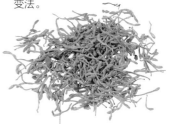

上部较粗，外表黄色或黄褐色

方剂举例

药方	取各 15 克的金银花、连翘、大青根、芦根、甘草
制法	用水煎煮后服用
用法	每日 1 剂，连服 3~5 天
功用	可以预防乙脑、流脑

科属： 忍冬科、忍冬属　　**采收时间：** 5~6 月　　**性味：** 性寒，味甘　　**来源：** 植物忍冬的干燥花蕾

山芝麻

别名：山油麻

成品选鉴： 根呈圆柱形，略扭曲，头部常带有节状的茎枝残基。表面灰黄色至灰褐色，间有坚韧的侧根或侧根痕，栓皮粗糙，有纵斜裂纹。质坚硬，断面皮部较厚，暗棕色或灰黄色，强纤维性。木部黄白色，具微密放射状纹理。气微香，味苦、微涩。

表面灰黄色至灰褐色，间有坚韧的侧根或侧根痕，质坚硬

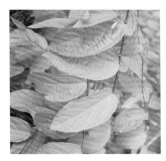

功效主治： 山芝麻具有清热解毒、消肿止痛的功效，常用于咽喉肿痛、痢疾、淋巴结核、便秘、蛇毒、毒疮脓肿、肺炎等症。

药用宜忌： 孕妇及体弱者忌服。

植物形态： 小灌木。叶上面无毛，下面被灰白色或淡黄色星状茸毛。聚伞花序有数朵；花瓣大小不等，呈现为淡红色或紫红色。蒴果表现为长圆形，顶端急尖，密被星状毛及长绒毛；种子小，褐色，有椭圆形小斑点。花期几乎全年。

采集方法： 夏秋季，当全株有 3/4 的荚成熟，底荚开始裂荚、顶荚变黄时采收。

生长特性： 喜温暖湿润气候，喜荫蔽，耐寒，不耐旱，适应能力好，生命力顽强。生长于沼泽地或阴湿处。

分布区域： 全国大多数地区。

方剂举例

药方	等量的山芝麻、古羊藤根、两面针
制法	一同研制成末
用法	每日 3 次，每次用开水送服 5 克
功用	可改善痧胀、黄疸、热疟

科属：锦葵科、山芝麻属	采收时间：夏秋季	性味：性凉，味苦	来源：植物山芝麻的根或全株

板蓝根

别名：靛青根、菘蓝、山蓝、大蓝根、马蓝根、蓝龙根、土龙根、大靛

成品选鉴： 呈细长圆柱形。表面浅灰黄色或淡棕黄色，粗糙，有纵皱纹及横斑痕。根头部略膨大，顶端有一凹窝，周边有暗绿色的叶柄残基，较粗的根并有密集的疣状突起及轮状排列的灰棕色叶柄痕。质略软，气微弱，味微甘。

表面浅灰黄色或淡棕黄色，粗糙

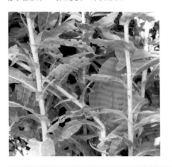

功效主治： 板蓝根具有清热解毒、凉血利咽的功效，常用于外感发热、毒疮脓肿、丹毒、咽喉肿痛等症，对流行性乙型脑炎、急慢性肝炎、骨髓炎、流行性腮腺炎有预防作用。

药用宜忌： 脾胃虚寒而无实火热毒者忌服。

植物形态： 二年生草本。基部木质化。主根肥厚，深长，近圆锥形，外皮灰黄色，带有少量须根。基生叶较大，莲座状。阔总状花序顶生或腋生，短角果长圆形，扁平，无毛，边缘有翅，紫色。种子椭圆形，褐色。花期 4~5 月，果期 5~6 月。

采集方法： 秋季，经霜后进行采挖，将带泥的板蓝根晒至半干扎成把，去泥，理直后晒干。

生长特性： 喜温暖环境，耐寒，有很强的土壤适应性。

分布区域： 全国各地。

方剂举例

药方	50 克板蓝根、25 克羌活
制法	一同煎煮成汤
用法	分两次服用，连服 2~3 天
功用	可缓解流行性感冒

科属：十字花科、菘蓝属	采收时间：秋季	性味：性寒，味苦	来源：植物菘蓝的干燥根

无花果

别名：驼驿、底珍、天生子、映日果、蜜果、文仙果

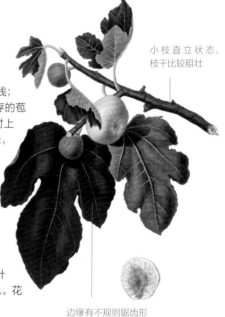

小枝直立状态，
枝干比较粗壮

成品选鉴： 干燥的花托呈倒圆锥形或类球形，直径 1.5~2.5 厘米；表面淡黄棕至暗棕色、青黑色，有波状弯曲的纵棱线；顶端稍平截，中央有圆形突起，基部较狭，带有果柄及残存的苞片。质坚硬，横切面黄白色，内壁着生众多细小瘦果，有时上部尚见枯萎的雄花。瘦果卵形或三棱状卵形，长 1~2 毫米，淡黄色，外有宿萼包被。气微，味甘。

功效主治： 无花果具有清热解毒、润肠温胃、祛火消肿的功效，常用于便秘、咽喉肿痛、痢疾、肠炎、痔疮等症。

药用宜忌： 脾胃虚寒者慎食。大便溏薄者不宜生食。消化不良者、食欲不振者、便秘者适宜食用。

植物形态： 落叶灌木，树高 3~10 米，有很多分枝；叶互生，属厚纸质，类似广卵圆形，长宽差不多相等，基部浅心形，叶柄粗壮；托叶卵状披针形，颜色是红色。无花果单生在叶腋，顶部有些下陷，生的果实绿色，成熟时是紫红色或黄色。花果期 5~7 月。

边缘有不规则锯齿形

采集方法： 7~10月，在果实呈绿色时分批采摘，鲜果用开水烫后，晒干或烘干；果实为紫红色时即摘即吃。

生长特性： 喜高温高湿的气候，喜阳光充足，耐旱、耐瘠、耐寒，忌水涝。适应能力强，生命力顽强，在一般土壤中也能生长，以质地疏松、排水良好、肥沃、土层深厚的沙壤土为宜。山坡、丘陵、山谷、干草地、荒地、林缘、草甸、路边、田间。

《云南中草药》：健胃止泻，祛痰理气。治食欲不振，消化不良，肠炎，痢疾，咽喉痛，咳嗽痰多，胸闷。
《生草药性备要》：洗痔疮。子，煲肉食，解百毒。蕊，下乳汁。

分布区域： 国内：长江流域和华北沿海地区。
国外：地中海沿岸，从土耳其至阿富汗。

古籍名医录：
《滇南本草》：敷一切无名肿毒，痈疽疔癞癣疮，黄水疮，鱼口便毒，乳结，痘疮破烂；调芝麻油搽之。

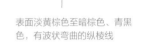

表面淡黄棕色至暗棕色、青黑色，有波状弯曲的纵棱线

果实比较大，类似于梨的形状

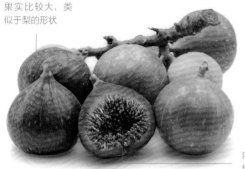

内壁着生众多细小瘦果

方剂举例

药方 用 10 枚干果和一段猪大肠
制法 以水煎煮
用法 连服
功用 可以缓解痔疮、大便不畅、脱肛

科属：桑科、无花果属　采收时间：7~10月　性味：性平，味甘　来源：植物无花果的成熟花托与果实

连翘

别名：空壳、大翘、黄花杆、黄寿丹、黄花瓣、落翘、黄花条

成品选鉴： 呈长卵形至卵形，稍扁，表面有不规则的纵皱纹；顶端锐尖；青翘多不开裂，表面绿褐色，质硬；种子多数，黄绿色，细长，一侧有翘。气微香，味苦。

功效主治： 连翘具有清热解毒、止痛消肿、利水降压、杀毒抗菌的功效，常用于外感热病、烦躁不安、咽喉肿痛、毒疮脓肿等症。此外，连翘叶也可作药用，有缓解咽喉肿痛、痢疾等的作用。

药用宜忌： 脾胃虚弱、阴虚发热、痈疽已溃、脓稀色淡者忌服。

植物形态： 落叶灌木，高2~4米。小枝土黄色或灰褐色，四棱形，疏生皮孔，节间中空，节部具实心髓。单叶对生，叶基部阔楔形或圆形，上面深绿色，下面淡黄绿色，两面无毛。花先叶开放，椭圆形，先端钝或锐尖，金黄色。果实卵球形，表面绿褐色质硬。花期3~5月，果期7~8月。

采集方法： 秋季，在刚熟还带有绿色时采收，除去杂质，将果实蒸熟再晒干，称为"青翘"；将熟透的果实采下，晒干，除去种子及杂质，称为"老翘"。

生长特性： 喜温暖湿润气候，耐寒，耐干旱瘠薄，怕涝，对土壤不挑剔，在中性、微酸或碱性土壤均能正常生长。根系发达而粗壮，主根不太明显，但侧根都非常发达，广泛地分布在

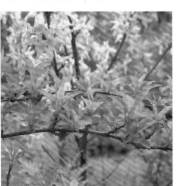

主根的周围，有很好的固土能力，生命力顽强，适应性也很强，在干旱的向阳坡都能生长，甚至可在石缝中生长。

分布区域： 国内：辽宁、河北、河南、山东、江苏、湖北、江西、云南、山西、陕西和甘肃等地。国外：主要分布于日本。

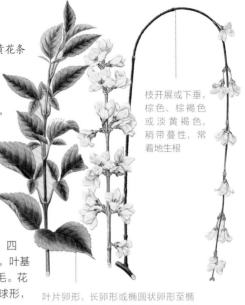

枝开展或下垂，棕色、棕褐色或淡黄褐色，稍带蔓性，常着地生根

叶片卵形、长卵形或椭圆状卵形至椭圆形，先端渐尖、急尖或钝叶边缘有不整齐的锯齿

古籍名医录：

《神农本草经》：主寒热，鼠瘘、瘰疬、痈肿、恶疮、瘿瘤、结热、蛊毒。

《珍珠囊》：连翘之用有三：泻心经客热，一也；去上焦诸热，二也，为疮家圣药，三也。

《药性论》：主通利五淋，小便不通，除心家客热。

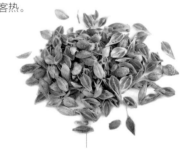

长卵形至卵形，稍扁，表面有不规则的纵皱纹及多数凸起的小斑点

老翘自顶端开裂或裂成两瓣

方剂举例

药方	0.9克中桂，4.5克当归，6克黍粘子，炙甘草、酒黄柏、生地黄各9克，柴胡、黄芩（炒）、酒知母、连翘各15克，18克瞿麦穗
制法	一同捣碎，用水300毫升，煎至150毫升，过滤残渣
用法	饭后服用
功用	主治马刀疮

科属： 木樨科、连翘属　　**采收时间：** 秋季　　**性味：** 性微寒，味苦　　**来源：** 植物连翘的干燥果实

贯众

别名：贯节、贯渠、百头、虎卷、贯中、贯钟、伯芹、药渠、黄钟

成品选鉴： 呈倒圆锥形而稍弯曲，或上端钝圆形，下端较尖。外表黄棕色至黑棕色，密被排列整齐的叶柄残基及鳞片，并有弯曲的须根。气特殊，味初微涩，渐苦而辛。

功效主治： 贯众具有清热解毒、杀虫止血的功效，常用于外感发热、血热咳嗽等症。

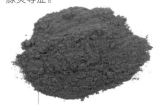

外表黄棕色至黑棕色，有纵棱线，并有弯曲的须根

药用宜忌： 孕妇及脾胃虚寒者不宜服用。贯众有小毒，不能过量使用。服用贯众时忌油腻。

植物形态： 多年生草本，高50~100厘米。根茎斜生，粗壮，块状，有许多坚硬叶柄残基及黑色细根，并密生锈色或深褐色的长披针形大鳞片。叶片草质，倒披针形，上面深绿色，下面淡绿色。囊群盖肾圆形，棕色。

采集方法： 秋季采收，采挖后削去叶柄、须根，除净泥土，晒干。

生长特性： 喜温暖湿润、半阴环境、耐寒、耐旱。对气候要求不高，适应性强，生长于林下沼地或阴湿处，但土壤不能积水。以土壤深厚、排水良好、疏松肥沃、富含有机质的微酸性至中性沙壤土为宜。

分布区域： 全国大多数地区。

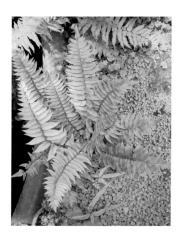

方剂举例

药方	取贯众、黄连、甘草各15克，25克骆驼峰
制法	一同研制成末
用法	每次服用15克，以开水送服
功用	可解食毒、酒毒、药毒等

科属： 鳞毛蕨科、鳞毛蕨属　**采收时间：** 秋季　**性味：** 性微寒，味苦　**来源：** 植物粗茎鳞毛蕨的带叶柄基部的干燥根茎

青黛

别名：靛花、马蓝、木蓝、蓼蓝、菘蓝

成品选鉴： 极细的粉末，灰蓝色或深蓝色，质轻，易飞扬，可粘手粘纸。具草腥气，味微酸。以体轻、粉细，能浮于水面，燃烧时生紫红色火焰者为佳。

功效主治： 青黛具有清热解毒、活血的功效，常用于咽喉肿痛、小儿惊痫、血热咳嗽、流行性腮腺炎等症。

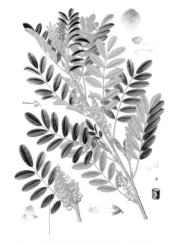

为深蓝色的粉末，体轻，易飞扬

药用宜忌： 胃寒者禁服。

植物形态： 多年生草本，灌木状。茎直立，根茎粗壮。叶对生；叶基部渐狭细，边缘有浅锯齿或波状齿或全缘，上面无毛。花顶生或腋生，成疏生的穗状花序，淡紫色。花期6~10月，果期7~11月。

采集方法： 秋季采摘茎叶用水浸2~3个昼夜，至叶烂脱枝时，捞去枝条，加入石灰搅拌。

生长特性： 喜高温高湿的气候，喜荫蔽，耐旱，耐瘠，耐寒，忌水涝。适应能力强，生命力顽强，在一般土壤中也能生长，以质地疏松、排水良好、肥沃、土层深厚的沙壤土为宜。山坡、丘陵、山谷、林边潮湿处、路边、田间。

分布区域： 国内：福建、云南、江苏和安徽等地。国外：孟加拉国、印度、缅甸等地至中南半岛均有分布。

叶片倒卵状椭圆形或卵状椭圆形，先端渐尖，微钝头

方剂举例

药方	取20克青黛、15克蛤粉
制法	两者蜜炼成丸
用法	每晚睡前服用3丸
功用	可缓解咳嗽吐痰、面鼻发红

　科属： 爵床科、马蓝属　**采收时间：** 秋季　**性味：** 性寒，味咸　**来源：** 植物马蓝的叶或茎叶的加工品

蒲公英

别名：黄花地丁、婆婆丁、奶汁草

成品选鉴：蒲公英呈皱缩卷曲的团块。叶多皱缩破碎，绿褐色或暗灰色；花冠黄褐色或淡黄白色；有的可见多数具白色冠毛的长椭圆形瘦果。气微，味微苦。

功效主治：蒲公英具有清热解毒、利尿散结的功效，常用于外感发热、淋巴结核、急性乳腺炎、急性扁桃体炎等症。

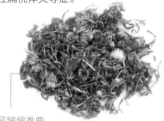

呈皱缩卷曲
的团块

药用宜忌：不宜大量服用，大量可致缓泻。慢性肠胃炎者、阳虚外寒者、过敏体质者慎用，孕妇忌用。

植物形态：多年生草本，含白色乳汁。根深长，略呈圆锥状，弯曲，表面棕褐色。叶柄常带紫红色。花葶紫红色；头状花序单一，顶生，舌状花，黄色；总苞，淡绿色。花期4~9月，果期5~10月。

采集方法：夏秋开花前或刚开花时挑选晴天连根挖取，洗净泥土，沥干水分，晒干。

生长特性：喜高温高湿的气候，喜光，耐旱，耐瘠，耐寒，耐阴，忌水涝。适应能力强，生命力顽强，在一般土壤中均能生长。生长于山坡、丘陵、山谷、路边、田间。

分布区域：全国大多数地区。

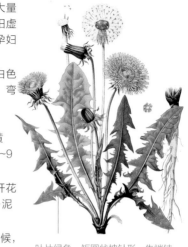

叶片绿色，矩圆状披针形，先端钝或急尖，基部狭窄，下延成叶柄状

方剂举例

药方	取适量的蒲公英
制法	捣碎
用法	敷于患处，每日3次
功用	可蓄积乳汁

科属：菊科、蒲公英属　采收时间：夏秋季　性味：性寒，味苦、甘　来源：植物蒲公英的干燥全草

紫花地丁

别名：独行虎、野堇菜、光瓣堇菜、羊角子、地丁草、箭头草

成品选鉴：表面皱缩粗糙，呈深绿色至绿黄色，全体被毛。花茎细长，顶端常具三裂蒴果，内含多数淡黄棕色种子，长圆球形。质脆易碎。气微臭，味苦、辛。

功效主治：紫花地丁具有清热解毒、活血消肿、除疮散结的功效，常用于丹毒、毒蛇咬伤、恶疮等症。

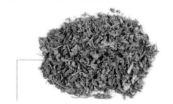

叶丛生，灰绿色，展平后叶片
呈披针形或卵状披针形

药用宜忌：体质虚寒、阴疽漫肿无头及脾胃虚寒者慎服。畏磁石，恶咸水，忌一切血。有小毒，严格掌握剂量，禁止超剂量，应用应依病情变化、个体差异而定。孕妇忌服。

植物形态：多年生草本。无地上茎，地下根状茎短，垂直，淡褐色，节密生，主根较粗，有多条淡褐色或近白色的细根。叶子有很多，基生，呈莲座状，两面无毛或被细短毛。过期叶片会增大。托叶膜质，苍白色或淡绿色。花梗通常细弱。萼片边缘有膜质白边，蒴果长圆形，无毛。种子卵球形，淡黄色。花果期3~4月，果期5~9月。

采集方法：春秋季采收，采收后应除去杂质，晒干，置于通风干燥处。

生长特性：喜高温高湿的气候，喜阳光充足，耐旱，耐瘠，耐寒，忌水涝。适应能力强，生命力顽强。生长于山坡、丘陵、田野、路旁及村庄。

分布区域：全国大多数地区。

下方叶片较小，上方
叶片较大

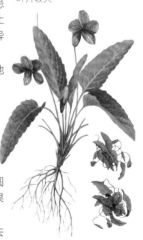

方剂举例

药方	取适量的紫花地丁叶
制法	拌酱研制成膏
用法	点于喉处直至呕吐
功用	可缓解咽喉肿痛

科属：堇菜科、堇菜属　采收时间：春秋季　性味：性寒，味苦、辛　来源：植物紫花地丁的干燥全草

蚤休

别名：重台根、重台草、灯台七

成品选鉴： 根茎类圆柱形，多平直，直径 1~2.5 厘米。

功效主治： 蚤休具有清热解毒、止痛消肿、平肝息风的功效，常用于恶疮、疔毒、咽喉肿痛、慢性支气管炎、小儿惊风、四肢抽搐、虫蛇咬伤等症。

药用宜忌： 有小毒，严格掌握剂

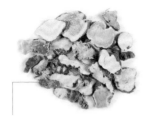

断面平坦，粉质，
黄白色至浅灰黄色

量，禁止超剂量，应用应依病情变化、个体差异而定。体虚者、无实火热毒者、阴疽者及孕妇忌服。

植物形态： 多年生直立草本，全体光滑无毛，地下有肥厚的横生根状茎，黄褐色，结节明显，多须根。茎单一，基部被膜质叶鞘包裹。叶轮生茎顶，膜质或纸质。花梗从茎顶抽出，花单独生在最顶端。蒴果球形，熟时黄褐色，里面有很多鲜红色的种子。花期4~7月。果期8~11月。

采集方法： 9~10 月倒苗时，挑选晴天挖起根茎，去除茎叶，洗净泥沙，晒干或烘干后去粗皮、须根。放置在阴凉干燥处保存。

生长特性： 喜高温高湿的气候，喜阳光充足，耐旱、耐瘠、耐寒，忌水涝。适应能力好，生命力顽强。常生长于山区山坡、林下或溪边湿地。

分布区域： 江苏、浙江、福建、江西、安徽、湖北、四川、贵州、云南、广东和广西等地。

茎由顶端生出，
青紫色或紫红色

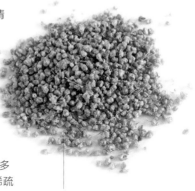

绿色叶片，数量 4~9 片，呈倒
卵状披针形或椭圆状披针形

方剂举例

药方	的蚤休、木鳖子(去壳)、半夏各 50 克
制法	一同捣制为末
用法	和醋调涂于患处
功用	可缓解风毒暴肿

科属：藜芦科、重楼属　采收时间：9~10月　性味：性微寒，味苦　来源：七叶一枝花、金线重楼等的根茎

野菊花

别名：山菊花、黄菊花、苦薏

成品选鉴： 干燥的头状花序呈扁球形，直径 0.5~1 厘米，外层为15~20 个舌状花，雌性淡黄色，皱缩卷曲；中央为管状花，两性，长 3~4 毫米，黄色，顶端 5 裂，子房棕黄色，不具冠毛；底部有总苞，由 20~25 枚苞片组成，作覆瓦状排列成 4 层，苞片卵形或披针形，枯黄色，边缘膜质。各花均着生于半球状的花托上。体

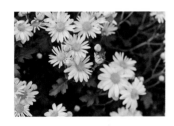

轻，气芳香。味苦，继之有清凉感。

功效主治： 野菊花具有清热解毒、消肿止疮的功效，常用于外感风热、丹毒、咽喉肿痛、肺炎、呼吸道感染、慢性皮肤病等症。

药用宜忌： 脾胃虚寒者慎服，孕妇慎用。

植物形态： 多年生草本，地下多生长或短的匍匐茎。茎枝被稀疏的毛。叶互生，基生叶和下部叶在花期脱落，中部茎叶卵形、长卵形或椭圆状卵形，淡绿色。花小，两性，边缘舌状。花期 9~11月，果期 10~11 月。

采集方法： 秋冬花盛开时采收，晒干或烘干，置于通风干燥处。

生长特性： 适应性很强，喜温暖湿润，耐阴，耐寒，耐旱，耐涝，对土壤要求不高，但以湿润、土层

呈扁球形，体轻，气芳香

深厚、肥沃的沙壤土为宜。生长于山坡、丘陵、田野、路旁及村庄。

分布区域： 全国大部分地区。

方剂举例

药方	取适量的野菊花和黄糖
制法	一同捣烂
用法	敷于患处
功用	可缓解疔疮

　科属：菊科、菊属　采收时间：秋冬季　性味：性微寒，味苦、辛　来源：野菊的干燥头状花序

穿心莲

别名：苦胆草、斩龙剑、日行千里、四方莲、金香草、金耳钩、印度草、苦草

成品选鉴： 茎呈方形，多分枝，节稍膨大；质脆，易折断。单叶对生，叶柄短或近无柄；叶片皱缩、易碎，完整者展开后呈披针形或卵状披针形。气微，味极苦。

功效主治： 穿心莲具有清热解毒、活血祛肿的功效，常用于外感发热、咳嗽、咽喉不适、痢疾、恶疮、痈疽、中毒等症。

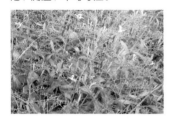

药用宜忌： 败胃，不宜多服久服。穿心莲味极苦，用量不宜过大。与胡萝卜相克，不可与油腻食物、辛辣食物、温补性食物、鱼腥食物同时。

植物形态： 一年生草本。叶片纸质，顶端略钝，上面深绿色，下面灰绿色。集成大型圆锥花序顶生和腋生，花序轴上的叶片较小，苞片和小苞片微小，淡紫色。蒴果长椭圆形至线形，中有一沟，疏生腺毛。种子呈四方形，有皱纹。花期5~9月，果期7~10月。

采集方法： 初秋当穿心莲茎叶茂盛时，挑选晴天进行采收，割取全株，除去根茎等杂质，洗净，切段，晒干。放置在阴凉干燥处保存。

生长特性： 喜高温高湿的气候，喜阳光充足，耐旱，耐瘠，耐高温，忌水涝。适应能力强，生命力顽强，在一般土壤中也能生长，以质地疏松、排水良好、肥沃、土层深厚的沙壤土为宜，生长于长江以南

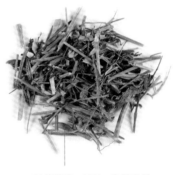

叶片皱缩、易碎，完整者展开后呈披针形或卵状披针形

湿热的平原、丘陵地区。

分布区域： 全国大多数地区。

方剂举例

药方	取适量穿心莲
制法	研制成末
用法	煎煮后服用，每次5克，每日3~4次
功用	可缓解流行性感冒、肺炎，治疗大叶性肺炎

科属： 爵床科、穿心莲属　**采收时间：** 初秋　**性味：** 性寒，味苦　**来源：** 植物穿心莲的干燥地上部分

鱼腥草

别名：蕺菜、臭草、臭菜、折耳根、臭根草、臭灵丹

成品选鉴： 鱼腥草茎呈扁圆柱形，扭曲，表面棕黄色，具纵棱数条，节明显；下部节上有残存须根；质脆，易折断。叶互生，叶片卷折皱缩，展平后呈心形。穗状花序顶生，黄棕色。搓碎有鱼腥味，味微涩。

功效主治： 鱼腥草具有清热解毒、利水散结、活血消肿的功效，常

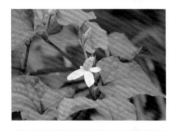

用于肺炎、疟疾、身体水肿、痔疮、脱肛、疔疮、皮肤病等症。

药用宜忌： 虚寒证及阴疽者忌服。鱼腥草不宜久煎。鱼腥草有微毒，肝功能异常的人不宜食用。

植物形态： 多年生草本，有腥臭味。叶互生，叶片纸质，有腺点，尤为背面居多。托叶膜质，顶端钝，且常有缘毛，基部扩大，略抱茎。穗状花序生于茎顶，与叶对生，白色，花小。蒴果球形，顶端开裂。花期5~6月，果期10~11月。

采集方法： 夏季茎叶茂盛、花穗多时，挑选晴天采收，将全草连根拔起，除去茎叶、须根，洗净泥沙，晒干。放阴凉干燥处保存。

生长特性： 喜高温高湿的气候，喜阳光充足，耐旱，耐瘠，耐高温，忌水涝。适应能力强，生命力顽强，在一般土壤中也能生长，

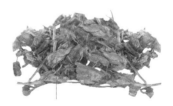

茎呈扁圆柱形，表面棕黄色，具纵棱数条

以质地疏松、排水良好、肥沃、土层深厚的沙壤土为宜。生长于阴湿地或水边。

分布区域： 全国大多数地区均有分布。

方剂举例

药方	用鱼腥草、厚朴、连翘各15克，50克桑枝
制法	一同研制成末
用法	煎煮后服用
功用	可缓解病毒性肺炎、支气管炎、感冒

科属： 三白草科、蕺菜属　**采收时间：** 夏季　**性味：** 性微寒，味辛　**来源：** 植物蕺菜的干燥地上部分

绿豆

别名：青小豆、菉豆、植豆

小叶卵形，全缘，先端渐尖

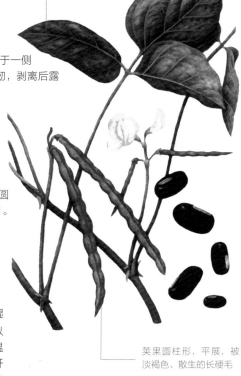

成品选鉴：种子短矩圆形。表面绿黄色或暗绿色种脐位于一侧上端，长约为种子的 1/3，呈白色纵向线形；种皮薄而韧，剥离后露出淡黄绿色或黄白色的种仁，子叶 2 枚，肥厚。质坚硬。

功效主治：绿豆具有清热解毒、消肿止渴的功效，常用于暑热、丹毒、身体水肿、泻痢等症。

药用宜忌：脾胃虚寒、滑肠泄泻者慎用。

植物形态：一年生或多年生直立草本，茎呈褐色，叶羽状，托叶盾状着生；叶基部阔楔形或圆形，两面被疏长毛。总状花序腋生，黄绿色。种子淡绿色或黄褐色，短圆矩形，种脐白色而不凹陷。花期 8~10 月，果期 9~11 月。

采集方法：秋季成熟时采收，挑选晴天，拔取全株，晒干，将种子打落，除去杂质，再进行晒干。放在干燥通风处保存，定期晾晒，防止虫蛀。

分布区域：国内：全国各地。国外：东亚、东南亚、非洲、欧洲、美洲。

子叶 2 枚，肥厚

生长特性：适应性很强，喜肥、温暖湿润，耐阴、耐旱，对土壤要求不高，但以湿润、土层深厚、肥沃的沙壤土为宜。温度过高时，茎叶生长过旺，会影响绿豆开花结荚。适宜与其他农作物，特别是禾本科作物间套种。

荚果圆柱形，平展，被淡褐色、散生的长硬毛

古籍名医录：

《开宝本草》：主丹毒烦热，风疹，热气奔豚，生研绞汁服。亦煮食，消肿下气，压热解毒。

《本草经疏》：绿豆，甘寒能除热下气解毒。阳明客热则发出风疹，以胃主肌肉，热极生风故也，解阳明之热，则风疹自除。胀满者，湿热侵于脾胃也，热气奔豚者，湿热客于肾经也，除湿则肿消，压热则气下，益脾胃而肾邪亦自平也。

种脐位于一侧上端，长约为种子的 1/3，呈白色纵向线形

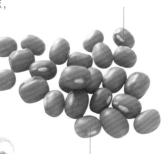

《本草求真》：绿豆味甘性寒，据书备极称善，有言能厚肠胃、润皮肤、和五脏及资脾胃，按此虽用参、芪、归、术，不是过也。第书所言，能厚、能润、能和、能资者，缘因毒邪内炽，凡脏腑经络皮肤脾胃，无一不受毒扰，服此性善解毒，故凡一切痈肿等症无不用此奏效。

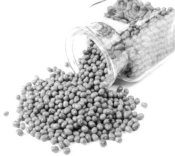

种子呈短矩圆形

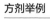

方剂举例

药方　取 1000 克绿豆
制法　洗净煮烂，滤渣取汁
用法　早晚饭前服用
功用　可缓解干渴

科属：豆科、豇豆属　　**采收时间：**秋季　　**性味：**性寒，味甘　　**来源：**植物绿豆的干燥成熟种子

半边莲

别名：急解索、细米草、蛇舌草、半边花

成品选鉴：常缠结成团，表面淡黄色或黄棕色，具细纵纹。茎细长，有分枝，灰绿色；叶片多皱缩，绿褐色。气微，味微甘而辛。以茎叶色绿、根黄者为佳。

功效主治：半边莲具有清热解毒、利尿消肿的功效，常用于痢疾、恶疮、毒蛇咬伤、跌打肿痛、毒疮脓肿、身体肿痛等症。

药用宜忌：虚证水肿者忌用。

植物形态：多年生草本。茎细长，折断时有黏性乳汁渗出，匍匐，节上生根，多节，分枝直立，绿色，无毛。叶互生，绿色，无毛。花通常为1朵，花梗细，小苞片无毛，花萼无毛，裂片披针形。蒴果倒锥形。种子椭圆形，微扁，近肉色。花期5~8月，果期8~10月。

采集方法：夏季采收时带根拔起，洗净，晒干或阴干，置于通风干燥处。

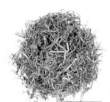

生长特性：喜温暖湿润的气候，耐寒。对土壤要求不高，但以湿润、土层深厚、肥沃的沙壤土为宜。生长于稻田边、河岸畔、沟边或潮湿荒地。

分布区域：全国大多数地区。

常缠绕成团，根细长，黄色，侧生纤细须根

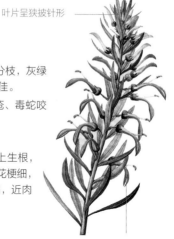

叶片呈狭披针形

花单生于分枝的上部叶腋，花冠粉红色或白色

方剂举例

药方	取适量鲜半边莲
制法	加盐捣烂
用法	敷于患处
功用	可缓解恶疮等肿毒症状

科属：桔梗科、半边莲属	采收时间：夏季	性味：性平，味辛	来源：植物半边莲的干燥全草

半枝莲

别名：并头草、韩信草、赶山鞭、牙刷草

成品选鉴：茎较细，方柱形，无毛或花轴上疏被毛。先端钝，基部宽楔形，全缘或有少数不明显的钝齿；上表面暗绿色，下表面灰绿色，气微香，味微苦。

功效主治：半枝莲具有清热解毒、活血消肿、止痰散结的功效，常用于咽喉肿痛、恶疮、淋巴结核、血热咳嗽、吐血、毒蛇咬伤等症。

药用宜忌：半枝莲自身性凉，有

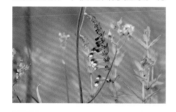

化瘀、清热、解毒作用，因而气血两虚者慎服。孕妇慎服。

植物形态：多年生草本，半枝莲植株高，花期长，根茎短粗，须状根。茎直立，四棱形，不分枝或少的分枝。叶对生，疏被小毛，上面橄榄绿色，下面淡绿有时带紫色；叶片三角状卵圆形或卵状披针形，小坚果浅棕色，扁球形。花期5~6月，果期6~8月。

采集方法：5~10月开花时采收，割取全株，把根去掉，除去杂质，捆成小把，鲜用或晒干，置于通风干燥处。

生长特性：喜温暖湿润的气候，耐阴、耐寒、耐涝，对土壤要求不高，但以湿润、土层深厚、肥沃的沙壤土为宜。生长于池沼边、田边或路旁潮湿处。过于干燥的地区则会生长不良。因其花色艳丽，花期长，常被用来装饰草地、

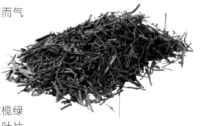

呈暗紫色或棕绿色

路边，也可作盆栽种植，陈列在阳台、庭院等场合供观赏。

分布区域：全国大多数地区。

方剂举例

药方	取半枝莲、板蓝根、金银花各24克，软柴胡、甘草各16克，枳壳、白芍、茵陈、马蹄金各16克
制法	每日1剂，水煎两次
用法	早晚分服
功用	清热利湿

科属：唇形科、黄芩属	采收时间：5~10月	性味：性寒，味辛、微苦	来源：植物半枝莲的全草

大血藤

别名：红藤、黄梗藤、红血藤

成品选鉴： 干燥藤茎呈红褐色，属落叶木质藤本植物。

功效主治： 大血藤具有清热解毒、活血消痈、止痛散瘀的功效，常用于恶疮、身体肿痛、风湿病、闭经、痛经、毒疮脓肿等症。

药用宜忌： 孕妇、先兆流产者慎用。

植物形态： 落叶木质藤本，长达10余米。藤茎有条纹，质坚韧，三出复叶，小叶革质，上面绿色，

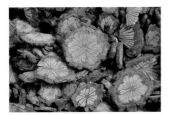

下面淡绿色，干时经常变为红褐色，无叶柄。总状花序，苞片膜质，长卵形，花萼长圆形。浆果球形，成熟时黑蓝色。种子卵形，种皮呈平滑光亮的黑色。种脐明显。花期3~5月，果期8~10月。

采集方法： 秋冬叶片枯萎后，挑选晴天采收，放在阳光强烈、通风处晾晒，晒干后除去叶片、杂质，切段或切片，生用。

生长特性： 喜高温高湿的气候，喜阳光充足，耐旱、耐瘠、耐寒，忌水涝。适应能力强，生命力顽强，在一般沙壤土中也能生长，以质地疏松、排水良好、肥沃、土层深厚的沙壤土为宜。生长于山坡、丘陵、山谷、干草地、荒地、林缘、草甸、路边、田间。

分布区域： 国内：湖北、四川、河南、江苏和浙江等地。国外：老挝、越南等地。

表面灰棕色或棕色，粗糙，有浅纵沟及明显的横裂或疣状突起

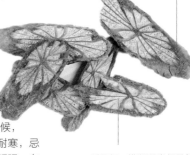

质坚韧，横断面皮部呈红棕色环状，有数处向内嵌入木部

方剂举例

药方　取150克大血藤
制法　用水煎煮
用法　连服数日
功用　可以缓解水肿

科属：木通科、大血藤属	采收时间：秋冬季	性味：性平，味苦	来源：植物大血藤的干燥藤茎

土茯苓

别名：冷饭团、硬饭头、红土苓

成品选鉴： 根茎略呈圆柱形，稍扁或不规则条块状，有结节状隆起，具短分枝。表面黄棕色或灰棕色，凹凸不平，有坚硬的须根残基。质坚硬。切片呈长圆形或不规则，边缘不整齐；切面类白色至淡红棕色，粉性，可见维管束点及多数小亮点；质略韧，折断时有粉尘散出，似水湿润有黏滑感。无臭，味微甘、淡。

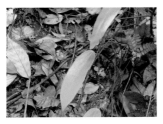

功效主治： 土茯苓具有清热解毒、利水消肿、泄浊除湿的功效，常用于恶疮、毒疮脓肿、淋巴结核、汞中毒、痉挛、足癣、梅毒等症。

药用宜忌： 肝肾阴虚者慎服。忌犯铁器，服时忌茶。

植物形态： 土茯苓为攀缘灌木，茎表面光滑，没有刺。根状茎粗壮，坚硬，为不规则的块状，各块茎直接由匍匐茎连接。伞形花序单生于叶腋，花多，球形，黄绿色，有粉霜。果实易破裂，黑色。花期5~11月，果期11至次年4月。

采集方法： 夏秋两季时采挖，除去根须，浸泡，切片晒干。也可先放开水中煮几分钟后，切片晒干。置于通风干燥处。

生长特性： 适应性很强，喜阳疏阴，温暖湿润，耐旱、耐寒。对土壤要求不高，但以微潮偏干、土层深厚、肥沃的沙壤土为宜。

表面黄棕色或灰棕色，凹凸不平，有坚硬的须根残基

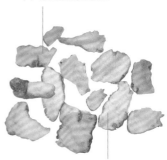

切面类白色至淡红棕色

生长于山坡或林下。

分布区域： 全国大多数地区。

方剂举例

药方　取500克土茯苓，适量猪肉
制法　一起炖烂
用法　分数次连渣服用
功用　可缓解风湿骨痛、恶疮肿毒

科属：菝葜科、菝葜属	采收时间：夏秋季	性味：性平，味甘、淡	来源：植物光叶菝葜的根茎

白蔹

别名: 白根、昆仑、猫儿卵、鹅抱蛋、见肿消、白水罐、山地瓜

成品选鉴: 白蔹纵瓣呈长圆形或近纺锤形。切面周边常向内卷曲，中部有1条凸起的棱线；外皮红棕色或红褐色，有纵皱纹、细横纹及横长皮孔，易层层脱落，脱落处呈淡红棕色。斜片呈卵圆形。切面类白色或浅红棕色，可见放射状纹理，周边较厚，微翘起或略弯曲。体轻，质硬脆，易折断，折断时，有粉尘飞出。气微，味甘。

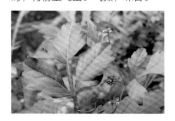

功效主治: 具有清热解毒、活血散瘀、止痛消肿的功效，常用于恶疮、痢疾、淋巴结核、疮疡肿毒、小儿疳积、出血等症。

药用宜忌: 脾胃虚寒者慎服；孕妇慎服。反乌头。

植物形态: 落叶攀缘木质藤本，茎圆柱形，有凸起的棱纹，无毛，多分枝。根粗壮，肉质，长圆形，外皮红棕色或红褐色。叶柄，无毛。花梗短，无毛。花蕾呈卵球形，花萼呈碟形，无毛。果实球形，成熟后白色。种子倒卵形，种脐呈带状椭圆形。花期5~6月，果期9~10月。

采集方法: 春秋季采收，采挖后除去茎及细须根，多纵切成两瓣、四瓣或斜片，晒干。置于通风干燥处保存。

生长特性: 喜凉爽湿润的气候，适应性很强，喜阳光照射、温暖湿润，耐旱，耐寒。对土壤要求

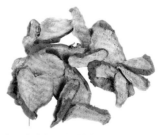

切面类白色或浅红棕色，放射状纹理

不高，在瘠薄的土壤中能较好生长，但以微潮偏干、土层深厚、富含腐殖质为宜。生长于山地、荒坡及灌木林中。

分布区域: 全国大多数地区。

方剂举例

药方	取白蔹、白及、络石藤各25克
制法	一同研制成末
用法	敷于患处
功用	可缓解疮伤

科属: 葡萄科、蛇葡萄属	采收时间: 春秋季	性味: 性微寒，味苦	来源: 植物白蔹的干燥块根

马勃

别名: 马屁勃、牛屎菇、灰包菌

成品选鉴: 陀螺形或已压扁成扁圆形，不孕基部发达。包被薄，两层，紫褐色，粗皱，有圆形凹陷外翻，上部常裂成小块或已部分脱落。孢体紫色。

功效主治: 马勃具有清热解毒、利咽止血的功效，常用于丹毒、恶疮、热毒、毒蛇咬伤、便秘、湿疹等症。

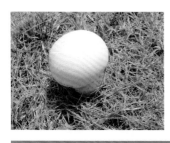

药用宜忌: 风寒劳咳失音者忌用。孕妇慎服。

真菌形态: 外包白色，内包黄色，被纸状。孢体粉末状，紧密团块，灰褐色，渐变浅，成熟时孢子随风扩散至外界；孢丝长，无隔，结合成紧密团块；孢子球形，褐色，表面有不明显纹饰。

采集方法: 夏秋实体刚成熟时挑选晴天采收，拔起后，去净泥沙，摊开晾晒，晒干后，放置在阴凉干燥处保存。

生长特性: 喜高温高湿环境，只适合生存环境较好的山区或半山区。对土壤要求不高，但以高温高湿、土层深厚、富含腐殖质为宜。生长于草地上、灌木林中。

分布区域: 国内: 全国各地都有分布，主产于内蒙古、河北、陕西、甘肃、新疆、江苏、安徽、湖北、湖南和贵州等地。国外:

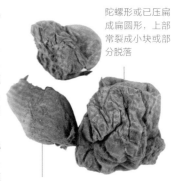

陀螺形或已压扁成扁圆形，上部常裂成小块或部分脱落

包被薄，两层，褐色，粗皱，有圆形凹陷

世界上大部分地区均有分布，主要见于欧洲、亚洲、非洲、大洋洲及美洲的不同地区。

方剂举例

药方	取1条蛇蜕、0.5克马勃
制法	一同研制成末
用法	每次用棉布包裹2克，含咽
功用	可缓解咽喉肿痛

科属: 灰包科、马勃属	采收时间: 夏秋季	性味: 性平，味辛	来源: 真菌脱皮马勃等的干燥子实体

马齿苋

别名：马齿草、马齿菜、马齿龙芽

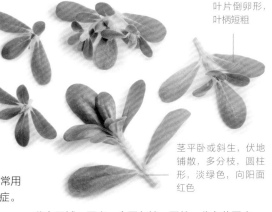

叶片倒卵形，叶柄短粗

茎平卧或斜生，伏地铺散，多分枝，圆柱形，淡绿色，向阳面红色

成品选鉴：全草多皱缩卷曲成团。茎圆柱形，表面黄褐色，有明显纵沟纹。叶易破碎，完整叶片倒卵形，绿褐色，长 1~2.5 厘米，宽 0.5~1.5 厘米，先端钝square或微缺，全缘。花小，黄色，3~5 朵生于枝端。蒴果圆锥形，长约 5 毫米，帽状盖裂，内含多数黑色细小种子。气微，味酸。

功效主治：马齿苋具有清热解毒、活血祛肿的功效，常用于痢疾、白带、丹毒、淋巴结核、痔疮、毒疮脓肿等症。

全草多皱缩卷曲成团，茎圆柱形，表面黄褐色，有明显纵沟纹

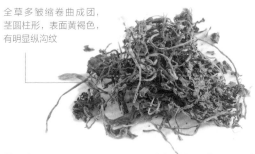

药用宜忌：脾虚便溏者忌服。不宜与甲鱼同食，否则会导致消化不良、食物中毒等症。孕妇忌用。

植物形态：一年生草本，全株无毛，肥厚多汁。叶柄粗短。花，午时盛开，黄色，多生于枝端，无花梗。苞片叶状，膜质；萼片绿色，对生，盔形；花瓣呈倒卵形，黄色。果实卵球形，棕色。种子细小，球形，黑色。花期 5~8 月，果期 7~10 月。

采集方法：夏秋开花前可分批轮流收取；割取全草，除去残根和杂质，用开水稍烫（煮）或蒸，上气后，取出晒干。置于通风干燥处

生长特性：马齿苋喜温暖湿润气候，耐旱、耐涝，最适宜生长的温度是 20~30℃。生长于菜园、田野路边及庭园废墟等地向阳处，为田间常见杂草。对土壤要求不高，但在中性和弱酸性土壤种植较好。

分布区域：国内：全国各地。国外：分布范围广，温带、亚热带地区均有分布。

古籍名医录：

《素问玄机原病式》：诸痛痒疮，皆属心火。马齿艾辛寒能凉血散热，故主癥结，痈疮疔肿，白秃，及三十六种风结疮，捣敷则肿散疔根拔，绞汁服则恶物当下，内外施之皆得也。辛寒通利，故寒热去，大小便利也。苦能杀虫，寒能除热，故主杀诸虫，去寸白，止渴；辛寒能散肺家之热，故主目盲白翳也。

《开宝本草》：主目盲白翳，利大小便，去寒热，杀诸虫，止渴，破癥结痈疮。又烧为灰，和多年醋滓，先灸丁肿，以封之，即根出。生捣绞汁服，当利下恶物，去白虫。

《唐本草》：主诸肿瘘疣目，捣揩之；饮汁主反胃，诸淋，金疮血流，破血癥癖癥，小儿尤良；用汁洗紧唇、面疱、马汗、射工毒涂之瘥。

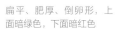

孟诜：湿癣白秃，以马齿膏和灰涂效。治疳痢及一切风，敷杖疮。

扁平、肥厚、倒卵形，上面暗绿色，下面暗红色

方剂举例

药方	取碾成末的马齿苋、白矾、皂荚各 50 克，加入 1 升好酒
制法	用小火煎成膏状
用法	敷于患处
功用	可缓解恶疮

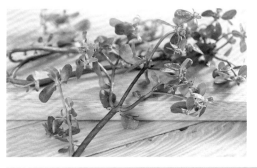

科属：马齿苋科、马齿苋属 　　**采收时间：**夏秋季 　　**性味：**性寒，味酸 　　**来源：**植物马齿苋的干燥地上部分

木蝴蝶

别名：千张纸、破布子、满天飞

成品选鉴： 为蝶形薄片，除基部外三面延长成宽大菲薄的翅。表面浅黄白色，翅半透明，有绢丝样光泽，上有放射状纹理，边缘多破裂。体轻，剥去种皮，可见一层薄膜状的胚乳紧裹于子叶之外。子叶两片，蝶形，黄绿色或黄色，长径 1~1.5 厘米。无臭，味微苦。

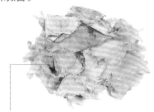

蝶形薄片，除基部外三面延长成宽大菲薄的翅

功效主治： 木蝴蝶具有散热利咽、疏肝和胃的功效，常用于咽喉肿痛、恶疮、声音沙哑、咳嗽、肝胃失调等症。

药用宜忌： 潮则易发霉或生黑色斑点，带斑点者勿食。

植物形态： 小乔木，高 6~10 米。叶对生，羽状复叶，着生于茎干近顶端；花冠傍晚开放，有恶臭气味；花盘肉质，比较大。蒴果木质，垂于树梢，成熟后沿腹裂开。种子，圆形，周翅薄如纸。花期 7~8 月，果期 10~12 月。

采集方法： 秋冬采收成熟果实，曝晒至果实开裂，取出种子，晒干。

生长特性： 喜温暖湿润气候，喜光，稍耐寒，耐干旱，耐贫瘠。适应性很强，对土壤要求不高，在贫瘠土壤亦能生长。单株生长于山坡、溪边、山谷及灌木丛中。

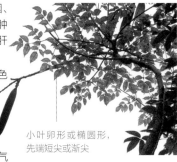

小叶卵形或椭圆形，先端短尖或渐尖

分布区域： 全国大多数地区。

方剂举例

药方	取木蝴蝶、甘草各5克，安南子、桑白皮、款冬花各15克，7.5克桔梗
制法	一起用水煎煮
用法	加入150克冰糖，熬制成糖浆，每日数次服下
功用	可缓解咳嗽、急性支气管炎

科属： 紫葳科、木蝴蝶属　　**采收时间：** 秋冬季　　**性味：** 性凉，味苦、甘　　**来源：** 木蝴蝶的干燥成熟种子

胖大海

别名：大海、安南子、大洞果

成品选鉴： 干燥种子呈椭圆形，状似橄榄，先端钝圆，基部略尖。表面棕色至暗棕色，微有光泽，具细密的不规则皱纹，基部具浅色的圆形种脐。外种皮质轻而疏松，易剥落，遇水膨大成海绵状块。内种皮红棕色至棕黑色，先端有一黄白色的圆斑。剥去内种皮后，胚乳肥厚，呈暗棕色或灰棕色。子叶两片，紧贴于胚乳，薄而大。气微，味淡，久嚼有黏性。

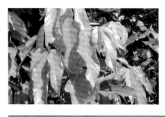

功效主治： 胖大海具有清热解毒、利咽润肺的功效，常用于咽喉肿痛、声音沙哑、眼疾、牙痛、痔疮、血热咳嗽等症。

药用宜忌： 脾胃虚寒泄泻者慎服。

植物形态： 落叶乔木，高可达 40 米，木质部松脆，根系不发达，抗风能力极差。圆锥花序顶生或腋生，杂性同株，花瓣呈星状伸张。果实呈船形，在成熟之前裂开，被疏柔毛。种子棱形或倒卵形，状如橄榄，深黑褐色，表面细皱纹，有光泽。

采集方法： 4~6月种子成熟，挑选晴天由开裂的果实上采取成熟的种子，除去杂质，摊开晾晒，晒干，放置在阴凉干燥处保存。

生长特性： 生长于热带地区。喜温暖湿润气候，耐干旱，耐贫瘠。适应性很强，对土壤要求不高，在沙壤土、黄壤土和砖红壤土亦能生长。以潮湿、肥沃、土层深

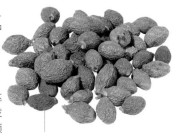

干燥种子呈椭圆形，状似橄榄，先端钝圆，基部略尖

厚的沙壤土生长良好。抗风能力差，应选择排水良好、避风地区种植。

分布区域： 全国大多数地区。

方剂举例

药方	取数枚胖大海
制法	用开水泡发，去核
用法	加冰糖服用
功用	可以缓解便血、便秘

科属： 锦葵科、胖大海属　　**采收时间：** 4~6月　　**性味：** 性寒，味甘　　**来源：** 胖大海的干燥成熟种子

土牛膝

质稍柔软，干透后易折
断，断面黄棕色

别名： 杜牛膝

成品选鉴： 根茎呈圆柱状，灰棕色，上端有茎基残留，周围着
生多数粗细不一的根。根长圆柱形，略弯曲，长约 15 厘米以下，
直径可达 4 毫米，表面淡灰棕色，有细密的纵皱纹。质稍柔软，干透
后易折断，断面黄棕色，可见成圈状散列的维管束。气微，味微甜。

功效主治： 土牛膝具有清热解毒、活血化瘀、利水通淋的功效，常用于痢疾、
咽喉肿痛、恶疮、身体水肿、热淋涩痛、风湿病痛、跌打损伤、闭经等症。

药用宜忌： 孕妇、先兆早产者禁服，容易造成破血滑胎。

植物形态： 多年生草本，根细长，圆柱形，土黄色。叶对生，纸质，叶柄密生柔
毛。穗状花序顶生或腋生，直立，花期后反折；花多，绿色、线形；花苞片披针
形，光亮，小苞片淡红色。总花梗棱角分明，坚硬，粗壮，有柔毛。胞果卵形，

黄褐色，光滑。种子长圆形，棕色。

采集方法： 夏秋采挖后除去茎叶及须根，
洗净，晒干或用硫黄熏后晒干。

生长特性： 喜温暖湿润气候，不耐严寒。
以潮湿、肥沃的沙壤土生长良好，不宜在
黏土中栽培。常生长于海拔 200~1 750 米
的山坡、林下、平原、丘陵、路边、田埂、

根茎呈圆柱状，灰棕色，
有细密的纵皱纹

宅旁。

分布区域： 全国大多数
地区。

方剂举例

药方	取适量土牛膝
制法	用酒煎
用法	连服数次
功用	可改善小便不通

科属：苋科、牛膝属	采收时间：夏秋季	性味：性平，味酸、苦	来源：植物土牛膝的干燥根和根茎

马鞭草

别名： 紫顶龙芽草、野荆芥

成品选鉴： 茎呈方柱形，多分枝，
四面有纵沟，长 0.5~1 厘米；表
面绿褐色，粗糙；质硬而脆，断
面有髓或中空。叶对生，多皱缩
破碎，绿褐色，具毛，完整者展
平后叶片 3 深裂，边缘有锯齿。
穗状花序细长，小花排列紧密。
无臭，味苦。

功效主治： 马鞭草具有清热解毒、

活血消肿、利尿散结的功效，常用于感冒发
热、水肿、痢疾、咽喉肿痛、闭经、痈疽肿
毒、牙疳、湿热黄疸等症。

药用宜忌： 孕妇慎服。气血虚、胃气弱者慎服。

植物形态： 多年生草本。穗状花序在顶端或
枝杈处生长，花小，在始端密集，结果时稀
疏；苞片比花萼短，有硬毛；花萼叶有硬
毛，叶片薄颜色淡；花冠呈现淡紫到蓝色，
外面有细毛。果实呈长圆形，外面的果皮
薄。花期 6~8 月，果期 7~10 月。

采集方法： 7~10 月花开放时，挑
选晴天进行采收，摊开反复晾晒。
晒干后，置于通风干燥处，防潮。

生长特性： 喜湿润气候，喜肥，
怕涝，不耐干旱。适应性很强，
一般的土壤均可生长，但以土层
深厚、肥沃的沙壤土生长良好，
低洼易涝地不宜种植。喜干燥、
阳光充足的环境。常生长于路边、
山坡、溪边或林旁。

分布区域： 全国大多数地区。

质硬而脆，
断面中空

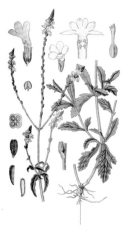

底部叶的边缘有锯齿和缺刻，
茎生叶边缘有不整齐的锯齿

方剂举例

药方	100 克马鞭草、25 克土牛膝
制法	一同煎煮
用法	每日一剂，服用一周左右
功用	可改善痢疾

科属：马鞭草科、马鞭草属	采收时间：夏秋季	性味：性凉，味苦	来源：植物马鞭草的干燥地上部分

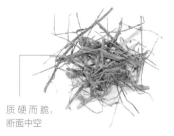

七叶一枝花

别名：草河车

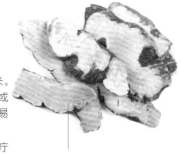

质坚，但易折断，断面平坦，粉质

成品选鉴： 根茎类圆锥形，常弯曲，直径 1.3~3 厘米，长 3~8 厘米。表面淡黄棕色或黄棕色，具斜向环节，环节突起不明显，茎节半圆形或椭圆形，略交错排列；顶端有凹陷的茎残基，或有芽痕。质较坚实，易折断，断面平坦，粉质，少数部分角质。气微，味苦。

功效主治： 七叶一枝花具有清热解毒、消肿止痛的功效，常用于毒疮疔肿、咽喉肿痛、蛇毒、惊风抽搐、跌打损伤等症。

药用宜忌： 体虚、无实火热毒、阴疽者，以及孕妇均忌服。

植物形态： 七叶一枝花无毛，植株高大，根状茎粗厚类似于圆锥形，多弯曲，外面呈棕褐色，密生许多根须和环节。花梗较长；外轮花被片绿色，内轮花通常比外轮长。蒴果呈现紫色，种子比较多，有鲜红色多浆汁的外种皮。花期 4~7 月，果期 8~11 月。

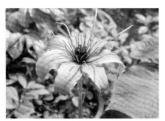

采集方法： 全年均可采挖，但以秋季为好，晒干或切片晒干。

生长特性： 喜凉爽、阴湿、水分适度的环境，既怕干旱又怕积水。最适合在含腐殖质丰富的沙壤土中生长，尤其以河边、箐边或背阴山种植。

分布区域： 全国大多数地区。

方剂举例

药方 用各适量的七叶一枝花和朱砂，少许雄黄
制法 一同研制成末
用法 用白酒调和敷于患处
功用 可改善带状疱疹

| 科属：百合科、重楼属 | 采收时间：全年 | 性味：性微寒，味苦 | 来源：植物华重楼和七叶一枝花的干燥根茎 |

黄芩

别名：黄文、经芩、山茶根、土金茶根

成品选鉴： 呈圆锥形，扭曲，表面棕黄色或深黄色，有稀疏的疣状细根痕。上部较粗糙，下部有顺纹和细皱。质硬而脆，易折断，断面黄色，中心红棕色。气微，味苦。

功效主治： 黄芩具有清热解毒、凉血止血、安胎祛湿的功效，常用于黄疸、血热咳嗽、毒疮脓肿、胎位不正、胸闷恶心、痢疾等症。

药用宜忌： 脾肺虚热者忌用。

植物形态： 多年生草本，主根粗壮，底部多有分枝。根茎肥厚，叶柄短，有稀疏柔毛。总状花序在茎及枝上顶生，聚成圆锥形花序。花萼披稀疏柔毛；花冠呈现为紫、紫红甚至蓝色，花丝扁平状，花柱细长，花盘环状，小坚果呈卵球形，黑褐色，花果期 7~9 月。

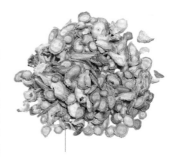

表面棕黄色或深黄色，有稀疏的疣状细根痕

采集方法： 春秋季采挖，将根挖出，除去茎苗、须根及泥土，晒至半干时撞去粗皮，晒至全干。置于通风干燥处保存。

生长特性： 生长于向阳的草地、山坡、林缘、路旁及荒地上。耐旱怕涝，地内积水或雨水过多时，会生长不良，严重者可导致烂根死亡。排水不畅的土地不适合种植，土壤最好是沙壤土，酸碱度以中性和微碱性为好，忌连作。

分布区域： 国内：黑龙江、吉林、辽宁、河北、河南、山东、四川、云南、山西、陕西、甘肃和内蒙古等地。国外：俄罗斯、朝鲜、日本等地。

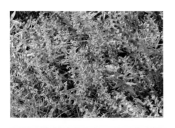

方剂举例

药方 取适量黄芩片
制法 用酒浸泡，晒干研制成末
用法 每次以茶或酒送服 5 克
功用 可改善头痛

| 科属：唇形科、黄芩属 | 采收时间：春秋季 | 性味：性寒，味苦 | 来源：植物黄芩的干燥根 |

仙人掌

别名：凤尾筋、龙舌、平虑草、老鸦舌、神仙掌、观音掌、霸王树

成品选鉴： 茎下部稍木质，近圆柱形，上部肉质，扁平，绿色，具节；叶肉质细小，披针形，先端尖细。

功效主治： 仙人掌具有活血止痛、消肿行气、解毒的功效，常用于咽喉肿痛、咳嗽肺热、痔血、痢疾、毒蛇咬伤、痈疽、血热、胃痛等症。

药用宜忌： 忌铁器；虚寒证及孕妇慎用；刺内毒汁易引起皮肤红肿、疼痛、瘙痒。

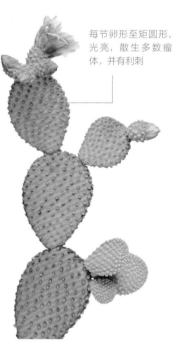

每节卵形至矩圆形，光亮，散生多数瘤体，并有利刺

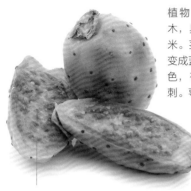

浆果倒卵球形，顶端凹陷，基部狭缩成柄状

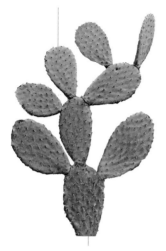

上部分枝近圆形，肉质，扁平绿色，边缘呈现不规则形状，无毛，有刺

下部近圆柱形，茎变成蓝绿色，茎节呈扁平状

植物形态： 丛生肉质灌木，具多节，植株高达3米。茎嫩时是鲜绿色，老了变成蓝绿色。花托倒卵形，绿色，有突出的小窠，小窠有刺。萼状花被片宽倒卵形至狭倒卵形，黄色；浆果多汁，呈倒卵球形，顶端凹陷，基部狭缩成柄状，表面光滑，紫红色。浆果每侧具突起的小窠，小窠具短毛、倒刺刚毛和钻形刺。种子大多呈扁圆形，无毛，淡黄色。花期6~10月。

采集方法： 栽培1年后，即可随用随采。

生长特性： 适合在中性、微碱性土壤生长，喜强烈光照，耐炎热、干旱、瘠薄，怕寒冷、水涝、酸性土壤。多生长于沙滩的空旷处，生命力顽强，管理粗放，向阳干燥的山坡上、路边，也很适于在家庭阳台上栽培。

分布区域： 西南、华南地区及浙江、江西、福建、广西、四川、贵州和云南等地。

古籍名医录：

《民间常用草药汇编》：为解热镇静剂。治喉痛，疗疔毒及烫伤，又治精神失常。外用治小儿急惊风。

《闽东本草》：能去瘀，解肠毒，健胃，止痛，滋补，舒筋活络，疗伤止血。治肠风痔漏下血，肺痈，胃痛，跌打损伤。

《中国药植图鉴》：外皮捣烂可敷火伤，急性乳腺炎，并治足胝。煎水服，可治痢疾。

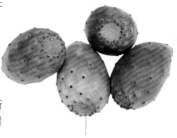

浆果每侧具突起的小窠，小窠具短毛、倒刺刚毛和钻形刺

方剂举例

药方　取60克鲜仙人掌
制法　捣碎绞汁，加蜂蜜调和
用法　早晚各1次，用开水送服
功用　可缓解肺热咳嗽

科属：仙人掌科、仙人掌属　采收时间：栽培1年后，即可随用随采　性味：性寒，味苦　来源：植物仙人掌的全株

黄连

别名：川连、鸡爪连

成品选鉴： 常弯曲，表面灰黄色或黄褐色，粗糙；质硬，断面不整齐，皮部橙红色或暗棕色，木部鲜黄色或橙黄色，呈放射状排列。气微，味极苦。以干燥、条细、节多、须根少、色黄者为佳品。

功效主治： 黄连具有清热燥湿、泻火解毒的功效，常用于血热、痢疾、湿热、呕吐吞酸、泻痢、黄疸、高热神昏、意识障碍、胸闷、多食易饥等症。外治湿疹、湿疮、耳道流脓。

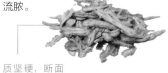

质坚硬，断面
不整齐，皮部橙红色或暗棕色

药用宜忌： 黄连大苦大寒，过服久服易伤脾胃，脾胃虚寒者忌用。胃虚呕恶、脾虚泄泻者均应慎服。**饮食禁忌：** 忌猪肉、冷水。

植物形态： 多年生草本。根状茎呈灰黄色或黄棕色，常分枝，密生须根。叶基生，有长柄；叶柄无毛。二歧或多歧聚伞花序，萼片黄绿色。种子长椭圆形，褐色。花期2~4月，果期3~6月。

采集方法： 秋季采挖，将采挖后的黄连除去根须、泥沙等杂质，干燥，撞去残留根须。置于通风干燥处保存。

生长特性： 喜冷凉、湿润、荫蔽弱光，忌高温、干旱。适宜在疏松肥沃，有丰富的腐殖质，土层深厚的微酸性土壤中生长。生长于海拔1 000~2 000米山地密林中或山谷阴凉处。不能受强烈阳光直射。

分布区域： 分布于湖北、湖南、四川、贵州和陕西等地。

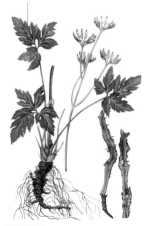

叶片偏革质，卵状三角形，羽状深裂

方剂举例

药方	取20克朱砂、25克黄连、12克生甘草
制法	一起研制成末，用少量水熬成汤后和面做成丸，蒸熟
用法	每次吃10丸
功用	可缓解心神烦乱

科属： 毛茛科、黄连属　　**采收时间：** 秋季　　**性味：** 性寒，味苦　　**来源：** 植物黄连的干燥根茎

黄柏

别名：黄檗、檗木、檗皮

成品选鉴： 微卷曲的丝或方块，表面黄褐色或黄棕色，切面鲜黄色，体轻，质脆，易折断，气微，味苦。

功效主治： 黄柏具有清热燥湿、泻火解毒的功效，常用于毒疮、湿疹、痢疾、黄疸、阴虚内热、四肢痿弱、小便异常、白带增多、眼疾、口舌生疮等症。

药用宜忌： 脾胃虚弱、无火者禁服。

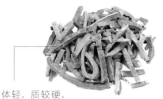

体轻，质较硬，
断面鲜黄色或黄绿色

植物形态： 落叶乔木，大树高达30米，树皮呈浅灰或灰褐色，内皮鲜黄色，味苦，质黏，小枝暗紫红色，无毛。枝条向上伸展或斜展，叶缘有细钝齿，上面绿色，背面浅绿色。圆锥状聚伞花序，顶生，萼片细小，花瓣黄绿色。浆果球形，成熟前肉质，呈蓝黑色，成熟后木质呈红褐色。种子卵圆形或近椭圆形，顶端微尖，灰褐色或紫褐色。花期5~6月，果期9~10月。

采集方法： 清明之后挑选晴天，用半环剥或环剥、砍树剥树皮等方法剥皮。反复摊开晾晒，直至晾干。放置在阴凉干燥处保存。

生长特性： 喜温暖湿润气候，耐寒、耐旱。适应性很强，在一般土壤中均可生长，但在土层深厚、湿润、通气良好的、含腐殖质丰富的中性或微酸性壤土生长良好。生长于山地杂木林中或山谷洪流附近。

分布区域： 国内：东北、华北，以及河南、安徽、宁夏等地。国外：

小叶薄纸质或纸质，卵状披针形或卵形

树皮薄，有厚木栓层，深沟状或不规则网状开裂

朝鲜、日本、俄罗斯，以及中亚、欧洲东部。

方剂举例

药方	取15枚栀子、50克炙甘草、100克黄柏
制法	用4升水一同煎煮取其1.5升，滤渣
用法	分两次温服
功用	可缓解伤寒

科属： 芸香科、黄檗属　　**采收时间：** 清明之后　　**性味：** 性寒，味苦　　**来源：** 植物黄檗的干燥树皮

龙胆

别名：胆草、水龙胆、山龙胆草、四叶草

成品选鉴：根茎呈不规则的块状；表面暗灰棕色或深棕色，上端有茎痕或残留茎基，周围和下端着生多数细长的根。根圆柱形，略扭曲；表面淡黄色或黄棕色，上部多有显著的横皱纹，下部较细，有纵皱纹及支根痕。质脆，易折断，断面略平坦，皮部黄白色或淡黄棕色，木部色较浅，呈点状环列。气微，味甚苦。

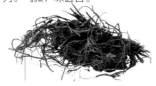

根茎呈不规则的块状，有皱纹，表面暗灰棕色或深棕色

功效主治：龙胆具有泻肝胆火、清热燥湿的功效，常用于咽喉肿痛、黄疸、痢疾、头晕目眩、毒疮脓肿、肝胆实火、下焦湿热、阴囊肿痛、惊风抽搐等症。

药用宜忌：脾胃虚寒及阴虚津伤者忌服。

植物形态：多年生草本，高30~60厘米。根茎平卧或直立，短，呈不规则块状，表面暗灰棕色或深棕色。叶对生，无柄。花多数，簇生茎顶和上部叶腋，花冠蓝紫色。花萼呈倒锥状筒形或宽筒形，蒴果内藏，长圆形。种子褐色，线形或纺锤形。花果期8~11月。

采集方法：春秋均可采收，以秋季10月中、下旬采挖的质量较好，除去茎叶，洗净，晒干。

生长特性：喜温暖湿润气候，喜肥，耐寒，耐旱。适应性很强，一般的土壤均可生长，但以土层深厚、肥沃的沙壤土生长良好。生长于海拔200~1700米的山坡草地、路边、河滩灌丛中及林下草甸。

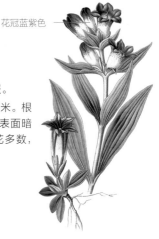

花冠蓝紫色

分布区域：全国大多数地区。

方剂举例

药方　用同等份的龙胆草、当归
制法　一同研制成末
用法　每次以温水送服 各10克
功用　可改善眼部流脓

科属：龙胆科、龙胆属	采收时间：春秋季	性味：性寒，味苦	来源：植物龙胆的干燥根和根茎

苦参

别名：苦骨、川参、凤凰爪、牛参

成品选鉴：根长圆柱形，下部常分枝，表面棕黄色至灰棕色，具纵皱纹及横生皮孔。质硬，不易折断，断面纤维性。切面黄白色，具放射状纹理。气微，味苦。以条匀、断面黄白、味极苦者为佳。

功效主治：苦参具清热燥湿、杀虫抗菌、利尿的功效，常用于痢疾、小便不畅、身体水肿、白带增多、阴部瘙痒、大便出血、皮肤病、黄疸、麻风等症。

药用宜忌：脾胃虚寒者禁服。反藜芦。

植物形态：落叶亚灌木。根呈长圆柱形，下部常分枝。总状花序顶生，花多，花冠蝶形，淡黄白色。荚果线形，稍四棱形，成熟后开裂成4瓣。种子球形，深红褐色或紫褐色。花期5~7月，果期7~9月。

采集方法：春秋挖取全株，除去杂质，用刀分割成单根，晒干或烘干。

生长特性：喜温暖湿润气候，喜肥，耐寒，耐旱。适应性很强，

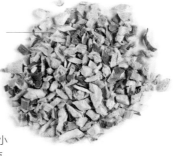

质硬，不易折断，折断面黄白色，具纤维性

一般的土壤均可生长，但以土层深厚、肥沃的沙壤土生长良好。生长于沙地或向阳山坡草丛中及溪沟边。

分布区域：全国大多数地区。

方剂举例

药方　取适量苦参
制法　炒焦研制成末，和水调制成丸
用法　每次以米汤送服
功用　可改善血痢

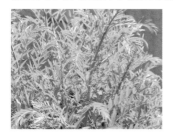

| 科属：豆科、槐属 | 采收时间：春秋季 | 性味：性寒，味苦 | 来源：植物苦参的干燥根 |

白鲜皮

别名：八股牛、山牡丹、羊鲜草

成品选鉴： 白鲜皮呈卷筒状，外表面灰白色或淡灰黄色，具细纵皱纹及细根痕；内表面类白色，有细纵纹。质脆，略呈层片状。有羊膻气，味微苦。

功效主治： 白鲜皮具有清热燥湿、祛风排毒的功效，常用于黄疸、关节胀痛、疥癣、风热湿毒等症。

质脆，折断时有粉尘飞扬，断面不平坦，略呈层片状

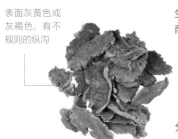

药用宜忌： 虚寒证者禁服。忌肾上腺素类药物、催产素。

植物形态： 多年生宿根草本，基部木质。茎直立，全株有香味。根斜生，肉质粗长，外表灰白色或淡黄白色。小叶对生，无柄。总状花序顶生，苞片狭披针形。蒴果成熟时沿腹缝线开裂为5个分果瓣，瓣的顶角短尖。种子阔卵形，光滑，黑色。花期4~5月，果期6月。

采集方法： 春秋挑选晴天采挖全株，去除须根及粗皮，洗净泥沙，趁鲜时纵向剖开，抽去木心，晒干。

生长特性： 喜温暖湿润气候，喜光照，耐严寒、干旱，不耐水涝。适应性很强，一般的土壤均可生长，但以土层深厚、肥沃的沙壤土生长良好。生长于向阳土坡及灌丛中。

分布区域： 全国大多数地区。

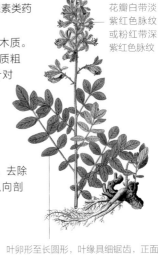

花瓣白带淡紫红色脉纹或粉红带深紫红色脉纹

叶卵形至长圆形，叶缘具细锯齿，正面深绿色，背面白绿色

方剂举例

药方 用等份的白鲜皮、茵陈蒿
制法 用水煎煮
用法 每日服用两次
功用 可缓解癫痫

| 科属：芸香科、白鲜属 | 采收时间：春秋季 | 性味：性寒，味苦 | 来源：植物白鲜的干燥根皮 |

玄参

别名：浙玄参、乌元参、黑参、元参

成品选鉴： 根类圆柱形，表面灰黄色或灰褐色，有不规则的纹路。质坚实，不易折断，断面黑色，微有光泽。闻起来像焦糖。

功效主治： 玄参具有清热凉血、滋阴降火、解毒散结的功效，常用于咽喉不适、毒疮脓肿、高热干渴、阴虚内热等症。

表面灰黄色或灰褐色，有不规则的纵沟

药用宜忌： 脾胃虚寒及食少便溏者禁服。反藜芦。

植物形态： 多年生高大草本。根肥大，支根多条，呈圆柱形，表皮灰黄色或灰褐色。叶多对生，有叶柄。大圆锥花序顶生或腋生，花褐紫色。蒴果卵圆形，深绿色或暗绿色。花期7~8月，果期8~9月。

采集方法： 冬季在茎叶枯萎时采收。选晴天，将全株挖出，去除泥沙，摘下块根晒半干后除去芦头和多余的须根，堆积起来，盖草压实，以免受冻。反复堆晒，直至晒干。

生长特性： 喜温暖湿润气候，喜光照，耐严寒、干旱。适应性很强，一般的土壤均可生长，但以土层深厚、肥沃疏松、含腐殖质较多、排水良好的沙壤土生长为宜。生长于向阳山坡林下。

分布区域： 全国大多数地区。

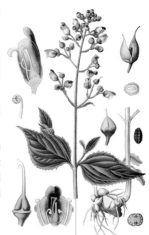

茎直立，四棱形，有沟纹，无毛或多少有白色卷毛，常分枝

方剂举例

药方 用玄参、天门冬、麦门冬各50克
制法 一同研制成末，加蜂蜜制成丸
用法 每次用棉布包裹1丸，含化咽津
功用 可缓解口舌生疮

| 科属：玄参科、玄参属 | 采收时间：冬季 | 性味：性微寒，味甘、苦、咸 | 来源：植物玄参的干燥根 |

生地黄

别名：生地、干生地

成品选鉴： 不规则类圆形厚片，表面棕黑色或乌黑色，中间隐现菊花新纹，周边灰黑色或棕灰色，皱缩，质柔软，坚实，气特异，味甘、苦。

功效主治： 生地黄具有清热凉血、养阴生津的功效，常用于毒疮脓肿、血热咳嗽、心神烦躁、大便出血、高热、身体肿痛等症。

药用宜忌： 便溏、脾虚有湿者慎服。

植物形态： 多年生直立草本，植株披灰白色长柔毛，根茎肥厚，肉质。叶基部渐狭成柄，边缘有不整齐锯齿状。总状花序顶生，花萼筒状，花冠紫红色，花梗细弱。蒴果卵形至长卵形，种子细小。花期4~5月，果期7~8月。

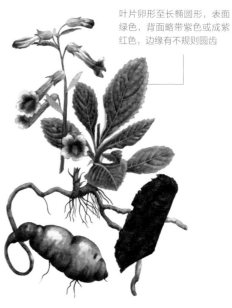

叶片卵形至长椭圆形，表面绿色，背面略带紫色或成紫红色，边缘有不规则圆齿

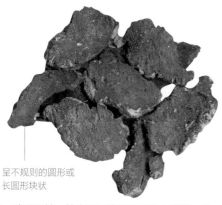

呈不规则的圆形或长圆形块状

古籍名医录：

《神农本草经》：治折跌绝筋，伤中，逐血痹，填骨髓，长肌肉，作汤除寒热积聚，除痹。生者尤良。

《本经逢原》：干地黄，内专凉血滋阴，外润皮肤荣泽，病人虚而有热者宜加用之。戴元礼曰，阴微阳盛，相火炽强，来乘阴位，日渐煎熬，阴虚火旺之症，宜生地黄以滋阴退阳。

采集方法： 秋季采挖，挖出后不洗即以干沙土埋藏，放干燥阴凉处，用时取出。

生长特性： 生地黄喜温暖、稍微有点湿润的气候，喜光，怕积水，耐干旱，忌连作。一般野生长于海拔50~1 100米的山坡、墙边及路旁荒地。栽培宜选择肥沃、排水良好的沙壤土。

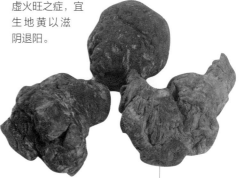

表面灰棕色或灰黑色，全体皱缩不平，具不规则的横曲纹

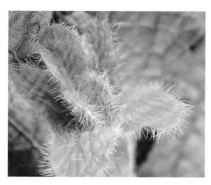

分布区域： 河北、河南、内蒙古、辽宁、黑龙江、吉林等地。

方剂举例

药方 取300毫升生地黄汁，5毫升上等的人参蜜

制法 和匀

用法 每次服用5毫升

功用 可缓解小儿热疾、高热不止、头痛干渴

科属： 玄参科、地黄属　**采收时间：** 秋季　**性味：** 性寒，味甘、苦　**来源：** 植物地黄的新鲜或干燥块根

牡丹皮

别名：牡丹根皮、粉丹皮、丹根

成品选鉴： 为中空的类圆形薄片，外表面灰褐色或黄褐色，栓皮脱落处呈粉红色，内表面淡灰黄色或浅棕色，常见发亮的晶点，质脆而硬，具粉性，有特殊香气，味微苦而涩。

功效主治： 牡丹皮具有清热凉血、活血化瘀的功效，常用于血热咳嗽、阴虚内热、闭经、痛经、跌打损伤、毒疮脓肿、风湿热病等症。

药用宜忌： 血虚有寒、孕妇及月经过多女性禁服。

植物形态： 顶生小叶上面深绿色，无毛，下面带点白色。花瓣 5 或为重瓣，玫瑰色、红紫色、粉红色至白色，倒卵形。花盘杯状。果实聚生，绿色卵圆形，有褐色的短毛。花期 4~5 月；果期 6~7 月。

花单生枝顶，花大色艳　　叶互生，无毛

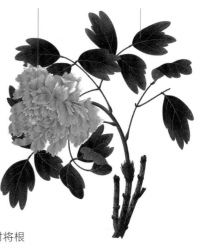

采集方法： 秋季地上部分枯萎时将根挖起，趁新鲜抽出木心，晒干。

生长特性： 喜温暖、凉爽、干燥、阳光充足的环境。耐寒，耐旱，耐弱碱，忌积水，怕热，怕烈日直射。

分布区域： 全国大多数地区。

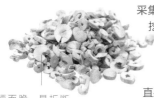

质硬而脆，易折断，断面较平坦，显粉性

方剂举例

药方　取 50 克犀角、400 克生地黄、100 克牡丹皮、150 克赤芍

制法　用 9 升水煎煮取其 3 升

用法　分 3 次服完

功用　可缓解伤寒、血热咳嗽、吐血

| 科属：芍药科、芍药属 | 采收时间：秋季 | 性味：性微寒，味辛、苦 | 来源：植物牡丹的干燥根皮 |

赤芍

别名：木芍药、赤芍药、红芍药、草芍药

成品选鉴： 近圆形或椭圆形的薄片，类白色或淡红棕色，片面平滑，有明显的环纹和放射状纹理，周边淡棕红色或类白色，有皱纹，质坚脆，气微，味微苦、微酸。

功效主治： 赤芍具有清热凉血、散瘀止痛的功效，常用于血热咳嗽、目赤肿痛、毒疮脓肿、跌打损伤、肠风下血等症。

药用宜忌： 血寒闭经者忌服。反藜芦。

植物形态： 多年生草本植物。根圆柱形，稍弯曲，粗大且多有分枝，表面棕褐色，粗糙。茎直立，无毛。叶片互生，纸质。花两性，顶生或腋生；苞片披针形；萼片卵形；花瓣倒卵形紫红色或粉红色。蓇葖，卵圆形，密生黄色绒毛，成熟的果实开裂后反卷，内面呈鲜红色。花期 5~6 月，果期 7~8 月。

采集方法： 春秋季采挖，除去根茎及泥沙等杂质，晾晒至半干时捆成小捆，晒至足干。置于通风干燥处保存。

生长特性： 喜温暖、凉爽、干燥、阳光充足的环境。耐寒，耐旱，耐弱碱，忌积水，怕热，怕烈日直射。适应性很强，一般的土壤均可生长。生长于海拔 1800~3700 米的山坡疏林或林边路旁。

分布区域： 全国大部分地区。

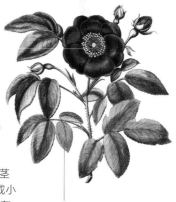

顶生小叶，倒卵形，顶端渐尖，全缘，上面深绿色，背面淡绿色，无毛

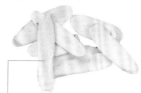

质硬而脆，易折断，断面粉白色或粉红色，木部放射状纹理明显

方剂举例

药方　取 10 克赤芍

制法　研制成末

用法　每次以热水送服

功用　可缓解衄血不止

| 科属：芍药科、芍药属 | 采收时间：春秋季 | 性味：性微寒，味苦 | 来源：植物赤芍或川赤芍的根 |

紫草

别名：硬紫草、大紫草、红条紫草

成品选鉴： 表面紫红色或紫褐色，皮部疏松易剥落。体轻，质松软，易折断，断面黄色或黄白色。气特异，味苦涩。以条粗长、肥大、色紫、皮厚、木心小者为佳。

功效主治： 紫草具有清热凉血、活血解毒、透疹消斑的功效，常用于透发麻疹不畅、烫伤、毒蛇咬伤、恶疮、血热、湿疹等症。

药用宜忌： 脾胃虚弱、大便滑泄者慎服。

植物形态： 多年生草本。根呈不规则的长圆柱形，富含紫色物质。聚伞花序总状，花萼裂片线形，花冠白色。小坚果卵球形，灰白色或带淡黄褐色，有光泽。花期 6~7，果期 8~9 月。

采集方法： 4~5 月或 9~10 月采收，连同地上部分一同挖出，除去残茎及泥土，切记不能水洗，将地上茎去掉，晒干或小火烘干。

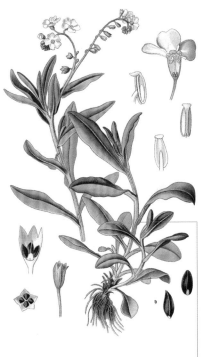

茎通常有多条，直立，上部有分枝，有贴伏和展开的短糙伏毛

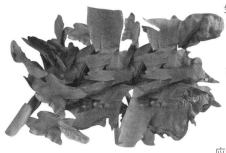

生长特性： 喜凉爽、湿润、阳光充足的环境。耐寒，耐半阴，耐干旱，忌积水，怕热，怕烈日直射。适应性很强，一般的土壤均可生长，适宜在地势高燥、排灌方便、土层深厚疏松、中等肥沃、富含腐殖质的中性或微酸性沙壤土中生长。多生长于山野草丛中、山地阳坡及山谷。

分布区域： 国内：东北，以及河北、河南、安徽、广西、贵州和江苏等地。国外：朝鲜、日本等地。

古籍名医录：

《本草经疏》：紫草为凉血之要药，故主心腹邪热之气。五疸者，湿热在脾胃所成，去湿除热利窍，其疸自愈。邪热在内，能损中气，邪热散即能补中益气矣。苦寒性滑，故利九窍而通利水道也。腹肿胀满痛者，湿热瘀滞于脾胃，则中焦受邪而为是病，湿热解而从小便出，则前证自除也。合膏药疗小儿痘疮及面，皆凉血之效也。

《本草求原》：紫草，痘疹隐隐，欲出未出，色赤干枯，及已出而便闭、色紫黑者宜之，痘夹黑疔亦宜。若痘已齐布红活，二便通调，则改用紫草茸，于血热未清，用以活血而寓升发之义也。若红活，二便滑，及白陷者，忌之。至灰滞而便滑，则又宜虫部之紫草茸，宜参观之。

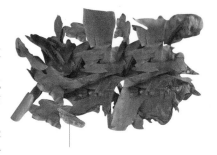

体轻，质松软，易折断

紫红色或紫褐色，皮部疏松，呈条形片状，易剥落

方剂举例

药方　用等份的钩藤钩子、紫草茸
制法　一同研制成末
用法　每次以温酒送服 5 克
功用　可改善斑疹

　科属：紫草科、紫草属　采收时间：4~5 月或 9~10 月　性味：性寒，味甘、咸　来源：植物紫草的干燥根

岗梅根

别名：槽楼星、金包银、土甘草、天星根、山梅根、乌皮柴、西解柴

成品选鉴：根略呈圆柱形，稍弯曲，有分枝；长30~50厘米，直径1.5~3厘米。表面灰黄色至灰褐色，有纵皱纹及须根痕。质坚硬，不易折断。气微，味先苦后甘。商品为近圆形片或段，皮部较薄，木部较宽广，浅黄色，可见放射状纹理及多数不规则环纹。

功效主治：岗梅根具有清热解毒、活血散结的功效，常用于头痛、

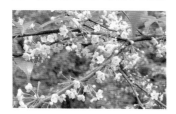

眩晕、发热、肺热、咽喉不适、痔疮、毒疮脓肿、泄泻等症。

药用宜忌：脾胃虚寒者及孕妇慎用。

植物形态：落叶灌木；根略呈圆柱形，表面灰黄色至灰褐色，有纵皱纹及须根痕。叶互生，簇生枝顶。花萼圆形，啮蚀状具缘毛；花冠白色。果球形，熟时黑紫色，具纵条纹及沟。花期4~5月，果期7~8月。

采集方法：秋季挑选晴天，采挖根部，洗去泥土，晒干，置于通风干燥处。

生长特性：喜凉爽、湿润、阳光充足的环境。耐寒，耐半阴，耐干旱，忌积水，怕热，怕烈日直射。适应性很强，一般的土壤均可生长，适宜在地势高燥、排灌方便、土层深厚、疏松肥沃、富

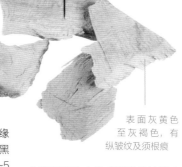

表面灰黄色至灰褐色，有纵皱纹及须根痕

含腐殖质的中性或微酸性沙壤土中生长。生长于山野草丛中、山地阳坡及山谷。

分布区域：全国大部分地区。

方剂举例

药方	用各适量的鲜岗梅根、蜂蜜
制法	捣烂成浆，用纱布包好
用法	含化咽津
功用	可缓解扁桃体炎、咽喉炎

科属：冬青科、冬青属	采收时间：秋季	性味：性寒，味苦、甘	来源：植物梅叶冬青的根

水牛角

别名：沙牛角、牛角尖

成品选鉴：呈稍扁平而弯曲的锥形，长短不一。表面棕黑色或灰黑色，一侧有数条横向的沟槽，另一侧有密集的横向凹陷条纹。上部渐尖，有纵纹，基部略呈三角形，中空。角质，坚硬。气微腥，味淡。

功效主治：水牛角具有清热解毒、凉血定惊的功效，常用于感冒头痛、血热咳嗽、惊风、咽喉不适、

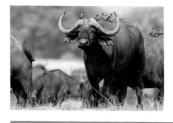

恶疮、斑疹、发热等症。

药用宜忌：中虚胃寒者慎服。大量服用，常有上腹部不适、恶心、腹胀、食欲不振等反应。

动物形态：属哺乳纲偶蹄目牛科。水牛体形高大，体格健壮，皮厚、汗腺极不发达，热时需要浸在水里散热，能在泥浆中行走自如。

采集方法：取角后，水煮，除去角塞，干燥。

生长特性：水牛群居或独居，生性暴躁、易怒，受威胁时，会低下头，以角相向。水牛在早上和傍晚进食，主要食物是草、叶子和水生植物的嫩枝叶。

分布区域：华南、华东地区。

古籍名医录：

《名医别录》：疗时气寒热头痛。

《日华子本草》：煎，治热毒风并壮热。

《本草纲目》：治淋，破血。

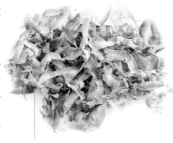

不规则碎块，淡灰白色或灰黄色

方剂举例

药方	取适量水牛角、羊角及蹄甲，洗净后放入密闭容器里焚烧炭化
制法	研制成粉状，过滤
用法	内出血者每日3次，每次2克口服；外出血者可直接敷于患处
功用	可治出血

科属：牛科、水牛属	采收时间：全年	性味：性寒，味苦	来源：动物水牛的角

白薇

别名：山烟根子、白马尾、老君须

成品选鉴： 根茎粗壮短，有结节，多弯曲。上面有圆形的茎痕，下面及两侧簇生多数细长的根。根长 10~25 厘米。表面棕黄色。质脆，易折断。断面皮部黄白色，木部黄色。气微，味微苦。

功效主治： 白薇具有清热解毒、解毒疗疮、利水通尿的功效，常用于阴虚内热、毒疮脓肿、毒蛇咬伤、温邪发热等症。

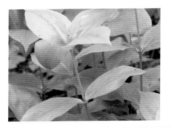

药用宜忌： 血热相宜，血虚则忌。

植物形态： 直立多年生草本。根粗壮短，须状，有结节，多弯曲，有香气。叶对生，伞形状聚伞花序，花深紫色。花萼外面有绒毛，花冠辐状，蓇葖单生，向端部渐尖，基部钝形，中间膨大。种子扁平，种毛白色。花期 5~7 月，果期 6~8 月。

采集方法： 春秋季均可采收，以秋季采收为佳；挑选晴天采掘后，除去地上部分，洗净泥沙，晒干。放置在干燥阴凉处保存。

生长特性： 喜光照、温暖湿润、阳光充足的环境，耐盐碱、耐肥、耐旱、怕水渍。适应性很强，一般的土壤均可生长，适宜在排水良好、肥沃、土层深厚、富含腐殖质的沙壤土中生长。生长于山坡或树林边缘。

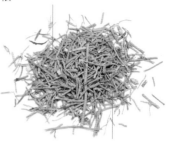

表面棕黄色，质脆，易折断，断面白色，木部黄色

根茎粗壮短，有结节，多弯曲，簇生多数细长的根

分布区域： 国内：全国大部分地区。国外：朝鲜和日本等地。

方剂举例

药方	取白薇、萆草果实各15克，20克地骨皮
制法	一同放入砂锅用适量清水煎煮
用法	滤渣取汁服用
功用	可辅助治疗肺结核

科属：夹竹桃科、白前属	采收时间：春秋季	性味：性寒，味苦、咸	来源：植物白薇的干燥根及根茎

地骨皮

别名：枸杞皮、狗奶子根、杞根、地节、红月坠根

成品选鉴： 根皮呈筒状或槽状，长 3~10 厘米，宽 0.5~1.5 厘米，厚 0.1~0.3 厘米。外表面灰黄色至棕黄色，粗糙，有不规则纵裂纹，易鳞片状剥落。内表面黄白色至灰黄色，较平坦，有细纵纹。体轻，质脆，易折断，断面不平坦，外层黄棕色，内层灰白色。气微，味微甘而后苦。

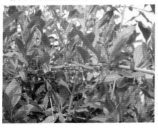

功效主治： 地骨皮具有清肺降火、凉血除蒸的功效，常用于阴虚内热、小儿疳积、肺热、血热咳喘、干渴等症。

药用宜忌： 脾胃虚寒者慎服。

植物形态： 叶互生，纸质或栽培者质稍厚，花生于叶腋或长枝上单生，在短枝上则同叶簇生；花梗向顶端越来越粗，花萼钟状；花冠漏斗状，淡紫色。浆果长圆形，橘红色或黑色，卵状。种子肾脏型，黄色。花果期6~11月。

采集方法： 早春、晚秋采挖根部，剥取皮，晒干，置于通风干燥处，防潮、防虫蛀。

生长特性： 喜光照、温暖湿润、阳光充足的环境，耐盐碱、耐肥、耐旱、怕水渍。适应性很强，一般的土壤均可生长，适宜在肥沃、排水良好的中性或微酸性沙壤土中生长。生长于山坡、荒地、丘陵地、盐碱地、路旁及村边宅旁。

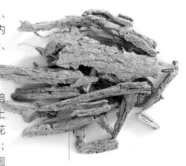

表面灰黄色至棕黄色，有不规则纵裂纹，易成鳞片状剥落

分布区域： 全国大部分地区。

方剂举例

药方	用地骨皮、桑白皮（炒制）各50克，5克炙甘草
制法	一同研制成末，加入适量粳米，用2升水熬煮至1.5升
用法	于饭前服用
功用	可缓解肺热咳嗽

科属：茄科、枸杞属	采收时间：春秋季	性味：性寒，味甘	来源：植物枸杞的干燥根皮

银柴胡

别名：银胡、银夏柴胡、牛肚根、白根子、土参

成品选鉴：表面浅棕黄色至浅棕色，有扭曲的纵皱纹及支根痕，多具孔穴状或盘状凹陷，习称"沙眼"，从沙眼处折断可见棕色裂隙中有细沙散出。根头部略膨大，有密集的呈疣状突起的芽苞、茎或根茎的残基，习称"珍珠盘"。质硬而脆，易折断，断面不平坦，较疏松，有裂隙，皮部甚薄，木部有黄、白色相间的放射状纹理。气微，味甘。

功效主治：银柴胡具有除疳热、清虚热的功效，常用于小儿疳积、阴虚内热、痢疾等症。

药用宜忌：外感风寒、血虚无热者慎服。

植物形态：多年生草本，全株扁球形，有腺毛。根粗壮，呈类圆柱形，偶有分枝。聚伞花序顶生，多花；花梗细，被柔毛；花瓣白色。蒴果近球形，成熟时6齿裂。种子椭圆形，褐黑色，微扁。花期6~7月，果期8~9月。

采集方法：春夏间或秋后采收，挖出根茎，除去茎叶、须根，洗净泥沙，摊晾晒，晒干，置于通风干燥处保存。

生长特性：喜阳光充足的环境，耐严寒，忌水浸、耐干旱。适应性很强，一般的土壤均可生长，适宜在排水良好、肥沃、土层深厚、富含腐殖质的沙壤土中生长。生长于干旱少雨的荒漠、半荒漠草原区。

分布区域：国内：河北、内蒙古、陕西、甘肃和宁夏等地。国外：蒙古、俄罗斯等地。

古籍名医录：

《本经逢原》：银柴胡，其性味与石斛不甚相远。不独清热，兼能凉血。《和剂局方》治上下诸血龙脑鸡苏丸中用之。凡人虚劳方中，惟银州者为宜，若用北柴胡，升动虚阳、发热喘嗽，愈无宁宇，可不辨而混用乎！按柴胡条下，《本经》推陈致新，明目益精，皆指银夏者而言。非北柴胡所能也。

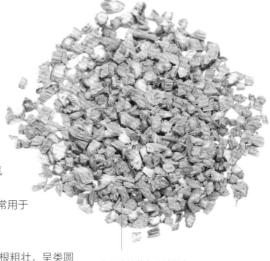

表面浅棕黄色至浅棕色，
有扭曲的纵皱纹

《本草便读》：银柴胡，无解表之性。从来注《本草》者，皆言其能治小儿腑热，大人痨热，大抵有入肝胆凉血之功。

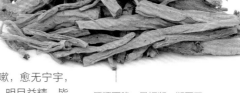

质硬而脆，易折断，断面不平坦，较疏松，有裂隙

《本草求原》：清肺、胃、脾、肾热，兼能凉血。洽五脏虚损，肌肤劳热，骨蒸烦痛；湿痹拘挛。

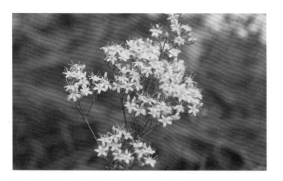

方剂举例

药方　取7.5克银柴胡，2.5克甘草，胡黄连、秦艽、鳖甲（醋炙）、地骨皮、青蒿、知母各5克

制法　一同用水煎

用法　随时服用

功用　可改善阴虚内热

科属：石竹科、繁缕属　采收时间：春夏间或秋季　性味：性微寒，味甘　来源：植物银柴胡的干燥根

胡黄连

别名：胡连、假黄连、割孤露泽

成品选鉴：表面灰棕色至暗棕色，粗糙，有较密的环状节，具稍隆起的芽痕或根痕，上端密被暗棕色鳞片状的叶柄残基。体轻，质硬而脆，易折断，断面略平坦，淡棕色至暗棕色，木部有4~10个类白色点状维管束排列成环。气微，味极苦。

功效主治：胡黄连具有退虚热、清虚火、除疳热等功效，常用于阴虚内热、小儿疳热、痢疾、血热咳嗽、毒疮脓肿、黄疸、吐血、恶疮等症。

药用宜忌：脾胃虚弱者慎服。

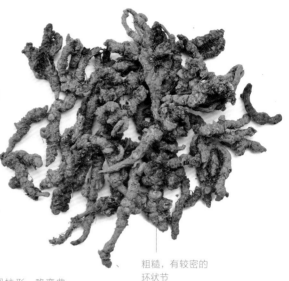

粗糙，有较密的环状节

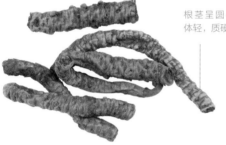

根茎呈圆柱形，略弯曲，体轻，质硬而脆，易折断

植物形态：多年生草本。根茎呈圆柱形，略弯曲，稍带木质，表面灰棕色，节间紧密。花苞片长圆形或披针形；萼片披针形，有缘毛；花冠短于花萼，暗紫色或浅蓝色。蒴果卵圆形，侧面稍有槽，主要室间开裂。种子长圆形，有光泽。花期6~8月，果期8~9月。

采集方法：8~10月地上部分枯萎时采挖，除去多余根须及泥沙等杂质，清洗干净，晒干，置于通风干燥处。

生长特性：喜凉爽湿润，耐严寒，忌水浸、耐干旱，适合在高海拔地段栽培。适应性很强，一般的土壤均可生长，适宜在排水良好、肥沃、土层深厚的棕壤土或暗棕壤土中生长。地势低洼处、地下水位高的地方、保肥性差的沙土不宜栽培。

分布区域：国内：四川、云南、西藏等地。国外：主产于印度。

古籍名医录：

《药品化义》：胡黄连，独入血分而清热。丹溪云，骨蒸发热，皆积所成。此能凉血益阴，其功独胜，若夜则发热，昼则明了，是热在血分，以此佐芎、归为二连汤，除热神妙。

表面灰棕色至暗棕色

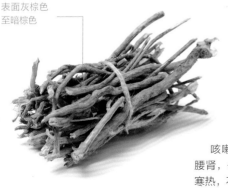

《开宝本草》：主久痢成疳，伤寒咳嗽，温疟，骨热，理腰肾，去阴汗，小儿惊痫，寒热，不下食，霍乱下痢。

方剂举例

药方	取适量胡黄连
制法	与猪胰一同煎煮
用法	连服数日
功用	可治杨梅疮毒

科属：玄参科、胡黄连属　　采收时间：8~10月　　性味：性寒，味苦　　来源：植物胡黄连的干燥根茎

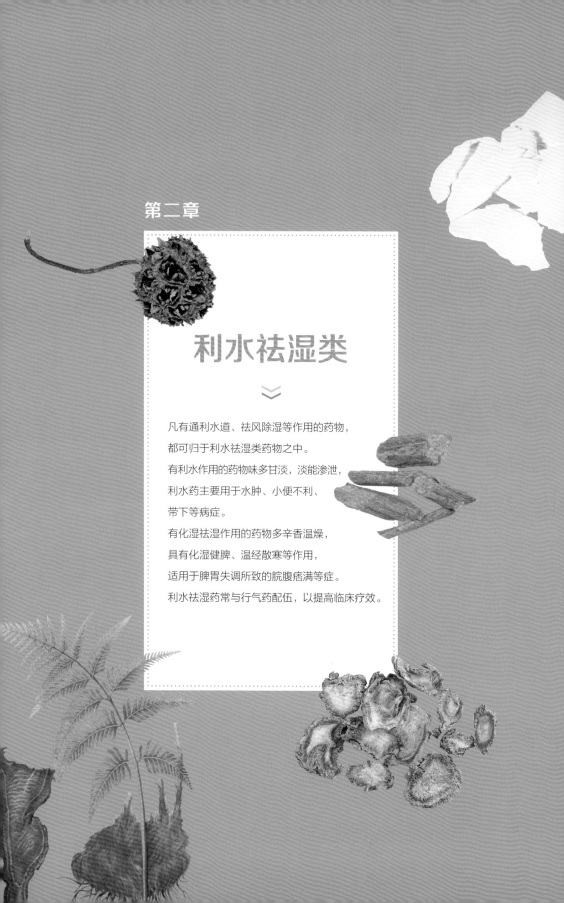

第二章

利水祛湿类

凡有通利水道、祛风除湿等作用的药物，
都可归于利水祛湿类药物之中。
有利水作用的药物味多甘淡，淡能渗泄，
利水药主要用于水肿、小便不利、
带下等病症。
有化湿祛湿作用的药物多辛香温燥，
具有化湿健脾、温经散寒等作用，
适用于脾胃失调所致的脘腹痞满等症。
利水祛湿药常与行气药配伍，以提高临床疗效。

独活

别名：胡王使者、独摇草、独滑、巴东独活

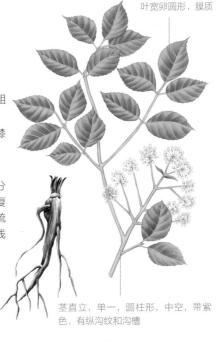

叶宽卵圆形，膜质

成品选鉴： 表面粗糙，灰棕色，具不规则纵皱纹及横裂纹；质坚硬，断面灰黄白色。香气特异，味苦辛，微麻舌，以条粗壮、油润、香气浓者为佳。

功效主治： 独活具有祛风除湿、通痹止痛的功效，常用于腰酸膝痛、痉挛、风寒湿痹等症。

药用宜忌： 阴虚血燥者慎服。

植物形态： 多年生高大草本。根头基主根粗短，呈圆柱形，有分枝，棕褐色，有特殊香气。叶宽卵形，膜质，被稀疏的刺毛。复伞形花序顶生和侧生，花序梗近于光滑，花柄细长，总苞有稀疏的柔毛，萼齿不显，花瓣白色。果实椭圆形，背棱和中棱丝线状，侧棱有翅，棕色。花期8~9月，果期9~10月。

茎直立，单一，圆柱形，中空，带紫色，有纵沟纹和沟槽

采集方法： 春初、秋末挑选晴天挖去根部，除去茎叶、须根，洗净泥沙，摊开晾晒，晒干放置在阴凉干燥处保存。以条粗壮、油润、香气浓者为佳。

生长特性： 喜温暖湿润气候，耐严寒，忌水浸、耐干旱。适应性很强，一般的土壤均可生长，适宜在排水良好、肥沃、土层深厚的沙壤土中生长。生长于山坡阴湿的灌丛林下。

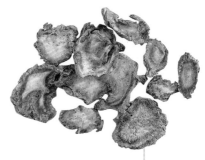

根头部膨大，圆锥状，多横皱纹

分布区域： 四川、安徽、湖北等地。

古籍名医录：

《汤液本草》：独活，治足少阴伏风，而不治太阳，故两足寒湿，浑不能动止，非此不能治。

《本草汇言》：独活，善行血分，祛风行湿散寒之药也。凡病风之证，如头项不能俯仰，腰膝不能屈伸，或痹痛难行，麻木不用，皆风与寒之所致，暑与湿之所伤也；必用独活之苦辛而温，活动气血，祛散寒邪，故《本草》言能散脚气，化奔豚，疗疝瘕，消痈肿，治贼风百节攻痛，定少阴寒郁头疼，意在此矣。

表面灰棕色或黄棕色，有纵皱纹、横长皮孔及稍突起的细根痕

《药品化义》：独活，能宣通气道，自顶至膝，以散肾经伏风，凡颈项难舒，臀腿疼痛，两足痿痹，不能动移，非此莫能效也。能治风，风则胜湿，专疏湿气，若腰背酸重，四肢挛痿，肌黄作块，称为良剂。又佐血药，活血舒筋，殊为神妙。

方剂举例

药方 附子、独活各250克
制法 以10升酒浸泡3天
用法 每次取100毫升服用
功用 可改善风毒、痹满上气

质坚硬，断面皮部灰白色，有多数散在的棕色油室，木部灰黄色至黄棕色

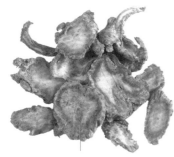

科属：伞形科、当归属　采收时间：春初、秋末　性味：性微温，味苦、辛　来源：植物重齿毛当归的干燥根

松节

别名：黄松木节、油松节

成品选鉴： 质硬，不易折断。呈不规则的块状或片状，干燥，大小粗细不一，外表呈黄棕色。横切面较粗糙，多呈刺状，中心部位呈淡棕色，边缘部分呈油润的深棕色。味微苦，以个头大，棕红色，油性足为佳。

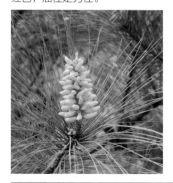

功效主治： 松节具有祛风除湿、通络止痛的功效，常用于鹤膝风、跌打血瘀、痉挛、历节风痛等症。

药用宜忌： 阴虚血燥者慎服。

植物形态： 树皮呈红褐色，底部呈现灰褐色，裂成不规则块片；针叶，细柔，球果卵圆形或卵状圆锥形，下垂，成熟前是绿色，成熟时是栗褐色，陆续脱落；鳞盾菱形，有点隆起或平整，微具横脊，鳞脐无刺，微凹；叶边缘有刺毛状锯齿。花期4~5月，球果期第二年10~12月。

采集方法： 多于采伐时或木器厂加工时锯取，经过选择整修，晒干或阴干。

生长特性： 喜阳，喜光，喜温。根系发达，主根非常明显，有根菌。对土壤要求不高，尤以微酸性土壤适宜生长，但怕水涝，在石砾土、沙土、山脊和阳坡的冲刷薄地上以及陡峭的石山岩缝里

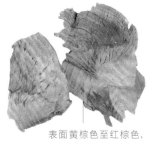

表面黄棕色至红棕色，断面纹理直或斜

都能生长，生长于海拔1500米以下山地。

分布区域： 全国大部分地区。

方剂举例

药方	取750克松节、75克蘑菇、50克红花
制法	一同用5升水煎煮至2.5升，去渣加入2.5升白酒
用法	每日两次，每次服用20毫升
功用	可缓解大骨节病

科属： 松科、松属　**采收时间：** 全年　**性味：** 性温，味苦、辛　**来源：** 植物马尾松、油松、赤松等枝干的结节

丁公藤

别名：麻辣子

成品选鉴： 丁公藤多为斜切的段或片。外皮灰黄色、灰褐色或浅棕褐色，稍粗糙，有沟槽及不规则纵裂纹或龟裂纹，皮孔点状或疣状，黄白色。老的栓皮呈薄片剥落。质坚硬，纤维较多，不易折断。切片椭圆形，黄褐色或浅黄棕色，异型维管束呈花朵状或块状，木质部导管呈点状。无臭，味淡。

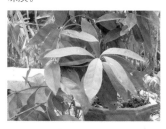

功效主治： 丁公藤具有祛风除湿、消肿止痛的功效，常用于坐骨神经痛、跌打损伤、风湿关节炎、半身不遂等症。

药用宜忌： 虚弱者慎用，孕妇忌服。

植物形态： 高大木质藤本。聚伞花序腋生和顶生，花序轴、花序梗被淡褐色柔毛，毛不分叉，浆果卵状椭圆形。花冠白色，小裂片长圆形，全缘或浅波状，无齿；雄蕊不等长，花丝长可至1.5毫米，花药与花丝近等长，顶端渐尖，花丝之间有鳞片。

采集方法： 全年都可采收，采集后洗净，切段，隔水蒸2~4小时后，晒干备用。

生长特性： 喜温暖湿润的气候，耐旱，耐严寒，耐阴，忌水涝。适应能力强，在一般土壤中也能生长，以质地疏松、排水良好、肥沃、土层深厚、富含腐殖质的

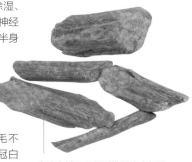

有浅沟槽及不规则纵裂纹或龟裂纹，皮孔点状或疣状

酸性壤土为宜。生长于山谷湿润密林中或路旁灌丛中。

分布区域： 广东中部及沿海岛屿、海南等地。

方剂举例

药方	取适量丁公藤
制法	配制酒剂
用法	内服或外搽
功用	可缓解风湿骨痛及神经痛

科属： 旋花科、丁公藤属　**采收时间：** 全年　**性味：** 性温，味辛　**来源：** 植物丁公藤的干燥藤茎

两面针

别名：上山虎、下山虎、金椒、两边针、鸟不踏、入地金牛

成品选鉴： 两面针为不规则块片或短段。表面淡棕黄色或淡黄色，有鲜黄色或黄褐色类圆形皮孔。切断面较光滑，皮部淡棕色，木部淡黄色，可见同心性环纹及密集的小孔。质坚硬。气微香，味辛辣，麻舌且苦。

功效主治： 两面针具有祛风散寒、

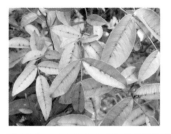

活血散结、止痛舒筋的功效，常用于淋巴结核、跌打肿痛、水火烫伤、胃痛、齿痛、咽喉肿痛、风湿骨痛等症。

药用宜忌： 两面针有小毒，不能过量服用，忌与酸味食物同服。孕妇禁服。

植物形态： 木质藤本，茎棕褐色，有皮孔。根的外皮呈棕黄色。叶互生，小叶对生，伞房状花序腋生；花苞片小，种子卵圆形，黑色光亮，味麻辣。花期3~4月，果期9~10月。

采集方法： 全年均可采集，采挖根茎，除去茎叶、须根，洗净泥沙，浸泡，切片或段，晒干。放置在干燥阴凉处保存。

生长特性： 喜温暖湿润的气候，耐旱、耐严寒、耐阴，忌水涝。适应性能力好，在一般土壤中也能生长，以质地疏松、排水良好、

断面较光滑，木部淡黄色

外皮淡棕色，凸凹不平

肥沃、土层深厚、富含腐殖质的酸性壤土为宜。野生于较干燥的山坡灌木丛中或疏林中。

分布区域： 广东、广西、云南、海南和湖南等地。

方剂举例

药方	取10克两面针根
制法	用100毫升水煎煮
用法	去渣，敷于患处
功用	可改善毒攻手足

科属：芸香科、花椒属	采收时间：全年	性味：性平，味苦、辛	来源：植物两面针的根或枝叶

威灵仙

别名：百条根、老虎须、铁扫帚、黑骨头

成品选鉴： 威灵仙根茎横长，呈圆柱状，两侧及下方着生多数细根；表面淡棕黄色至棕褐色，皮部常脱裂而呈纤维状，节隆起，顶端常残留木质茎基；质较坚韧，断面纤维性。根细长圆柱形稍扭曲；表面棕褐色或黑褐色，有细纵纹；质硬脆，易折断，木部淡黄色。气微，味微苦、咸。

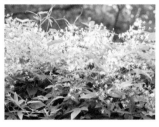

功效主治： 威灵仙具有祛风湿、通经络、止痛的功效，常用于疟疾、咽喉肿痛、脚气、腰酸膝冷等症。

药用宜忌： 气血虚弱者慎服。

植物形态： 多年生木质藤本。干后全株变黑色。茎、小枝无毛或疏生短柔毛。小叶片纸质，两面近无毛，或疏生短柔毛。圆锥状聚伞花序腋生或顶生，多花，萼片白色。花期6~9月，果期8~11月。

采集方法： 栽后2年，每年秋冬两季挑选晴天，挖取根部，除去茎叶，洗净泥土，切段后晒干。放置在阴凉干燥处保存。

生长特性： 喜凉爽、荫蔽气候，耐严寒、耐湿、耐干旱。适应性很强，一般的土壤均可生长，适宜在排水良好、肥沃、土层深厚、富含腐殖质的山地棕壤土或沙壤

表面淡棕黄色至棕褐色，有节隆起，质坚韧

土中生长。野生于山谷、山坡、林边或灌木丛中。

分布区域： 江苏、安徽、浙江等地。

方剂举例

药方	取250克威灵仙、200克生川乌头、200克五灵脂
制法	一同研制成末，以醋调和制成丸
用法	每次以盐开水送服7丸
功用	可改善手足麻痹，缓解瘫痪

科属：毛茛科、铁线莲属	采收时间：秋冬季	性味：性温，味辛、咸	来源：植物威灵仙的干燥根及根茎

路路通

别名：枫实、枫香果、九孔子

成品选鉴：路路通由多数小蒴果集合而成，呈球形，直径 2~3 厘米。基部有总果梗。表面灰棕色或棕褐色，有多数尖刺及喙状小钝刺，长 0.5~1 毫米，常折断，小蒴果顶部开裂，呈蜂窝状小孔。体轻，质硬，不易破开。气微，味淡。

功效主治：路路通具有祛风通络、利水通经的功效，常用于闭经、身体水肿、腹胀、痔疮、乳少、疥癣、手足拘挛、四肢疼痛、风湿痛等症。

药用宜忌：凡月经过多者及孕妇忌用。

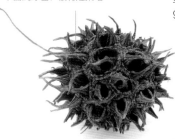

上面绿色，干后灰绿色，下面浅绿色，被有短柔毛

植物形态：落叶乔木，树皮灰褐色，粗糙，方块状剥落。叶互生；单性，雌雄同株；雄性短穗状花序，淡黄绿色；雌性头状花序，偶有皮孔，无腺体。复果圆球形，木质。蒴果长椭圆形，下半部藏于花序轴内。种子褐色，多角形或有窄翅。花期 3~4 月，果期 9~10 月。

生长特性：喜温暖湿润气候，喜阳光，耐严寒，耐湿、耐干旱。适应性很强，一般的土壤均可生长，适宜在排水良好、肥沃、土层深厚、富含腐殖质的山地棕壤土或沙壤土中生长。生长于湿润及土壤肥沃的平地、村落附近，及低山的次生林。

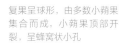

复果呈球形，由多数小蒴果集合而成，小蒴果顶部开裂，呈蜂窝状小孔

古籍名医录：
《本草纲目拾遗》：枫果，树似白杨，内圆如蜂窝，即路路通。其性大能通行十二经穴，故《救生苦海》治水肿胀用之，以其能搜逐伏水也……辟瘴却瘟，明目，除湿，舒筋络拘挛，周身痹痛，手脚及腰痛，焚之嗅其烟气皆愈。
《现代实用中药》：烧灰外用于皮肤湿癣、痔漏等，有收敛、消炎、消毒作用。

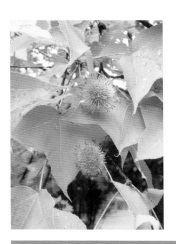

采集方法：冬季果实成熟后，挑选晴天进行采收，除去杂质，晒干或放在通风处晾干。放置在阴凉干燥处保存。

分布区域：国内：全国大部分地区。国外：越南北部、老挝及朝鲜南部等地。

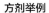

表面灰棕色或棕褐色，有多数尖刺及喙状小钝刺

方剂举例

药方　取 0.25 克白矾、10 克路路通
制法　一同研制成末，以香油调和
用法　涂于患处
功用　可改善疥癣

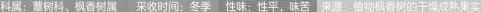

科属：蕈树科、枫香树属　　采收时间：冬季　　性味：性平，味苦　　来源：植物枫香树的干燥成熟果实

海桐皮

别名：钉桐皮、鼓桐皮、丁皮、刺桐皮、刺通、接骨药

成品选鉴：干燥树皮或根皮，呈半筒状或板片状，外表灰棕色或灰黑色，有稀疏纵裂纹及较密的黄色皮孔，边缘不整齐，微突起或平钝；皮上有大形钉刺，刺尖有时被磨去，可以剥落；基部圆形或长圆形而纵向延长；内表面黄棕色或红棕色，平滑，有细纵纹。质硬而韧，易纵裂，不易横断。断面黄白色或淡黄色，富纤维性。气微香，味苦、辛。以皮张大、钉刺多者为佳。

功效主治：海桐皮具有祛风湿、通络止痛、杀虫止痒的功效，常用于齿痛、风湿骨痛、痢疾、疥癣等症。

药用宜忌：血虚者不宜服，腰痛非风湿者不宜用。

树皮灰褐色

枝有短圆锥形的黑色直刺

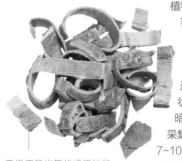

植物形态：大乔木。叶互生，常密集枝端；托叶披针形，早落；总状花序顶生，总花梗木质，粗壮，具短绒毛；花萼佛焰苞状，萼口偏斜，一边开裂；花冠红色。荚果串珠状，黑色，肥厚。种子肾形，暗红色。花期3月，果期8月。

采集方法：栽后8年左右，每年7~10月挑选晴天。剥取树皮，刮去灰垢，摊开晾晒，晒干，放置在阴凉干燥处保存。

干燥皮呈半筒状或板片状，灰棕色或灰黑色

生长特性：喜温暖湿润气候，不耐严寒，耐湿、耐干旱。适应性很强，一般的土壤均可生长，适宜在排水良好、肥沃、土层深厚的沙壤土中生长。生长在山坡阴湿的灌丛林下。

古籍名医录：

《本草求真》：海桐皮，能人肝经血分，往风除湿，及行经络，以达病所。用者须审病自外至则可。若风自内成，未可妄用，须随症酌治可耳。

《海药本草》：主腰脚不遂，顽痹腿膝疼痛，霍乱，赤白泻痢，血痢，疥癣。

《开宝本草》：主霍乱中恶，赤白久痢，除首围、疥癣。牙齿虫痛，并煮服及含之。水浸洗目，除肤赤。

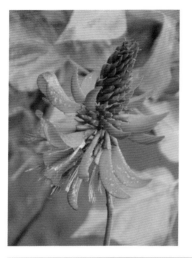

分布区域：国内：广西、云南、福建和湖北等地。国外：澳大利亚、孟加拉国、越南、新加坡等地。

方剂举例

药方　海桐皮、防风、羌活、筒桂、赤茯苓、熟地黄、槟榔各50克，羚羊角屑、薏苡仁各100克

制法　一同研制成末

用法　每次取15克药末与适量水、5片生姜同煮，除渣服用

功用　可缓解风湿骨痛、四肢酸胀

科属：豆科、刺桐属　　采收时间：7~10月　　性味：性平，味苦、辛　　来源：植物刺桐的树皮或根皮

九里香

别名：千里香、五里香、七里香

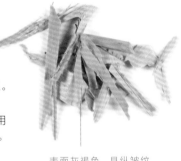

表面灰褐色，具纵皱纹，断面不平坦

成品选鉴： 表面灰褐色，具纵皱纹。质坚韧，不易折断，断面不平坦。气香，味苦、辛，有麻舌感。

功效主治： 九里香具有活血散瘀、祛风除湿、化气止痛的功效，常用于跌打损伤、齿痛、毒蛇咬伤、风湿痹痛、胀痛、毒疮脓肿、疥癣等症。

药用宜忌： 阴虚火亢者忌用。

植物形态： 常绿灌木小乔木。枝白灰或淡黄灰色，但当年生枝绿色。奇数羽状复叶；小叶倒卵形或倒卵状椭圆形，两侧不对称，顶端圆或钝，基部短尖，全缘。圆锥状聚伞花序顶生或腋生，花白色，芳香，萼片卵形。浆果，卵形或圆形，橙黄至朱红色，果肉有粘胶质液。花期4~8月，果期9~12月。

分布区域： 福建、广东、广西、湖南和台湾等地。

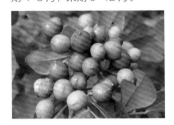

采集方法： 生长旺盛期结合摘心、整形修剪采叶，每年可采收1~2次。

生长特性： 喜温暖湿润气候，喜阳光，不耐严寒，耐湿、耐干旱。适应性很强，一般的土壤均可生长，适宜在排水良好、肥沃、土层深厚、富含腐殖质的沙壤土中生长。生长于平地、缓坡、小丘的灌木丛中。

方剂举例

药方 取3克九里香、10克香附

制法 用水煎煮

用法 每日服用

功用 可以缓解胃痛

科属：芸香科、九里香属	采收时间：全年	性味：性温，味辛、微苦	来源：植物九里香的干燥叶和带叶嫩枝

秦艽

别名：秦胶、秦纠、左秦艽

成品选鉴： 根呈类圆柱形，上粗下细，扭曲不直，表面黄棕色或灰黄色，有纵向或扭曲的纵皱纹顶端有残存茎基及纤维状叶鞘。质硬而脆，易折断，断面略显油性，皮部黄色或棕黄色，木部黄色。气特异，味苦、辛。

功效主治： 秦艽具有清热祛湿、祛风除黄的功效，常用于小儿疳热、阴虚内热、手足拘挛、黄疸、风湿痹痛等症。

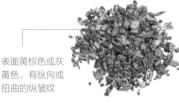

表面黄棕色或灰黄色，有纵向或扭曲的纵皱纹

药用宜忌： 阴虚、尿多、便溏者慎服。

植物形态： 多年生草本，主根粗壮，茎直立或斜升，圆柱形，黄绿色或有时上部带紫红色，近圆形，无毛。花多，顶生或腋生；花萼，黄绿色；花冠冠澹蓝色或蓝紫色，裂片卵形或卵圆形。蒴果长圆形。种子椭圆形，红褐色。花期7~9月，果期8~10月。

采集方法： 秋季采挖，挖出后晒至柔软，使自然发热，至根内部变成肉红色时，晒干。置于通风干燥处保存。

生长特性： 喜凉爽、湿润气候，忌强光，耐寒、耐干旱、怕积水。适应性很强，一般的土壤均可生长，适宜在排水良好、肥沃、土层深厚、富含腐殖质的沙壤土中生长。生长于草地和湿坡上。容易积水的低洼地势、盐碱地不宜生长。

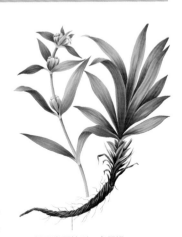

根呈类圆柱形，多须根

分布区域： 全国大多数地区。

方剂举例

药方 取2.5克秦艽、0.5克附子

制法 一同研制成末

用法 每日以酒送服，饭后服用，每日3次

功用 可改善风湿痹痛、手足臃肿

科属：龙胆科、龙胆属	采收时间：秋季	性味：性平，味苦、辛	来源：植物秦艽的干燥根

防己

别名：瓜防己、汉防己

成品选鉴： 块根呈不规则圆柱形、半圆形或块状，多弯曲。表面淡灰黄色，在弯曲处常有深陷横沟而成结节状的瘤块样。体重，质坚实，断面平坦，灰白色，富粉性。气微，味苦。

功效主治： 防己具有祛风止痛、利水消肿的功效，常用于身体水肿、痈疽肿痛、手足挛痛、脚气等症。

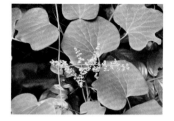

药用宜忌： 食欲不振及阴虚无湿热者禁服。

植物形态： 多年生落叶藤本。根呈不规则圆柱形，肉质，深入地下，外皮淡棕色或棕褐色。叶互生；全缘，上面绿色，下面灰绿色或粉白色。聚伞花序，花小，绿色。核果呈球形，红色。花期5~6月。果期7~9月。

采集方法： 9~11月采挖后修去芦梢，洗净或刮去栓皮，切段，晒干。

生长特性： 喜温暖湿润气候，喜阳光，不耐严寒，耐湿、耐干旱。适应性很强，一般的土壤均可生长，适宜在排水良好、肥沃、土层深厚、富含腐殖质的沙壤土中生长。生长于平地、缓坡、小丘的灌木丛中。

分布区域： 分布于浙江、安徽、江西、福建、广东和广西等地。

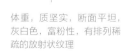

体重，质坚实，断面平坦，灰白色，富粉性，有排列稀疏的放射状纹理

方剂举例

药方	取50克防己、25克甘草、35克白术、50克黄芪，均切成豆状大小
制法	加4片生姜、1枚大枣，用水煎煮
用法	除渣服下
功用	可缓解身体水肿、出汗

科属：防己科、千金藤属	采收时间：9~11月	性味：性寒，味苦	来源：植物粉防己的干燥根

络石藤

别名：石鲮、明石、悬石、云珠、云丹、石蹉、石龙藤

成品选鉴： 藤茎呈圆柱形，弯曲，多分枝，长短不一；表面红褐色，有点状皮孔及不定根；质硬，折断面纤维状，淡黄白色，常中空。叶全缘，略反卷，上表面暗绿色或棕绿色，下表面色较淡；叶脉羽状，下表面较清晰，稍凸起；革质，折断时可见白色绵毛状丝。气微，味微苦。

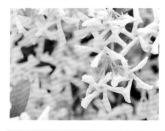

功效主治： 络石藤具有祛风通络、凉血消肿的功效，常用于腰酸膝痛、咽喉不适、毒疮脓肿、跌打损伤、手足拘挛、风湿痹痛等症。

药用宜忌： 阳虚畏寒、大便溏薄者禁服。低血压患者不宜大量长期服用。脑出血患者慎用。

植物形态： 常绿木质藤本，具乳汁。叶对生，革质。聚伞花序腋生或顶生，白色，芳香，花萼小。果长圆柱形，无毛。种子线形，扁，褐色。花期3~7月，果期7~12月。

采集方法： 冬季至次年春季落叶时挑选晴天进行采收，除去杂质，置于通风干燥处，晾干。

生长特性： 喜温暖湿润气候，不耐严寒，耐干旱，忌水涝。适应性很强，一般的土壤均可生长。生长于山野、溪边、路旁、林缘或杂木林中，常缠绕于树上或攀缘于墙壁、岩石上。

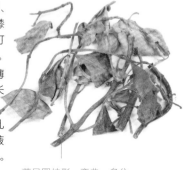

茎呈圆柱形，弯曲，多分枝，红褐色，有点状皮孔

分布区域： 分布于江苏、湖北、山东等地。

方剂举例

药方	用的络石藤、人参、茯苓各100克，50克龙骨
制法	一同研制成末
用法	每日空腹以米汤送服10克，每日两次
功用	可缓解小便白浊

科属：夹竹桃科、络石属	采收时间：冬季至次年春季	性味：性微寒，味苦	来源：植物络石的干燥带叶藤茎

丝瓜络

别名：丝瓜网

成品选鉴： 为丝状维管束交织而成，多呈长菱形或长圆筒形，略弯曲。表面淡黄白色。体轻，质韧，有弹性，不能折断。横切面可见子房3室，呈空洞状。气微，味淡。

功效主治： 丝瓜络具有祛风通络、活血下乳的功效，常用于手足拘挛、乳少、肺热咳喘、身体水肿、毒疮脓肿、胸闷疼痛、湿疹等症。

药用宜忌： 一般人群皆可食用，但孕妇慎用。脾胃虚弱和体质虚寒者慎服。

植物形态： 一年生攀缘藤本。叶互生。雌雄同株；花萼绿色，筒宽钟形，被短柔毛；花冠黄色。果实呈长圆柱状，上细下粗，直或稍弯，表面平滑，通常有深色纵条纹；未熟时肉质，绿色；成熟后干燥，里面呈网状纤维、有弹性，黄绿色。种子黑色，卵形，扁，平滑。花期5~7月，果期6~9月。

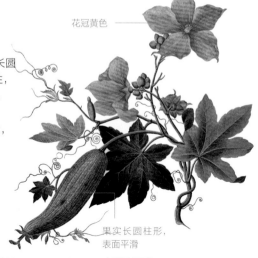

花冠黄色

果实长圆柱形，表面平滑

表面淡黄白色，体轻，质韧，有弹性，不能折断

采集方法： 夏秋季果实成熟，果皮由绿变黄时，内部变的干枯时采摘，搓去外皮及果肉，晒干。放置在阴凉通风保存。

生长特性： 喜温暖湿润气候，喜光，不耐严寒，不耐干旱、忌水涝。适应性很强，一般的土壤均可生长，适宜在排水良好、肥沃、土层深厚、富含腐殖质的沙壤土中生长。生长于山野、溪边、路旁、林缘或杂木林中，常缠绕于树上或攀缘于墙壁、岩石上。

分布区域： 国内：全国各地。国外：广泛栽培于世界温带、热带地区。

古籍名医录：

《本草便读》：丝瓜络，入经络，解邪热。热除则风去，络中津液不致结合而为痰，变成肿毒诸症，故云解毒耳。

《现代实用中药》：通乳汁，发痘疮。治痈疽不敛。作黑烧内服，治肠出血，赤痢，子宫出血，睾丸炎肿，痔疮流血等。

《陆川本草》：凉血解毒，利水去湿。治肺热痰咳，热病谵妄，心热烦躁，手足抽搐。

丝状维管束交织而成，横切面呈空洞状

方剂举例

药方 取一个丝瓜络

制法 切碎，炒至焦黄研制成末

用法 以黄酒送服，分两次服下

功用 可缓解慢性腰痛

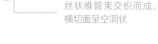

科属：葫芦科、丝瓜属　　采收时间：夏秋季　　性味：性平，味甘　　来源：植物丝瓜干燥成熟果实的维管束

泽泻

别名：水泻、泽芝

成品选鉴：块茎类球形、椭圆形或卵圆形。表面黄白色或淡黄棕色，有不规则的横向环状浅沟纹及多数细小突起的须根痕。质坚实，断面黄白色，粉性，有多数细孔。气微，味甘、淡。

功效主治：泽泻具有利水渗湿、泄热、化浊、降脂的功效，常用于泄泻、身体水肿、痰多恶心、遗精、头晕目眩、小便不利等症。

断面黄白色

药用宜忌：肾虚精滑无湿热者禁服。

植物形态：多年生水生或沼生草本。块茎大，数量多；水中的叶子条形或披针形；挺水叶宽披针形、椭圆形至卵形。花白色，粉红色或浅紫色；瘦果椭圆形，或近矩圆形，背部有不明显浅沟，

下部平，果喙自腹侧伸出，喙基部凸起，膜质。种子紫褐色，具凸起。花果期5~10月。因其花期长，花大，栽培可作花卉观赏。

采集方法：12月下旬叶片枯黄时收获，割除地上枯萎的茎叶，挖出地下块茎，留下中心小叶，除去多余须根，用无烟煤火炕干。

生长特性：喜温暖湿润气候，不耐严寒。适应性很强，野生于沼泽边缘，低洼湿地也有生长。

分布区域：国内：福建、四川、江西等地。国外：欧洲、北美洲、大洋洲等地。

古籍名医录：

《本草通玄》：《别录》称其止遗泄，而寇氏谓泄精者不敢用，抑何相刺谬也？盖相火妄动而遗泄者，得泽泻清之而精自藏，气虚下陷而精滑者，得泽泻降之而精愈滑矣。

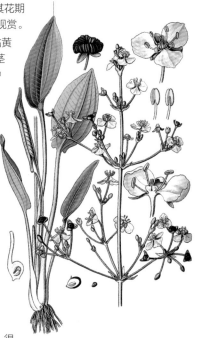

先端渐尖，稀急尖，基部宽楔形、浅心形，基部渐宽，边缘膜质

《本草蒙筌》：泽泻，多服虽则目昏，暴服亦能明目，其义何也？盖泻伏水，去留垢，故明目；小便利，肾气虚，故目昏。二者不可不知。

挺水叶宽披针形、椭圆形至卵形

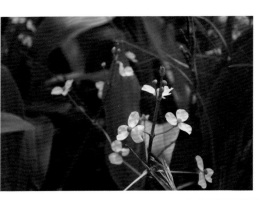

方剂举例

药方 取泽泻、桑白皮、木通、枳壳、赤茯苓、槟榔各50克

制法 一同捣制成散，每次取20克用200毫升水煮，同时加入2片生姜，煮至水余大半

用法 滤渣，饭前服用

功用 可缓解身体水肿、便秘、小便不利、妊娠气机堵塞

科属：泽泻科、泽泻属　采收时间：12月下旬　性味：性寒，味甘、淡　来源：植物泽泻的干燥块茎

桑枝

别名：桑条、嫩桑枝

成品选鉴： 干燥的嫩枝呈长圆柱形，长短不一。外表灰黄色或灰褐色，有多数淡褐色小点状皮孔及细纵纹，并可见灰白色半月形的叶痕和棕黄色的叶芽。质坚韧，有弹性，较难折断，断面黄白色，纤维性。斜片呈椭圆形，长约2毫米。切面皮部较薄，木部黄白色，射纹细密，中心有细小而绵软的髓。有青草气。

功效主治： 桑枝具有祛风湿、利

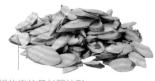

干燥的嫩枝呈长圆柱形，外表灰黄色或灰褐色

关节的功效，常用于身体水肿、皮肤瘙痒、半身不遂、风湿痹痛等症。

药用宜忌： 孕妇慎用。

植物形态： 小枝呈长圆柱形，长短不一，纤维性强，被细毛。单叶互生。花单性，腋生，与叶同时生出，淡绿色。浆果卵状椭圆形，初时绿色，成熟时红色或暗紫色。花期4~5月，果期5~6月。

采集方法： 5~6月趁新鲜时切成长30~60厘米的段或斜片，晒干。

生长特性： 喜温暖湿润气候，喜光，耐严寒，耐干旱，忌水涝。适应性很强，一般的土壤均可生长，适宜在排水良好、土层深厚、富含腐殖质的沙壤土中生长。

分布区域： 全国大多数地区均有分布。

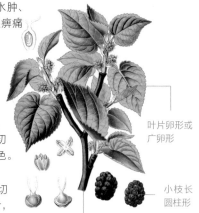

叶片卵形或广卵形

小枝长圆柱形

浆果卵状椭圆形

方剂举例

药方	取50克桑枝、15克益母草
制法	用500毫升水小火煮至50毫升，除渣，再熬制成膏
用法	每晚睡前以温酒送服
功用	可改善紫癜风

科属：桑科、桑属	采收时间：5~6月	性味：性平，味微苦	来源：桑的干燥嫩枝

老鹳草

别名：五叶草

成品选鉴： 多数不带根，或截成长6~8厘米的小段。茎粗2~5毫米，节明显膨大，节间长5~12厘米，多分枝，表面灰绿色，基部或带紫红色，有纵纹，并被稀疏的白毛，质较坚脆，折断时粗纤维性，有空心。

功效主治： 老鹳草具有清热解毒、祛风活血的功效，常用于手足拘挛、毒疮脓肿、肠炎、跌打损伤、痢疾、风湿痹痛等症。

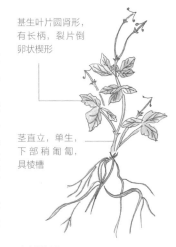

表面灰绿色，有纵纹，并被稀疏的白毛

药用宜忌： 孕妇慎用。

植物形态： 多年生草本。根粗壮，细长须根。叶基生和茎生叶对生；托叶卵状三角形；花序腋生和顶生，稍长于叶；萼片长卵形或披针形；花瓣白色或淡红色，倒卵形。蒴果球形，被短柔毛和长糙毛。花期7~8月，果期9~10月。

采集方法： 夏秋季果实将成熟时挑选晴天进行采收，割取地上部分或连根拔起，摊开反复晾晒。

生长特性： 喜温暖湿润气候，喜光，耐严寒，耐干旱、耐湿。适应性很强，一般的土壤均可生长，适宜在排水良好、肥沃、土层深厚、富含腐殖质的沙壤土中生长。生长于山坡草丛、平原路边或树林下。

分布区域： 全国大多数地区均有分布。

基生叶片圆肾形，有长柄，裂片倒卵状楔形

茎直立，单生，下部稍匍匐，具棱槽

方剂举例

药方	取25克老鹳草，桂枝、当归、赤芍、红花各18克
制法	用1升酒浸泡1周
用法	除渣，每日两次，每次服用20毫升
功用	可缓解风湿痹痛

科属：牻牛儿苗科、老鹳草属	采收时间：夏秋季	性味：性平，味苦、辛	来源：老鹳草的干燥地上部分

五加皮

别名：南五加皮、五花、小五爪风、五谷皮

成品选鉴： 根皮呈不规则卷筒状。外表面灰褐色，有不规则纵皱纹及横长皮孔；内表面黄白色或灰黄色，有细纵纹。体轻，质脆，断面不整齐，灰白色。气微香，味微辣而苦。

功效主治： 五加皮具有祛风除湿、补益肝肾、强筋壮骨、利水消肿的功效，常用于行动缓慢、身体虚弱、骨折、身体水肿、腰酸膝痛、风寒湿痹、脚气、跌打肿伤等症。

药用宜忌： 阴虚火旺者慎服。

植物形态： 灌木。叶为掌状复叶，在长枝上互生，在短枝上簇生；小叶片纸质，倒卵形至倒披针形，先端渐尖，基部楔形，无毛。伞形花序腋生或顶生，花多，黄绿色。浆果扁球形，黑色。花期 4~8 月，果期 7~10 月。

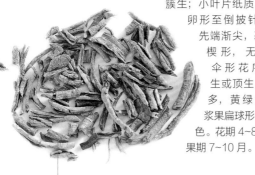

体轻，质脆，断面
不整齐，灰白色

根皮呈不规则卷筒状，表面灰黄色
至灰褐色，有不规则纵皱纹

生长特性： 喜温暖湿润气候，耐严寒，耐干旱、耐湿。适应性很强，一般的土壤均可生长，适宜在排水良好、肥沃、土层深厚、稍带酸性的冲积土或沙壤土生长。生长于海拔 200~1 600 米的灌木丛林、林缘、山坡路旁和村落中。

分布区域： 湖北、江苏、浙江、安徽、河南等地。

采集方法： 栽后 3~4 年，每年 7~10 月采收，挖取根部，除去杂质，洗净泥沙，刮皮，抽去木心，晒干或烘干。放置在干燥阴凉处保存。

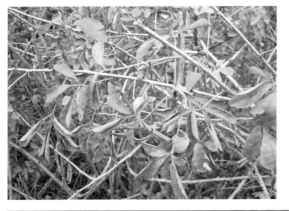

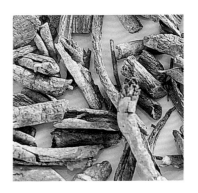

方剂举例

药方　用等份的五加皮、炒杜仲
制法　一同研制成末，以酒调和制成丸
用法　每次以温酒送服 30 丸
功用　可缓解腰痛

科属：五加科、五加属　　采收时间：7~10 月　　性味：性温，味辛、苦　　来源：植物细柱五加的根皮

桑寄生

别名：广寄生

成品选鉴： 茎枝呈圆柱形，表面红褐色或灰褐色，具细纵纹，并有多数细小凸起的棕色皮孔，嫩枝有的可见棕褐色茸毛；质坚硬，断面不整齐，皮部红棕色，木部色较浅。叶多卷曲，具短柄；叶片展平后呈卵形或椭圆形；表面黄褐色，幼叶被细茸毛，基部圆形或宽楔形，全缘，革质，无臭，味涩。

功效主治： 桑寄生具有祛风湿、补肝肾、强筋骨、安胎元的功效，

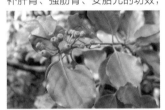

常用于腰酸膝痛、身体乏力、风湿痹痛等症。

药用宜忌： 尤适宜风湿痹痛、腰膝酸软、筋骨无力、崩漏经多、妊娠漏血、胎动不安、高血压病患者。

植物形态： 常绿寄生小灌木；嫩枝、叶密被褐色或红褐色星状毛。总状花序，腋生；花，密集呈伞形；苞片卵状三角形；花红色。浆果椭圆状，两端均圆钝，黄绿色，被疏毛。花期8～10月。果期9～10月。

采集方法： 冬季至次年春季挑选晴天进行采收，采割后除去粗茎，切段干燥，或蒸后干燥。放置在阴凉干燥处保存。

生长特性： 喜温暖湿润气候，喜光，耐寒，耐旱，耐湿。适应性很强，一般的土壤均可生长，适宜在排水良好、肥沃、土层深厚、富含腐殖质的沙壤土生长。生长于海拔20～400米的平原或低山

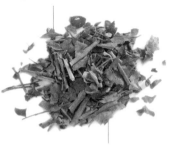

叶片展平后呈卵形或椭圆形，灰绿色

茎枝呈圆柱形，表面红褐色或灰褐色

常绿阔叶林中。

分布区域： 云南、广东、广西等地。

方剂举例

药方	取适量的桑寄生
制法	研制成末
用法	每次以白开水送服5克，不计时候
功用	可改善身体虚弱乏力、腰膝沉重

科属：桑寄生科、桑寄生属	采收时间：冬季至次年春季	性味：性平，味苦、甘	来源：植物桑寄生的干燥带叶茎枝

茯苓

别名：茯菟、松腴、不死面、松薯、松苓、松木薯

成品选鉴： 完整的茯苓呈类圆形、椭圆形、扁圆形或不规则团块，大小不一。外皮薄，棕褐色或黑棕色，粗糙，具皱纹和缢缩。质坚实，破碎面颗粒状，近边缘淡红色，有细小蜂窝样孔洞，内部白色，少数淡红色。气微，味甘、淡，嚼之粘牙。

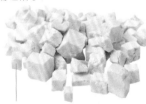

呈类圆形、椭圆形、扁圆形或不规则团块，大小不一

功效主治： 茯苓具有利水、渗湿、健脾、宁心的功效，常用于泄泻、食欲不振、痰多咳嗽、小便不利、脾虚腹满、恶心呕吐、健忘、失眠、心悸等症。

药用宜忌： 阴虚而无湿热、虚寒滑精、气虚下陷者慎服。

真菌形态： 菌核球形、卵形、椭圆形至不规则形。外面有厚而多皱褶的皮壳，深褐色，新鲜时软，干后变硬；内部白色或淡粉红色，粉粒状。子实体生于菌核表面。

采集方法： 待成熟后选晴天挖出，去泥沙，堆在室内盖稻草发汗，苓皮起皱后削去外皮，干燥。

生长特性： 生于松树根上。

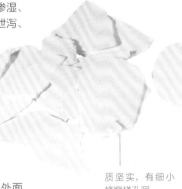

质坚实，有细小蜂窝样孔洞

分布区域： 吉林、浙江、安徽、福建、河南、湖北和广西等地。

方剂举例

药方	防己、黄芪、桂枝各150克，茯苓300克，甘草100克
制法	上5味药以水6升煎取2升
用法	分3次服
功用	治皮水、四肢肿

科属：多孔菌科、卧孔属	采收时间：7~9月	性味：性平，味甘、淡	来源：真菌茯苓的干燥菌核

千年健

别名：千年见、一包针、千颗针

成品选鉴： 呈圆柱形，稍弯曲，有的略扁。表面黄棕色至红棕色，粗糙，可见多数扭曲的纵沟纹、圆形根痕及黄色针状纤维束。质硬而脆，断面红褐色，黄色针状纤维束多而明显，相对另一断面呈多数针眼状小孔及有少数黄色针状纤维束，可见深褐色具光泽的油点。气香，味辛、微苦。

表面黄棕色至红棕色，粗糙，有纵沟纹

功效主治： 千年健具有祛风湿、壮筋骨的功效，常用于腰酸膝痛、跌打肿痛、胃痛、毒疮脓肿、风湿痹痛等症。

药用宜忌： 阴虚内热者慎用。

植物形态：
多年生草本。根茎匍匐，肉质根，长圆柱形，密被淡褐色短绒毛，纤维状须根稀少。肉穗花序，腋生，花单性，绿白色，开花前席卷成纺锤形，盛花时上部略展开成短舟状。种子椭圆形，褐色。花期5~6月，果期8~10月。

采集方法： 春秋季均可采收，以秋季采收的品质较佳。挖取后，洗净泥土，晒干。

生长特性： 喜温暖、湿润、荫蔽，怕寒冷、干旱和强光直射，典型的喜阴植物，生长于林中、水沟附近的阴湿地。过于干旱的土地会导致植株枯萎死亡，在强烈的光照下，会使其生长缓慢，叶子变黄。

分布区域： 广西、云南、广东和海南等地。

叶互生，具长柄，肉质，绿色，平滑无毛

叶片箭状心形至心形，先端渐尖，基部箭形而圆，开展，全缘，表面绿色，背面淡绿色

质硬而脆，断面红褐色，黄色针状纤维束多而明显

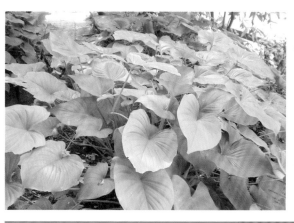

方剂举例

药方	千年健、地风各30克，90克老鹤草
制法	一同研制成末
用法	每次服用3克
功用	可缓解筋骨疼痛、拘挛麻木

科属：天南星科、千年健属　采收时间：春秋季　性味：性温，味苦、辛　来源：植物千年健的干燥根茎

苍术

别名：山精、赤术、马蓟、青术、仙术

成品选鉴：表面灰褐色，有根痕及短小的须根，可见茎残痕。质坚实，折断面平坦，黄白色，有明显的棕红色油腺散在，习称"朱砂点"。断面暴露稍久，可析出白霉样的微细针状结晶，气芳香，味微甘而辛苦。以个大、坚实、无毛须、内有朱砂点、切开后断面起白霜者为佳。

药用宜忌：阴虚内热、气虚多汗者忌服。

植物形态：根状茎平卧或斜升，粗大不整齐。茎直立，单生，常紫红色，被稀疏的蛛丝状毛。叶互生，基部叶花期脱落。头状花序顶生，花白色。瘦果倒卵圆状，被白色长直毛。花期7~8月，果期8~10。

叶片深裂或半裂，先端渐尖，基部楔形或宽楔形

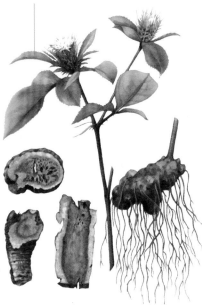

功效主治：苍术具有燥湿健脾、祛风散寒、明目的功效，常用于呕吐、腹胀、头痛、风湿痹痛、食欲不振、身体水肿等症。

质坚实，黄白色，有明显的棕红色油腺散在

采集方法：春、秋季挑选晴天，挖取根茎，洗净泥沙，去除根须或晒至九成干后用火燎掉须根，后再晒干。

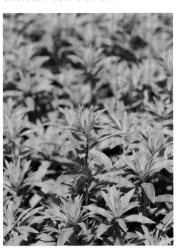

生长特性：喜凉爽干燥的气候，喜阳光充足的环境，耐干旱，耐严寒，忌水涝。适应性很强，一般的土壤均可生长。多生长于山坡较干燥处。

分布区域：全国大多数地区均有分布。

方剂举例

药方	取100克苍术、50克白芍、25克黄芩
制法	一同研制成末
用法	每次取50克，同2.5克水煎服
功用	可改善脾胃受湿、食欲不振

科属：菊科、苍术属	采收时间：春季、秋季	性味：性温，味辛、苦	来源：植物茅苍术、北苍术的干燥根茎

狗脊

别名：狗青、强脊、扶盖、扶筋、苟脊

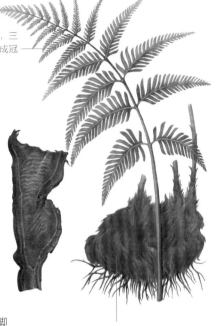

叶片广卵状三角形，三回羽状分裂，丛生成冠状，革质或厚纸质

成品选鉴： 生狗脊片呈不规则长条形或圆形，表面浅棕色，较平滑，中间浅棕色，满布小点，周边不整齐，偶有金黄色绒毛，残留。质脆，味微涩。

功效主治： 狗脊具有祛湿止痛、强筋补肾的功效，常用于风湿痹痛、腰酸膝痛、尿频、白带多、遗尿等症。

药用宜忌： 肾虚有热、小便不利或短涩黄赤、口苦舌干者禁服。

植物形态： 多年生树蕨；根茎呈不规则的长块状，有时平卧有时转为直立，上部有数个棕红色叶柄残基，下部丛生多数棕黑色细根，表面深棕色，密被光亮的金黄色茸毛。叶多，上面暗绿色，下面灰白色，干后上面褐色，有光泽。

采集方法： 秋冬季，地上部分枯萎时采挖根茎，除去茎叶及须根，洗净泥沙，晒干，切片晒干者为生狗脊。

生长特性： 喜温暖湿润气候，耐干旱、耐湿、畏严寒、忌直射光照射。适应性很强，一般的土壤均可生长，适宜在排水良好、肥沃、土层深厚、富含腐殖质的沙壤土生长。生长于山脚沟边及林下阴湿处酸性土壤中。

上部有数个棕红色叶柄残基，下部丛生多数棕黑色细根

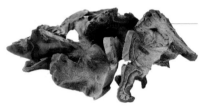

根茎呈不规则的长块状，表面深棕色，密被光亮的金黄色茸毛

分布区域： 国内：四川、江苏、浙江、福建、江西、湖南和台湾等地。国外：朝鲜和日本等地。

叶柄褐色，粗壮

古籍名医录：

《本草求真》：狗脊，何书既言补血滋水，又曰去湿除风，能使脚弱、腰痛、失尿、周痹俱治，是明因其味苦，苦则能以燥湿；又因其味甘，甘则能以益血；又因其气温，温则能以补肾养气。盖湿除而气自周，气周而尿不失，血补而筋自强，筋强而风不作，是补而能走之药也。故凡一切骨节诸疾，有此药味燥入，则关节自强，而俯仰亦利，非若巴戟性兼辛散，能于风湿则直除耳。

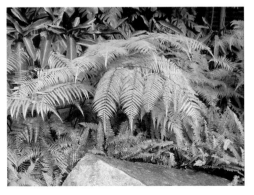

《玉楸药解》：泄湿去寒，起痿止痛，泄肾肝湿气，通关利窍，强筋壮骨，治腰痛膝疼，足肿腿弱，遗精带浊。

《名医别录》：疗失尿不节，男子脚弱腰痛，风邪淋露，少气目眩，坚脊，利俯仰，女子伤中，关节重。

方剂举例

药方 取适量狗脊
制法 煎汤
用法 冲洗足部
功用 可缓解病后足肿

科属：乌毛蕨科、狗脊属　　采收时间：秋冬季　　性味：性温，味苦、甘　　来源：植物金毛狗脊的干燥根茎

五爪金龙

别名：五爪龙。

成品选鉴： 小枝纤细，圆柱形，有纵棱纹，无毛。性温，味辛。

功效主治： 五爪金龙具有祛湿散寒、活血消肿、强筋健骨的功效，常用于毒疮脓肿、水火烫伤、风湿痹痛、骨折等症。

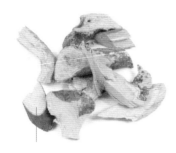

断面平坦，灰黄色，具纤维性，有较密的同心性环纹

药用宜忌： 孕妇禁服。

植物形态： 攀缘草质藤本。茎藤褐色，粗糙，有红棕色花斑及细密纵皱纹，嫩茎绿色，无毛。叶对生；小叶披针形，先端急尖，基部圆形或阔楔形，侧小叶基部不对称，边缘呈细锯齿状，上面绿色，下面浅绿色，两面无毛。伞房状聚伞花序腋生；花蕾卵椭圆形；萼细小，无毛；花冠紫红色，漏斗状。浆果圆球形，紫黑色。花期3~6月，果期7~10月。

采集方法： 9~12月，采收后切片，鲜用或晒干，置于通风干燥处。

生长特性： 喜温暖湿润气候，耐干旱、耐湿，畏严寒、忌直射光照射。适应性很强，一般的土壤均可生长。生长于海拔900~2600米的山谷林中阴湿处，常攀缘于树上或崖壁上。

分布区域： 湖北、湖南、广西和西藏等地。

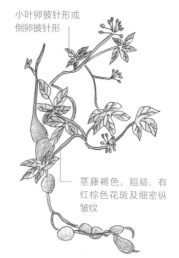

小叶卵披针形或倒卵披针形

茎藤褐色，粗糙，有红棕色花斑及细密纵皱纹

方剂举例

药方	取150克五爪金龙
制法	放入500毫升酒中浸泡，7日后即可服用
用法	每日2~3次，每次10毫升
功用	可改善跌打损伤，缓解风湿性关节炎

科属：葡萄科、崖爬藤属	采收时间：9~12月	性味：性温，味辛	来源：植物狭叶崖爬藤的根或全草

川牛膝

别名：牛膝、大牛膝、拐牛膝、甜牛膝、甜川牛膝、龙牛膝

成品选鉴： 根呈近圆柱形，微扭曲，略有分枝。表面黄棕色或灰褐色，有稍扭曲的纵皱纹及侧根痕，并有明显横长突起的皮孔。质韧，不易折断，断面浅黄色或棕黄色。气微，味甘。

功效主治： 川牛膝具有逐瘀通经、通利关节、利尿通淋的功效，常用于风湿痹痛、跌打肿痛、闭经、痛经、难产、产后腹痛等症。

药用宜忌： 孕妇及月经过多者禁服。

植物形态： 多年生草本；根呈近圆柱形，扭曲，有分枝，鲜时表面近白色，干后灰褐色或棕黄色。花淡绿色，干时近白色。胞果椭圆形或倒卵形，淡黄色。种子椭圆形，透镜状，带红色，光亮。花期6~7月，果期8~9月。

采集方法： 10~11月，植株枯萎后挑选晴天挖掘根部，去掉泥土、芦头及须根，晒干。

生长特性： 喜温暖湿润气候，耐干旱、耐湿，畏严寒。适应性很强，一般的土壤均可生长。生长于海拔1500米以上的山区，栽培或野生。

分布区域： 四川、云南、贵州等地。

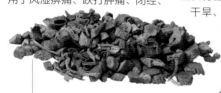

断面浅黄色或棕黄色，维管束点状，断续排列成数轮同心环

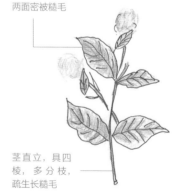

叶片椭圆形或窄椭圆形，两面密被糙毛

茎直立，具四棱，多分枝，疏生长糙毛

方剂举例

药方	取当归、制香附、菟丝子各15克，各30克益母草、丹参、葛根，12克牡丹皮、红花、川牛膝、沉香各10克，炒杜仲、续断各24克
制法	一同用水煎
用法	每日1剂
功用	适用于不孕症患者

科属：苋科、杯苋属	采收时间：10~11月	性味：性平，味甘、微苦	来源：植物川牛膝的根

扶芳藤

别名：万年青

成品选鉴： 茎枝呈圆柱形。表面灰绿色，多生细根，并具小瘤状突起。质脆易折，断面黄白色，中空。叶对生，椭圆形，先端尖或短锐尖，基部宽楔形边缘，有细锯齿，质较厚或稍带革质，上面叶脉稍突起。气微弱，味辛。

功效主治： 扶芳藤具有祛风活血、行气散瘀的功效，常用于吐血、泄泻、跌打损伤、风湿痹痛、腰酸膝痛、月经不调、身体水肿等症。

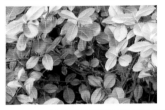

药用宜忌： 孕妇忌服。
植物形态： 常绿藤本灌木，叶对生。聚伞花序腋生，花白绿色。蒴果粉红或黄红色，近球形，果皮光滑。种子椭圆状，棕褐色，被鲜红色假种皮。花期6~7月，果期9~10月。

采集方法： 采收茎、叶后切碎，晒干，置于通风干燥处，采收时间为2~11月。

生长特性： 喜温暖湿润气候，耐干旱、耐湿，畏严寒、忌直射光照射。适应性很强，一般的土壤均可生长，适宜在排水良好、肥沃、土层深厚、富含腐殖质的沙壤土中生长。生长于林缘或攀缘于树上或墙壁上。

分布区域： 全国各地均有分布。

古籍名医录：
《本草纲目拾遗》：主一切血，

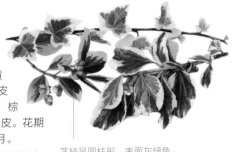

茎枝呈圆柱形，表面灰绿色，多生细根

一切气，一切冷，大主风血。以酒浸服。
《贵州民间药物》：活血，杀虫，治跌打损伤。
《广西药植名录》：通经，治血崩、吐血。

方剂举例

药方 取50克扶芳藤，大血藤、梵天花根各25克
制法 一同用水煎煮
用法 以红糖、黄酒调和服下
功用 可缓解腰肌劳损、关节酸痛等症

| 科属：卫矛科、卫矛属 | 采收时间：2~11月 | 性味：性微温，味辛、苦 | 来源：植物扶芳藤的带叶茎枝 |

藿香

别名：土藿香、排香草、大叶薄荷

成品选鉴： 常对折或切断扎成束。茎方柱形，多分枝，四角有棱脊，四面平坦或凹入成宽沟状；表面暗绿色，有纵皱纹，稀有毛茸；节明显，常有叶柄脱落的瘢痕，老茎坚硬、质脆，易折断，断面白色，髓部中空。叶片多皱缩或破碎，完整者展平后呈卵形。气芳香，味淡而微凉。

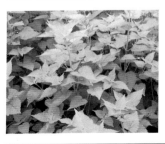

功效主治： 藿香具有芳香化湿、和中止呕、发表解暑的功效，常用于暑热感冒、呕吐、胸闷、头痛、手足皮肤病、妊娠呕吐等症。

药用宜忌： 不宜久煎。阴虚血燥者禁服。

植物形态： 多年生草本；茎直立，方柱形，粗壮，上部被极短的细毛，下部无毛。叶对生，深绿色，呈卵形，先端尾状长渐尖。轮伞花序组成顶生密集的圆筒形穗状花序；花萼管状倒圆锥形；花冠淡紫蓝色。果实近球形，先端具短硬毛，褐色。花期6~9月，果期9~11月。

采集方法： 夏秋季，枝叶茂盛时或花初开时挑选晴天进行采割，除去杂质趁鲜切段阴干。放置在阴凉干燥处保存。

生长特性： 喜温暖湿润气候，喜光照，喜欢生长在湿润、多

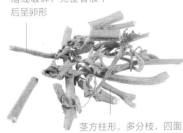

叶对生，深绿色，多皱缩或破碎，完整者展平后呈卵形

茎方柱形，多分枝，四面平坦或凹入呈现宽沟状

雨的环境，怕干旱，畏严寒。适应性很强，一般的土壤均可生长，适宜在排水良好、肥沃、土层深厚、富含腐殖质的沙壤土中生长。生长于路边、田野。

分布区域： 分布于广东、海南等地。

方剂举例

药方 取藿香、肉桂各6克
制法 一同研制成末
用法 每日两次，每次以白酒送服3克
功用 可缓解胃腹冷痛

| 科属：唇形科、藿香属 | 采收时间：夏秋季 | 性味：性微温，味辛 | 来源：植物藿香的地上部分 |

佩兰

别名：大泽兰、水泽兰、鸡骨香

成品选鉴： 茎呈圆柱形，表面黄棕色或黄绿色，有的带紫色，有明显的节及纵棱线；质脆，断面髓部白色或中空。叶对生，有柄，叶片多皱缩、破碎，绿褐色；展平后呈披针形或长圆状披针形，基部狭窄，边缘有锯齿。气芳香，味微苦。

功效主治： 佩兰具有芳香化湿、醒脾开胃、发表解暑功效，常用

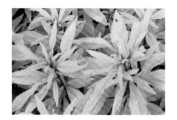

于胸闷、呕吐、干渴、腹胀、暑湿、发热、恶心等症。

药用宜忌： 阴虚血燥、气虚者慎服。肝肾功能不全者慎服。

植物形态： 多年生草本。根茎横走，淡红褐色。中部叶较大，深裂，中裂片较大，长椭圆形或长椭圆状披针形，先端渐尖，基部叶花期枯萎。头状花序排成复伞房花序，总苞钟状；花白色或带微红色。瘦果黑褐色，长圆柱形。花期7~11月，果期9~12月。

采集方法： 夏、秋季分两次采割。挑选晴天进行割取，除去杂质，摊开晾晒，晒干后，置于通风干燥处保存。

生长特性： 喜温暖湿润气候，喜光照，耐干旱，不耐严寒、忌水涝。适应性很强，一般的土壤均可生长，适宜在排水良好、肥沃、土

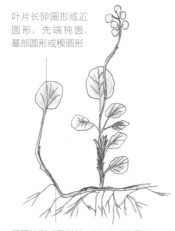

茎呈圆柱形，表面黄棕色或黄绿色，有明显的节及纵棱线

层深厚、富含腐殖质的沙壤土中生长。生长于路边、田野、沟边。

分布区域： 国内：江苏、浙江、河北和山东等地。国外：日本、朝鲜等地。

方剂举例

药方　取5克佩兰草
制法　用200毫升水煮至100毫升
用法　热含后吐掉，每日1次
功用　可缓解风齿疼痛、出血

科属：菊科、泽兰属	采收时间：夏秋季	性味：性平，味辛	来源：植物佩兰的干燥地上部分

鹿衔草

别名：鹿蹄草、小秦王草、破血丹、纸背金牛草、大肺筋草、鹿安茶

成品选鉴： 鹿衔草根茎细长。茎圆柱形或具纵棱，叶基生，长卵圆形或近圆形，暗绿色或紫褐色，先端圆或稍尖，全缘或有稀疏的小锯齿，边缘略反卷，上表面有时沿脉具白色的斑纹，下表面有时具白粉。气微，味甘、微苦。

功效主治： 鹿衔草具有祛湿止痛、补肾调经、活血强筋的功效，常

叶基生，长卵圆形或近圆形，暗绿色或紫褐色

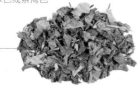

用于风湿痹痛、出血、白带量多、崩漏、劳累吐血等症。

药用宜忌： 孕妇慎服。

植物形态： 根茎细长，匍匐或直伸，有不明显的节，有分枝。叶基生；总状花序，花大，半下垂；萼片裂片舌形，急尖或圆钝；花瓣椭圆形，白色或稍带粉红色。蒴果扁球形，具5纵裂，成熟时开裂。花期6~7月。果期9~10月。

采集方法： 全年均可采挖，把杂质去除干净，晒至叶片较软时，堆放起来，直至叶片变为紫褐色，再晒干。置于通风干燥处储存。

生长特性： 喜温暖湿润气候，耐干旱、耐湿，畏严寒、忌直射光照。适应性很强，一般的土壤均可生长，适宜在排水良好、肥沃、土层深厚、富含腐殖质的沙壤土中生长。生长于海拔600~3 000米的山地阔叶林或灌丛下。

分布区域： 全国大部分地区。

叶片长卵圆形或近圆形，先端钝圆，基部圆形或楔形

茎圆柱形或具纵棱，长10~30厘米

方剂举例

药方　用鹿衔草、白术各200克，15克泽泻
制法　一同用水煎
用法　随时服用
功用　可缓解慢性风湿性关节炎、类风湿性关节炎等的症状

科属：鹿蹄草科、鹿蹄草属	采收时间：全年	性味：性温，味甘、苦	来源：植物鹿蹄草的干燥全草

厚朴

别名：重皮、赤朴、烈朴、厚皮

成品选鉴：干皮：呈卷筒状或双卷筒状，习称"筒朴"；近根部的干皮一端展开如喇叭口，习称"靴筒朴"。外表面灰棕色或灰褐色，粗糙，栓皮呈鳞片状，较易剥落，有明显的椭圆形皮孔和纵皱纹，刮去栓皮者显黄棕色。内表面紫棕色或深紫褐色，较平滑，具细密纵纹，划之显油痕。质坚硬，不易折断。气香，味辛，微苦。根皮（根朴）：呈卷筒状、片块状、羊耳状等；细小根皮形弯曲 似鸡肠，习称"鸡肠朴"。外表面灰黄色或灰褐色，质硬，较易折断，断面纤维性。枝皮（枝朴）：呈单筒状，外表面灰褐色，内表面黄棕色。质脆，易折断，断面纤维性。

花白色，厚肉质

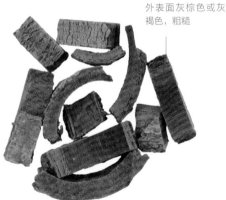

外表面灰棕色或灰褐色，粗糙

功效主治：厚朴具有燥湿、消痰、下气除满的功效，常用于胸满胀痛、便秘、食积气滞、痰壅气逆、呕吐等症。

药用宜忌：气虚、津伤血枯者及孕妇慎服。

植物形态：落叶乔木。树皮厚，淡褐色。叶互生，花白色，气味芳香；花梗粗短，被长柔毛；花被片，厚肉质，倒卵形。果实成熟时木质，有短尖头。种子倒卵形，外种皮红色。花期4~6月，果期8~10月。

采集方法：4~6月干皮可环剥或条剥后，卷筒置沸水中烫软后，埋置阴湿处发汗。放置在阴凉干燥处保存。

生长特性：喜凉爽、湿润、多云雾、相对湿度大的气候，耐干旱、忌水涝，畏严寒。适应性很强，一般的土壤均可生长，适宜在排水良好、肥沃、土层深厚、富含腐殖质的沙壤土中生长。多生长于山坡较干燥处。

分布区域：浙江、江西、湖南、湖北、四川、贵州、陕西和甘肃等地。

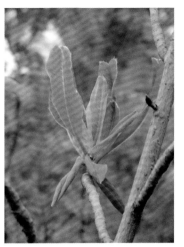

古籍名医录：

《日华子本草》：健脾。主反胃，霍乱转筋，冷热气，泄膀胱，泄五脏一切气。妇人产前产后腹脏不安。调关节，杀腹脏虫，阴耳目。

《药性论》：主疗积年冷气，腹内雷鸣，虚吼，宿食不消，除痰饮，去结水，破宿血，消化水谷，止痛。大温胃气，呕吐酸水。主心腹满，病人虚而尿白。

方剂举例

药方 取40克厚朴、20克大黄、2枚枳实

制法 用1.2升水，先煮厚朴和枳实，煮至500毫升后加入大黄煎煮，再煮至300毫升

用法 每日3次，每次100毫升

功用 可改善便秘

科属：木兰科、厚朴属 采收时间：4~6月 性味：性温，味苦、辛 来源：植物厚朴的树皮、根皮和枝皮

砂仁

别名：缩砂仁、缩砂蜜

成品选鉴：干燥果实，椭圆或卵圆球形，略呈三棱状。表面棕褐色，密生刺状突起。果皮薄，质轻脆，内含多数种子。种子为不规则的多面体，表面棕红色或暗褐色，有细皱纹。破开后，内部灰白色，油润。气芳香，味辛。

功效主治：砂仁具有化湿开胃、温脾止泻、理气安胎的功效，常用于腹胀、恶心、食欲不振、气滞、呕吐等症。

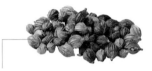

干燥果实，椭圆或卵圆球形，略呈三棱状

药用宜忌：阴虚有热者忌服。

植物形态：多年生草本。根茎匍匐地面，呈圆柱形，细小有节。穗状花序椭圆形，疏松；鳞片膜质，长椭圆形，褐色或绿色；苞片披针形，膜质；花萼白色，被稀疏柔毛，裂片倒卵状长圆形，白色。果实近圆形，呈三棱状。种子有细纹，表皮棕红色，气芳香。花期：4~6月，果期：8~9月。

采集方法：7~10月果实成熟时挑选晴天，用剪刀剪断果序，晒干，也可用火焙法焙干。放置在阴凉干燥处保存。

生长特性：喜温暖湿润气候，喜散射光，耐干旱、耐湿，畏严寒，忌水涝。适应性很强，一般的土壤均可生长，适宜在排水良好、肥沃、土层深厚、富含腐殖质的沙壤土中生长。栽培或野生于山地阴湿之处。

分布区域：国内：广东、广西、云南等地。国外：越南、泰国、缅甸、印度尼西亚等地。

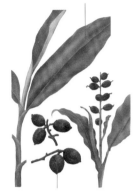

叶片狭长圆形或线状披针形

果实近圆形

方剂举例

药方	用木香、砂仁各25克，50克枳实，100克白术
制法	一同研制成末，用荷叶包裹成丸蒸煮
用法	每次用开水送服50丸
功用	可缓解体内滞气、改善消化不良

科属：姜科、豆蔻属	采收时间：7~10月	性味：性温，味辛	来源：阳春砂或海南砂的干燥成熟果实

豆蔻

别名：白豆蔻、圆豆蔻

成品选鉴：为卵形或卵圆形，表面灰黄色或灰棕色，有纵行沟纹及不规则的网状沟纹。质坚，富油性，气味浓烈，味辛。

功效主治：豆蔻具有祛化湿行气、温中止呕、开胃消食的功效，常用于呕吐、腹胀、食欲不振等症。

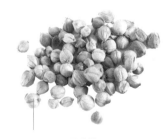

略呈球形，具不显著钝三棱，外皮黄白色，光滑

药用宜忌：入汤剂宜在最后放入。阴虚血燥而无寒湿者、火升作呕者忌服。

植物形态：多年生草本。根茎延长而匍匐状。穗状花序近茎基生；花冠黄色。蒴果近球形，白色或淡黄色，具钝三棱。种子为不规则的多面体，表面暗棕色，质坚硬，有芳香气。花期5月，果期6~8月。

采集方法：秋季果实呈黄绿色尚未开裂时采收，除去残留的果柄，晒干。用时除去果皮，取种子打碎。

生长特性：喜温暖湿润气候，喜散射光，耐干旱、耐湿，畏严寒，忌水涝。适应性很强，一般的土壤均可生长，适宜在排水良好、肥沃、土层深厚、富含腐殖质的沙壤土中生长。生长于热带地区。

分布区域：国内：广东、广西、云南等地。国外：柬埔寨、泰国等地。

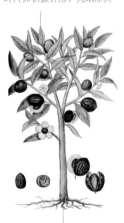

叶片卵状披针形，先端渐尖

茎直立，丛生，绿色

方剂举例

药方	用豆蔻、砂仁各100克，1升陈米，25克丁香
制法	一同研制成末，用枣肉调和成丸
用法	每次以米汤送服50~100丸
功用	可改善食欲不振、呃逆

科属：姜科、豆蔻属	采收时间：秋季	性味：性温，味辛	来源：白豆蔻的干燥成熟果实

薏苡仁

别名：起实、感米、薏珠子、回回米、草珠儿、赣珠、薏米、米仁、薏仁

成品选鉴：种仁宽卵形或长椭圆形，表面乳白色，气微，味微甘。以粒大充实、色白、无皮碎者为佳。

功效主治：薏苡仁具有利水渗湿、健脾止泻、除痹、排脓、解毒散结的功效，常用于风湿痹痛、手足拘挛、毒疮脓肿、带下、脚气、身体水肿、泄泻等症。

药用宜忌：脾虚无湿、大便燥结

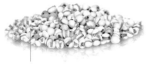

种仁宽卵形或长椭圆形，乳白色

者及孕妇慎服。

植物形态：一年生草本；根茎粗壮，须根黄白色。总状花序腋生成束，下垂，具长梗。雌小穗总苞卵圆形，珐琅质，坚硬，有光泽；雄小穗生于总状花序上部，第一颖草质，第二颖舟形。颖果外包坚硬花苞，近球形。花期6~9月，果期9~10月。

采集方法：9~10月果实成熟呈褐色时，挑选晴天割下植株，集中立放3~4天后脱粒。除去杂质，晒干。放置在阴凉干燥处保存。

生长特性：喜温暖湿润气候，喜散射光，忌干旱、耐湿，畏严寒。适应性很强，一般的土壤均可生长，适宜在排水良好、肥沃、土层深厚、富含腐殖质的沙壤土中生长。多生长于屋旁、荒野、河边、溪涧或阴湿山谷中。

分布区域：全国大部分地区均有分布。

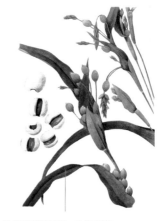

叶片线状披针形，边缘粗糙

方剂举例

药方	取100克薏苡仁
制法	捣制成散
用法	每次用200毫升水煎煮，空腹服用
功用	可改善筋脉拘挛、身体水肿、风湿痹痛、肠胃功能差

科属：禾本科、薏苡属　**采收时间：**9~10月　**性味：**性凉，味甘、淡　**来源：**植物薏苡的干燥成熟种仁

草豆蔻

别名：豆蔻子、草蔻、大草蔻、偶子、草蔻仁、飞雷子、弯子

成品选鉴：为类球形的种子团，表面灰褐色，种子为卵圆状多面体，质硬，气香，味辛。

功效主治：草豆蔻具有燥湿行气、温中止呕的功效，常用于食欲不振、呕吐、恶心、脚气、泄泻、腹胀等症。

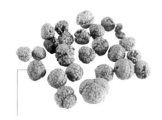

种子团类圆球形，外被淡棕色膜质假种皮，种脊为1条纵沟

药用宜忌：阴虚血少、津液不足者禁服，无寒湿者慎服。

植物形态：多年生草本。根茎延长而匍匐状，粗大，木质，棕红色。总状花序顶生，圆柱形；苞片卵圆形；花萼钟状，外被长柔毛，白色；花冠白色。蒴果近球形，黄色。种子呈卵圆形，表面淡棕色，质坚硬。花期4~6月，果期6~8月。

采集方法：夏秋季果实成熟时，挑选晴天进行采摘，采摘后晒至九成干，剥去果皮，再晒至足干。放置在阴凉干燥处保存。

生长特性：喜温暖湿润气候，喜散射光，耐干旱、耐湿，畏严寒，忌水涝。适应性很强，一般的土壤均可生长，适宜在排水良好、肥沃、土层深厚、富含腐殖质的沙壤土中生长。生长于热带地区。

分布区域：广东、海南、广西等地。

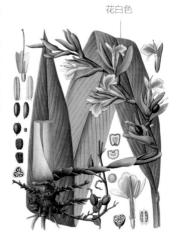

花白色

方剂举例

药方	取7枚草豆蔻，10片生姜，人参、炙甘草各50克
制法	一同捣碎，用4升水煮至2升，滤渣
用法	分两次服用
功用	可缓解呕吐、食欲不振、恶心

科属：姜科、山姜属　**采收时间：**夏秋季　**性味：**性温，味辛　**来源：**植物草豆蔻的干燥近成熟种子

草果

别名：草果仁、草果子、老蔻

成品选鉴： 草果呈长椭圆形，具三钝棱。表面灰棕色至红棕色，具纵沟及棱线，顶端有圆形突起的柱基，基部有果梗或果梗痕。果皮质坚韧，易纵向撕裂。剥去外皮，中间有黄棕色隔膜，将种子团分成 3 瓣。种子呈圆锥状多面体；表面红棕色，外被灰白色膜质的假种皮，种脊为一条纵沟，尖端有凹状的种脐；质硬，胚乳灰

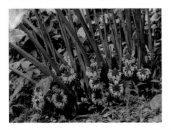

白色。有特异香气，味辛。

功效主治： 草果具有燥湿、温中、截疟除痰的功效，常用于恶心、痢疾、疟疾、腹胀冷痛、泄泻、呕吐、胸闷等症。

药用宜忌： 入汤剂宜在最后放入。阴虚血燥而无寒湿者、火升作呕者忌服。

植物形态： 多年生草本，丛生，全株有辛香气。根茎粗壮，有节，略似生姜。蒴果密生，长圆形或长椭圆形，熟时红色，干后灰棕色或红棕色，具纵沟及棱线，有特殊香气。花期 4~6 月，果期 9~12 月。

采集方法： 秋季果实成熟时，挑选晴天进行采收，采收后晒干或烘干，或用沸水烫 2~3 分钟后再晒干或烘干。

生长特性： 喜温暖湿润气候，喜散射光，耐湿，怕干旱，畏严寒，忌水涝。适应性很强，一般的土

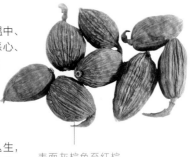

表面灰棕色至红棕色，具纵沟及棱线

壤均可生长。生长于林下、坡地。

分布区域： 云南、广西、贵州等地。

方剂举例

药方	取 1 枚连皮草果、1 小块乳香，用面粉调和
制法	煨至焦黄，研制成末
用法	每次以米汤送服 10 克，每日两次
功用	可改善赤白带下

科属：姜科、豆蔻属	采收时间：秋季	性味：性温，味辛	来源：植物草果的干燥成熟果实

桃花

别名：碧桃、花桃

成品选鉴： 以色鲜、干燥、香味浓郁的花苞为佳。

功效主治： 桃花具有祛湿行气、活血散瘀、利水通便的功效，常用于便秘、身体水肿、脚气、闭经、痛经、小便不畅、恶疮等症。

药用宜忌： 不宜久服，孕妇忌服。过敏体质者慎服。

植物形态： 落叶乔木。根系发达，主根粗壮，圆柱形，多侧根，深入地底，表面呈淡黄色。小枝绿

小枝绿色或半边红褐色，无毛

色，无毛。叶互生，花单生，倒卵形，有白、粉红、红等色，重瓣或半重瓣。果实近圆形，初生黄绿色，成熟时红黄色，表面密被短绒毛或无毛；果肉白色、红色、黄色，味酸甜；皮薄多汁。核呈椭圆形，两侧扁平，表面有孔穴。种仁味苦。花期 3~4 月，果期 6~7 月。

采集方法： 3~4 月桃花将开放时，挑选晴天进行采摘，除去杂质，置于干燥通风处阴干。放置在阴凉干燥处保存。

生长特性： 喜温暖湿润气候，喜光，耐干旱，忌涝，耐寒。适应性很强，一般的土壤均可生长，适宜在排水良好、肥沃、土层深厚、富含腐殖质的沙壤土中生长。栽培于山坡、山谷沟底或荒野疏林及灌丛内。

分布区域： 国内：全国各地。国外：法国、澳大利亚，以及地中

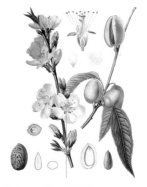

花瓣倒卵形，粉红色，罕为白色

海等温暖地带都有种植。

方剂举例

药方	用桃花、葵花子、滑石粉、槟榔各 50 克
制法	一同研制成末
用法	每次以葱白汤送服 10 克，饭前服用
功用	可缓解产后小便秘涩

科属：蔷薇科、李属	采收时间：3~4 月	性味：性平，味苦	来源：植物桃的花

石菖蒲

别名：九节菖蒲、山菖蒲、药菖蒲、香菖蒲、金钱蒲、水剑草

成品选鉴：表面类白色至棕红色，有细纵纹。质硬，折断面呈海绵样，类白色或淡棕色。气较浓烈而特异，味苦、辛。

功效主治：石菖蒲具有开窍豁痰、醒神益智、化湿开胃的功效，常用于腹胀、胃痛、毒疮脓肿、胸闷、健忘、发热头痛、风寒湿痹等症。

药用宜忌：忌与羊肉、血、饴糖、桃、梅等果物同食。

植物形态：多年生草本植物。根系发达，横卧，肉质根，多须根，气味芳香，表面淡褐色。植株成丛生状，叶根生。花序柄腋生，呈扁三棱形；佛焰苞叶状；肉穗花序圆柱状上部渐尖，直立或稍弯。花白色。果实呈倒卵形，肉质，幼果绿色，成熟时黄绿色或黄白色。花期6~7月，果期8月。

采集方法：秋、冬季挑选晴天采挖根茎，采收后除去泥沙及须根，切成长10厘米左右的小段，晒干。放置在阴凉干燥处保存。

生长特性：喜温暖湿润气候，喜阴湿，不耐阳光暴晒，否则叶片会变黄。不耐旱，稍耐寒。生长于密林下湿地或溪涧旁石上。

分布区域：国内：分布于长江流域及其以南各地。国外：分布于印度东北部至泰国北部。

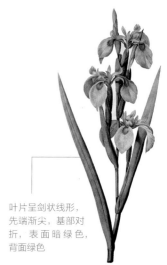

叶片呈剑状线形，先端渐尖，基部对折，表面暗绿色，背面绿色

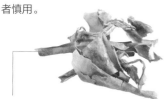

干燥抱茎略呈扁圆柱形，稍弯曲

方剂举例

药方	用菖蒲、宣连、车前子、生地黄、苦参、地骨皮各50克
制法	一同研制成末，用蜂蜜调和成丸
用法	每次以饭送服15丸，不计时候
功用	可缓解小儿惊风、癫痫

科属：天南星科、菖蒲属	采收时间：秋冬季	性味：性温，味辛、苦	来源：植物石菖蒲的干燥根茎

冬瓜皮

别名：白瓜皮、白冬瓜皮

成品选鉴：外层果皮为不规则碎片，外表面灰绿色或黄白色，有的被有白霜，内表面较粗糙。体轻，质脆。无臭，味淡。

功效主治：冬瓜皮具有利尿消肿、清热解暑的功效，常用于痔疮、中暑、肺热咳嗽、便秘、小便不利、身体水肿、腹胀等症。

药用宜忌：因营养不良而致虚肿者慎用。

植物形态：一年生蔓生草本。单叶互生，雌雄同株；苞片卵形，先端渐尖；花萼管状；花冠黄色，两面被稀疏的柔毛。瓠瓜长圆柱状或近球状，大型，有硬毛和白霜，表面绿色或白色。种子扁卵形，白色或淡黄色。花期5~6月。果期6~8月。

采集方法：夏末、初秋冬瓜成熟后食用冬瓜时，收集削下的外果皮，洗净杂质，晒干。放置在阴凉干燥处保存。

生长特性：喜温暖湿润气候，喜光，耐热，耐干旱、忌涝，不耐寒。适应性很强，一般的土壤均可生长，适宜在排水良好、肥沃、土层深厚、富含腐殖质的沙壤土中生长。生长于坡地、路旁、田边、丘陵。

分布区域：国内：全国各地。国外：澳大利亚东部及马达加斯加。

叶片肾状近圆形，基部心形，表面深绿色，背面灰白色，有粗硬毛

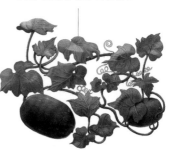

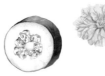

果皮为不规则的碎片，常向内卷曲，大小不一

方剂举例

药方	取30克冬瓜皮，60克赤小豆，适量红糖
制法	一同煎煮至皮烂
用法	吃豆服汤
功用	可缓解体虚水肿

科属：葫芦科、冬瓜属	采收时间：夏末、初秋	性味：性凉，味甘	来源：植物冬瓜的干燥外层果皮

赤小豆

别名：小豆、红豆、杜赤豆

成品选鉴： 干燥种子略呈圆柱形而稍扁，种皮赤褐色或紫褐色，平滑，微有光泽，种脐线形，白色，中间凹陷成一纵沟，偏向一端，背面有一条不明显的棱脊。质坚硬，不易破碎，除去种皮，可见两瓣乳白色于仁。气微，嚼之有豆腥味。

功效主治： 赤小豆具有解毒排脓、利水消肿的功效，常用于身体水

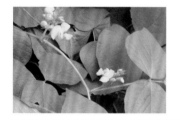

肿、毒疮脓肿、脚气、淋病、便秘、黄疸等症。

药用宜忌： 阴虚津伤者慎用。

植物形态： 一年生缠绕草本植物。3出羽状复叶，托叶箭头形。总状花序顶生或腋生，花黄色，花梗极短；小苞片披针形；花萼短钟状；荚果线形圆柱状，初生时绿色，成熟时黄绿色。种子暗红色，呈长圆柱形。花期5~8月，果期8~9月。

采集方法： 8~9月荚果成熟且未开裂时采收全株，晒干并打下种子，去除杂质，再晒干。放置在阴凉干燥处保存。

生长特性： 喜温暖湿润气候，喜光，耐热，耐干旱、忌涝，不耐寒。适应性很强，一般的土壤均可生长，适宜在排水良好、肥沃、土层深厚、富含腐殖质的沙壤土

干燥种子略呈圆柱形而稍扁，种皮赤褐色或紫褐色

中生长。生长于坡地、路旁、田边、丘陵。

分布区域： 国内：广东、广西、江西及上海等地。国外：美洲、刚果、乌干达等地。

方剂举例

药方	取300克赤小豆
制法	用小火炒熟，研制成末，与碎葱白同煨
用法	每次以酒送服5克
功用	可改善男女淋病

科属： 豆科、豇豆属　　**采收时间：** 8~9月　　**性味：** 性平，味甘、酸　　**来源：** 植物赤小豆的干燥成熟种子

玉米须

别名：玉麦须、玉蜀黍蕊、包谷须、棒子毛

成品选鉴： 常集结成疏松团簇，花柱线形或须状，完整者长至30厘米，淡绿色、黄绿色至棕红色，有光泽，略透明。质柔软。气无，味淡。

功效主治： 玉米须具有利水消肿、利湿退黄的功效，常用于血压升高、乳汁少、毒疮脓肿、淋病、身体水肿、黄疸等症。

质柔软，淡绿色、黄绿色至棕红色，有光泽，略透明

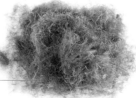

药用宜忌： 孕妇慎用。

植物形态： 一年生高大草本。根粗壮，发达。秆直立，粗壮，不分枝。顶生雄性圆锥花序，雄性小穗孪生，被细柔毛，花药橙黄色。颖果呈球形，成熟后露出颖片和稃片之外。花果期秋季。花期6~9月，果期8~10月。

采集方法： 秋季玉米成熟时采收，摘取花柱，晒干。置于通风干燥处。

生长特性： 喜温暖湿润气候，喜光，耐热，耐旱、忌涝，耐寒。适应性很强，一般的土壤均可生长，适宜在排水良好、肥沃、土层深厚、富含腐殖质的沙壤土中生长。生长在坡地、平原、田边、丘陵、路旁。

分布区域： 国内：全国各地。国外：美国、巴西等地。

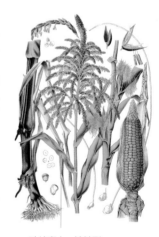

叶片宽大，披针形

方剂举例

药方	取30克玉米须，15克荠菜花，18克白茅根
制法	一同用水煎煮后滤渣
用法	每日两次
功用	可改善尿血

科属： 禾本科、玉蜀黍属　　**采收时间：** 夏秋季　　**性味：** 性平，味甘　　**来源：** 植物玉蜀黍的花柱及柱头

葫芦

别名：蒲卢、腰舟、葫芦瓜

成品选鉴： 葫芦扁长方形或卵圆形，表面浅棕色或淡白色，较光滑，并有两面对称的四条深色花纹，花纹上密被淡黄色绒毛，一端平截或心形凹入，一端渐尖或钝尖。对种皮质硬而脆，子叶2片，乳白色，富含油性。气微，味微甜。

功效主治： 葫芦具有渗湿利水、消肿散淤、清热解毒、美颜养肤的功效，常用于毒疮脓肿、发热

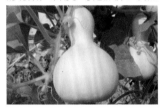

干渴、身体水肿、腹胀水多、淋病、黄疸等症。常吃葫芦，能增强免疫力，提高机体抗病毒能力，还能预防癌症。

药用宜忌： 中寒者忌服。

植物形态： 一年生攀缘草本；全株披软毛，根系发达。雌雄同株，单生。花梗细，被微柔毛；花萼落齿锥形；花冠黄色。果实初为绿色，被柔毛；成熟后变白色至带黄色，质坚硬，由于长期栽培，变异，形状各异，大小不一。种子白色，倒卵形或三角形。花期6~7月，果期7~8月。

采集方法： 果实嫩时，采摘去皮食用。成熟后壳硬，可做瓶、瓢、匙羹等用具。

生长特性： 喜温暖湿润气候，喜光，耐热，耐旱，忌涝，不耐寒。适应性很强，一般的土壤均可生长，适宜在排水良好、肥沃、土层深厚、富含腐殖质的沙壤土中生长。生长在坡地、平原、田边、丘陵、路旁。

分布区域： 全国大部分地区均有分布。

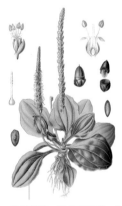

表面浅棕色或淡白色，较光滑

方剂举例

药方	取1个鲜葫芦
制法	切碎、捣烂，绞取汁液
用法	每次用1小碗，加入适量蜂蜜调服
功用	可治疗水肿、小便不利，湿热黄疸，或肺燥咳嗽等

科属：葫芦科、葫芦属	采收时间：秋季	性味：性平，味甘	来源：植物葫芦的干燥果皮

车前草

别名：牛舌草、牛遗、车轮草、蛤蟆草、钱贯草、地胆头

成品选鉴： 根丛生，须状。叶片皱缩，展平后呈卵状椭圆形或宽卵形，表面灰绿色或污绿色，具明显弧形脉5~7条；先端钝或短尖。穗状花序数条。蒴果盖裂，萼宿存。气微香，味微苦。

功效主治： 车前草具有清热、利尿、通淋、祛痰、凉血、解毒的功效，常用于带下、暑湿、目赤、咽喉不

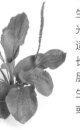

表面灰绿色或污绿色，具明显弧形脉

适、毒疮脓肿、泄泻、淋病等症。

药用宜忌： 气虚精气不固者禁用。

植物形态： 一年生草本。根丛生，具须根，肉质。基生叶呈莲座状；穗状花序呈细圆柱状；苞片三角状卵形，无毛；花冠白色或绿白色，干后变淡褐色。蒴果呈圆锥状卵形。种子呈椭圆形，黄褐色至黑色。花期6~9月，果期9~10月。

采集方法： 播种第2年采收，夏秋季挖起全株，除去杂质，洗净泥沙，晒干或鲜用。晒干后放置在阴凉干燥处保存。

生长特性： 喜温暖湿润气候，喜光，耐热，耐旱，忌涝，耐寒。适应性很强，一般的土壤均可生长，适宜在排水良好、肥沃、土层深厚、富含腐殖质的沙壤土中生长。生长于山野、路旁、花圃或菜园、河边湿地。

叶片纸质，卵状披针形，先端渐尖，边缘呈不规则锯齿

分布区域： 全国大部分地区均有分布。

方剂举例

药方	取12克车前草、6克铁马鞭
制法	一同捣烂
用法	以凉开水送服
功用	可治疗泄泻

科属：车前科、车前属	采收时间：夏秋季	性味：性寒，味甘	来源：植物车前的全草

滑石

别名：番石、夜石、共石、脱石、活石

成品选鉴： 呈扁平形、斜方形或不规则块状，大小不一。全体白色、蛋青色或黄白色，表面有珍珠样光泽，质软而细致，手摸有滑润感，用指中即可刮下白粉。无臭，无味，有微凉感。以整洁、色青白、滑润、无杂石者为佳。

功效主治： 滑石具有利尿通淋、

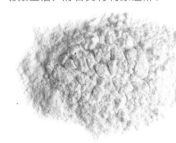

清热解暑的功效，常用于泄泻、便秘、身体水肿、中暑、小便不利、湿疹等症。

药用宜忌： 脾虚气弱、肾虚精滑、热病津伤者忌服。孕妇慎服。

矿物形态： 单斜晶系。晶体呈六方形或菱形粒状和鳞片状的致密块体。全体呈淡绿色、白色、灰色、蛋青色或黄白色，表面有蜡样光泽，半透明或不透明。性柔，手摸有滑润感，用指甲可刮下粉末，薄片能弯曲，但无弹性。

采集方法： 全年都可开采，去净泥土、杂石即可。

生长特性： 产于变质的超基性、含铁和镁很高的硅酸盐岩石和白云质石灰岩中。

分布区域： 山西、辽宁、江苏、浙江、江西、山东和陕西等地。

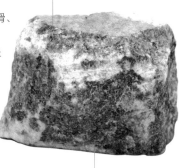

为致密块状、鳞片状集合体，呈不规则块状或扁块状

白色、黄白色或淡灰色至淡蓝色，半透明或不透明

方剂举例

药方	取 100 克滑石、50 克葶苈子
制法	一同捣制成末
用法	每次以温开水送服 10 克，不计时候服用
功用	可改善小便不利

类别： 硅酸盐类矿物　**采收时间：** 全年　**性味：** 性寒，味甘、淡　**来源：** 滑石族矿物滑石

猪苓

别名：地乌桃、猪茯苓、豕零

成品选鉴： 干燥的猪苓为草黄色，也有呈棕黑色或黑褐色，孔口圆形，破裂的猪苓呈不规则齿状，有许多凸凹不平的瘤状突起及皱纹。

功效主治： 猪苓具有利水渗湿的功效，主治小便不利、水肿胀满、泄泻、淋浊、带下、脚气浮肿。

药用宜忌： 无水湿者禁用。有消化系统疾病者慎用。青光眼患者忌用。

真菌形态： 菌核体呈块状或不规则形状，子实体较大，肉质、有柄、多分枝，末端生圆形菌盖。菌肉白色，干后变硬呈草黄色。

采集方法： 春秋季挑选晴天进行采挖，采挖后，去泥沙，晒干，切片入药，生用。放置在阴凉干燥处保存。

生长特性： 喜冷凉、阴郁、湿润气候，耐寒，不耐旱，耐贫瘠，忌积水。适应性很强，一般的土壤均可生长，适宜在排水良好、肥沃、土层深厚、富含腐殖质的沙壤土中生长。生长于林中树根旁或者腐木桩旁。

分布区域： 分布于东北及河北、山西、河南、湖北、四川等地。

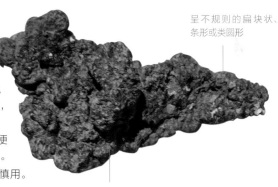

呈不规则的扁块状、条形或类圆形

表面黑色、灰黑色或棕黑色，皱缩或有瘤状突起

方剂举例

药方	取猪苓、茯苓、泽泻、滑石各 10 克
制法	用水煎煮，去渣，取汁，加入 10 克阿胶烊化
用法	温服
功用	可治小便不利、发热、口渴欲饮、呕吐等

科属： 多孔菌科、多孔菌属　**采收时间：** 春秋季　**性味：** 性平，味甘、淡　**来源：** 真菌猪苓的干燥菌核

通草

别名： 五加风、大通草、白通草、方通

成品选鉴： 茎髓呈圆柱形。表面白色或淡黄色，有浅纵沟纹。体轻，质松软，稍有弹性，易折断，断面平坦，显银白色光泽，中央有空心或半透明的薄膜，纵剖面呈梯状排列，实心者（仅在细小茎髓中的某小段）少见。无臭，无味。

功效主治： 通草具有清热利尿、通气下乳的功效，常用于身体水肿、小便不利、淋病、乳汁少、闭经、黄疸、带下等症。

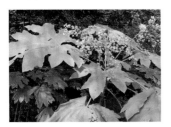

药用宜忌： 气阴两虚、内无湿热者及孕妇慎服。

植物形态： 常绿灌木或小乔木。茎直立、粗壮；茎髓呈圆柱形，表面白色或淡黄色。叶大，叶柄粗壮。圆锥花序顶生或腋生，花淡黄白色。果实呈球形，紫黑色。花期10~12月，果期次年1~2月。

采集方法： 9~11月割取生长3年以上植株的地上茎，除去杂质，切段，捅出茎髓，晒干。

生长特性： 喜温暖湿润气候，喜光，不耐旱，耐寒，忌涝。适应性很强，一般的土壤均可生长。

分布区域： 江苏、浙江、安徽、福建、江西、湖北、湖南、广东、广西、陕西和台湾等地。

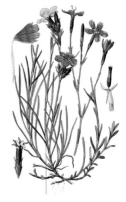

茎髓呈圆柱形，表面白色或淡黄色，有浅纵沟纹

方剂举例

药方	用等份的通草、藕节、生地黄、小蓟根、滑石、栀子、蒲黄（炒）、淡竹叶、当归、甘草
制法	嚼咀成散，每次取25克，用水煎煮
用法	空腹服用
功用	可改善下焦结热、尿血成淋

科属：五加科、通脱木属	采收时间：9~11月	性味：性微寒，味甘、淡	来源：植物通脱木的茎髓

瞿麦

别名： 巨句麦、大兰、山瞿麦、瞿麦穗、南天竺草、麦句姜、剪绒花

成品选鉴： 茎中空，质脆易断。气微，味苦。以青绿色、干燥、无杂草、无根及花未开放者为佳。

功效主治： 瞿麦具有清利尿通淋、活血通经的功效，常用于毒疮脓肿、闭经、目赤肿痛、淋病、小便不利等症。

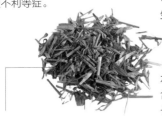

茎直立，淡绿至黄绿色，中空，质脆易断

药用宜忌： 下焦虚寒、小便不利，以及妊娠、新产者禁服。帕金森病，宫颈癌，肾缺血，肾衰竭者禁服。

植物形态： 多年生草本，全株无毛，带粉绿色。叶互生。聚伞花序；苞片卵形，边缘膜质，有缘毛；花瓣倒卵状三角形，淡紫红色、粉红色、鲜红色或白色。蒴果呈圆筒形，包于宿存的萼内。种子黑色，扁圆形。花期4~6月，果期9~11月。

采集方法： 夏秋季花未开放前采收。栽培者每年可收割2~3次。除去杂质，晒干。放置在阴凉干燥处保存。

生长特性： 喜温暖湿润气候，喜光，耐旱、忌涝，耐寒、不耐酷暑。适应性很强，一般的土壤均可生长，适宜在排水良好、肥沃、土层深厚、富含腐殖质的沙壤土中生长。生长于山坡、林下、路边。

分布区域： 全国大部分地区均有分布。

叶线状披针形，先端渐尖，基部稍狭，全缘，上面绿色，下面浅绿色

方剂举例

药方	取100克瓜蒌根、150克茯苓、150克山药、1枚附子、50克瞿麦
制法	一同研制成末，用蜂蜜调制成丸
用法	每日3次，每次3丸
功用	可改善小便不利

科属：石竹科、石竹属	采收时间：夏秋季	性味：性寒，味苦	来源：植物瞿麦或石竹的干燥地上部分

地肤子

别名：地葵、地麦、益明、千头子

成品选鉴：胞果呈扁球状五角星形，直径 1~3 毫米，外被宿存花被。表面灰绿色或淡棕色，周围具三角形膜质小翅 5 枚，背面中心有微突起的点状果梗痕及放射状脉纹 5~10 条，剥离花被，可见膜质果皮，半透明。种子扁卵形，长约 1 毫米，黑色。无臭，味微苦。

功效主治：地肤子具有清热利湿、祛风止痒的功效，常用于皮肤瘙痒、毒疮脓肿、小便不通、疥癣、

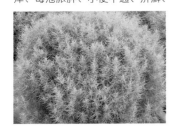

湿疹、白带增多等症。

药用宜忌：内无湿热、小便过多者忌服。反螵蛸。

植物形态：一年生草本，纺锤形根。茎直立，多分枝。单叶互生；穗状圆锥状花序，两性或雌性，腋生，花小，淡黄绿色。胞果呈扁球形，果皮膜质，灰绿色或淡棕色。种子卵形，黑褐色。花期 7~9 月，果期 9~10 月。

采集方法：8~10 月果实成熟时，挑选晴天割取全草，晒干，打下果实，除去杂质，晒干备用。置于干燥通风处保存。

生长特性：喜温暖湿润气候，喜光、耐旱、忌涝，不耐寒。适应性很强，一般的土壤均可生长，适宜在排水良好、肥沃、土层深厚、富含腐殖质的沙壤土中生长。生长于山野荒地、田野、路旁，栽培于庭园。

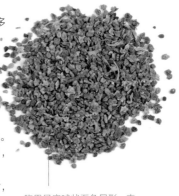

胞果呈扁球状五角星形，表面灰绿色或淡棕色

分布区域：全国大部分地区均有分布。

方剂举例

药方	取 10 克地肤子、8 克浮萍、6 克木贼草、10 克桑白皮
制法	一同用水煎煮滤渣
用法	每日 3 次服用
功用	可缓解肾炎水肿的症状

科属：藜科、地肤属　**采收时间**：8~10 月　**性味**：性寒，味苦、辛　**来源**：植物地肤的成熟果实

海金沙

别名：左转藤灰、海金砂

成品选鉴：孢子粉状，棕黄色或黄褐色。体轻，手捻有光滑感，置手中易由指缝滑落。撒入水中浮于水面，加热后则逐渐下沉；燃烧时发出轻微爆鸣及明亮的火焰，无灰渣残留。气微，味淡。

功效主治：海金沙具有清热利湿、通淋止痛的功效，常用于白带量多、泄泻、痢疾、吐血、身体水肿、淋病等症。

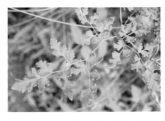

药用宜忌：肾阴亏虚者慎服。

植物形态：多年生攀缘草质草本。根须状，呈黑褐色，被细柔毛。叶为 2 回羽状复叶，纸质，均被细柔毛。能育羽片卵状三角形；1 回小羽片互生，长圆披针形；2 回小羽片卵状三角形。不育羽片尖三角形；1 回羽片互生，基部卵圆形；2 回小羽片卵状三角形。孢子囊多在夏秋季产生。

采集方法：播种第二年秋季孢子成熟时，挑选晴天进行采收，挖起全株，晒干，打下孢子，除去杂质，晒干后，放置在阴凉干燥处保存。

生长特性：喜温暖湿润气候，喜光、耐旱、忌涝，不耐寒。适应性很强，一般的土壤均可生长，适宜在排水良好、肥沃、土层深厚、富含腐殖质的沙壤土中生长。生长于山坡灌丛或路边林缘。

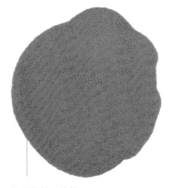

孢子粉状，棕黄色或黄褐色

分布区域：全国大部分地区均有分布。

方剂举例

药方	取 10 克海金沙、20 克淡竹叶、15 克灯心草
制法	一同熬煮
用法	每日一剂服用
功用	可缓解淋证

科属：海金沙科、海金沙属　**采收时间**：秋季　**性味**：性寒，味甘、咸　**来源**：植物海金沙的干燥成熟孢子

石韦

别名：金星草、小石韦、飞刀剑、石皮、石剑、石兰、金茶匙

成品选鉴： 水龙骨科植物庐山的干燥叶子，叶片革质，稍脆易折，气无，味淡。背面被厚而松的星状毛，分枝较长，呈长针状，深褐色，略有光泽。以叶厚、背面有毛为佳。

功效主治： 石韦具有利尿通淋、清热止咳、凉血止血的功效，常用于小便不利、吐血、外伤出血、身体水肿、淋病、痰多咳嗽等症。

药用宜忌： 阴虚及无湿热者忌服。

植物形态： 多年生草本。根状茎细长，横走，密被披针形的鳞片，纤维状须根，深褐色。叶疏生，叶片坚革质，阔针形。孢子囊群小，散生在叶下面，初时为星状淡棕色，成熟呈砖红色，无囊群盖。

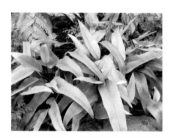

采集方法： 全年均可采集，挑选晴天采收，采收后除去杂质，摊开晾晒。

生长特性： 喜阴凉干燥气候，喜阳光充足，耐旱，耐寒，忌水涝。适应能力强，生命力顽强，一般的土壤均可生长。生长于林中树干或山野岩石上。

叶片略皱缩，展平后呈披针形，先端渐尖，边缘常向内卷曲

分布区域： 国内：浙江、湖北、河北等地。国外：印度、越南、朝鲜、日本等地。

方剂举例

药方	用等份的石韦、车前子
制法	一同研制成末
用法	每次取 25 克用水煎煮，滤渣后服用
功用	可缓解小便不利

科属：水龙骨科、石韦属	采收时间：全年	性味：性微寒，味苦、甘	来源：植物庐山石韦的干燥叶

灯心草

别名：灯芯草、虎须草、赤须、灯心、灯草、碧玉草、水灯心、铁灯心、虎酒草、曲屎草、秧草

成品选鉴： 细圆柱形，表面白色或淡黄白色。置质轻柔软，有弹性，易拉断，气味不显著。以条长，粗壮，色白，有弹性者为好。

功效主治： 灯心草具有利小便、清心火的功效，常用于身体水肿、咽喉肿痛、口舌生疮、淋病、黄疸、心烦不安等症。

药用宜忌： 下焦虚寒、小便失禁者禁服。

植物形态： 多年生草本。根状茎直立或横走，纤维状须根。茎不分枝，绿色。叶基生。圆锥状花序顶生或腋生；花小型，两性，丰花，淡绿色。果实近球形，常开裂。种子卵球形，褐色。花期 6~7 月，果期 7~10 月。

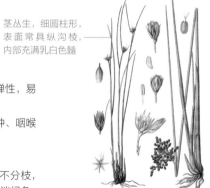

茎丛生，细圆柱形，表面常具纵沟棱，内部充满乳白色髓

采集方法： 夏末至秋初挑选晴天采割下茎秆，顺茎划开皮部，剥出髓心，捆把晒干。

生长特性： 喜温暖湿润气候，喜阳光充足，耐旱，耐寒，忌水涝。适应能力强，生命力顽强，一般的土壤均可生长。生长于水旁、田边等潮湿处。

质轻柔软，有弹性，易拉断

分布区域： 国内：长江下游及西南地区。国外：印度、越南、老挝、美国等地。

方剂举例

药方	用灯心草、胡荽各50克
制法	一同用水煎煮
用法	加入少许甜酒调和服用
功用	可缓解黄疸

科属：灯芯草科、灯芯草属	采收时间：夏末至秋初	性味：性微寒，味甘、淡	来源：植物灯芯草的干燥茎髓

冬葵子

别名：葵子、葵菜子

成品选鉴： 果实呈扁球状盘形。外被膜质宿萼，宿萼钟状，黄绿色或黄棕色，有的微带紫色，先端 5 齿裂，裂片内卷，其外有条状披针形的小苞片 3 片。果梗细短。果实由分果瓣 10~12 枚组成，在圆锥形中轴周围排成 1 轮，分果类扁圆形。表面黄白色或黄棕色，具隆起的环向细脉纹。种子肾形，棕黄色或黑褐色。气微，味甘、涩。

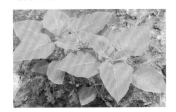

功效主治： 冬葵子具有清热利尿、下乳、润肠的功效，常用于乳汁少、便秘、小便不利、淋病、水肿等症。用各等份的冬葵子末、人乳汁，调和服用，可改善便秘。

药用宜忌： 脾虚肠滑者及孕妇忌服。

植物形态： 一年生草本。根系发达，纤维状。叶互生；叶柄细长；托叶卵状披针形，被疏柔毛；丛生于叶腋间，花小；小苞片线状披针形，被细毛；花冠淡白色至淡红色。果实扁球形，果熟时心皮彼此分离，淡棕色。种子肾形，黑色。花期 4~5 月，果期 7 月。

采集方法： 7~11 月采收后除去杂质，晒干，置于干燥通风处保存。

生长特性： 喜温暖湿润气候，耐旱、耐寒。适应性很强，一般的土壤均可生长，适宜在排水良好、肥沃、土层深厚、富含腐殖质的沙壤土中生长。生长于平原旷地、

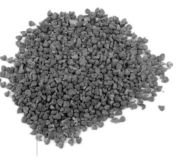

果实呈扁球状盘形，表面黄白色或黄棕色，具隆起的环向细脉纹

村落附近、路旁、田埂、山脚或山坡向阳较湿润处。

分布区域： 全国各地均有分布。

方剂举例

药方	取 50 克冬葵子，15 克茯苓
制法	一同捣制成末
用法	每日 3 次，每次以开水送服 5~6 克
功用	可缓解小便不利、水肿、妊娠水肿

科属： 锦葵科、锦葵属 **采收时间：** 7~11 月 **性味：** 性凉，味甘、涩 **来源：** 植物冬葵的干燥成熟种子

金针菜

别名：萱草花、川草花、鹿葱花。

成品选鉴： 花呈弯曲的条状，表面黄棕色或淡棕色，湿润展开后花呈喇叭状，花被管较长，先端 5 瓣裂，雄蕊 6。质韧。气微香，味鲜，微甘。有的花基部具细而硬的花梗。

功效主治： 金针菜具有利水通淋、清心散热、止血消肿的功效，常用于吐血、身体水肿、淋病、咽喉肿痛、头晕、心烦不眠等症。

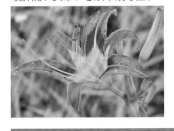

药用宜忌： 患有皮肤瘙痒症者忌食。

植物形态： 多年生草本。根簇生，粗短，纺锤形肉质根。叶基生。圆锥形花序，多花，花葶长短不一，上部圆柱形，基部三棱形，多分枝，无毛。蒴果椭圆形，革质。种子黑色，有棱。花期 5~8 月，果期 8~9 月。

采集方法： 5~8 月花将要开放时采收，蒸后晒干。置于通风干燥处。

生长特性： 喜温暖湿润气候，喜阳光充足，耐旱、耐寒，忌水涝。适应能力强，生命力顽强，一般的土壤均可生长，适宜在排水良好、肥沃、土层深厚、富含腐殖质的沙壤土中生长。生长于海拔 2 000 米以下的山坡、山谷、荒地或林缘。

分布区域： 河北、山东、河南、湖北、湖南、四川、陕西和甘肃等地。

花呈弯曲的条状，表面黄棕色或淡棕色

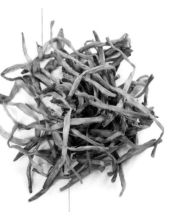

基部具细而硬的花梗

方剂举例

药方	取 30 克金针菜，适量红糖
制法	一同煎煮
用法	早饭前服用，连服 3~4 日
功用	可改善痔疮出血

科属： 阿福花科、萱草属 **采收时间：** 5~8 月 **性味：** 性凉，味甘 **来源：** 植物黄花菜的花蕾

茵陈

别名: 茵蒿、茵陈蒿、因陈蒿、石茵、安吕草、婆婆蒿、野兰蒿

成品选鉴: 多卷曲成团状,灰白色或灰绿色,全体密被白色茸毛,绵软如茎细小,气清香味微苦。茎呈圆柱形,多分枝,表面淡紫色或紫色,有纵条纹;体轻,质脆,气芳香,味微苦。

功效主治: 茵陈具有清利湿热、利胆退黄的功效,常用于小便不利、湿疹、黄疸、皮肤瘙痒等症。

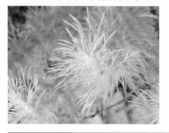

药用宜忌: 因脾虚血亏而致的虚黄、萎黄者一般不宜使用。蓄血发黄者禁用。

植物形态: 半灌木状草本。根木质化,根系发达,深入地下。茎直立。头状花序小而多,呈卵球形;总苞片,椭圆形,背面淡黄色,无毛。瘦果长卵形,无毛。花期9~10月,果期10~12月。

采集方法: 栽后第2年春季、秋季可采收嫩梢,除去杂质,去净泥土,摊开晾晒。晒干后,放置在阴凉干燥处保存。

生长特性: 喜温暖湿润气候,喜阳光充足,耐旱,耐寒,忌水涝。适应能力强,生命力顽强,一般的土壤均可生长,适宜在排水良好、肥沃、土层深厚、富含腐殖质的沙壤土中生长。生长于山坡、路边。

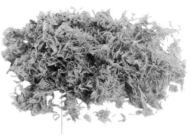

多卷曲成团状,灰白色或灰绿色,全体密被茸毛,绵软如绒

分布区域: 国内: 全国大部分地区。国外: 朝鲜、日本、菲律宾、越南、柬埔寨、马来西亚、俄罗斯等地。

方剂举例

药方	取200克茵陈,150克黄芩,10根炙枳实,15克大黄
制法	捣制成末,加蜂蜜做成丸
用法	每日空腹以米汤送服20丸,忌食热面、蒜、荞麦、黏食、陈臭物
功用	可缓解黄疸、小便发黄

科属: 菊科、蒿属　　**采收时间:** 春季或秋季　　**性味:** 性微寒,味苦、辛　　**来源:** 植物滨蒿或茵陈蒿的干燥地上部分

金钱草

别名: 蜈蚣草、铜钱草、对坐草

成品选鉴: 全草多皱缩成团,无毛或被疏柔毛。茎扭曲,表面棕色或暗棕红色,有纵纹,断面实心。叶对生,多皱缩,展平后呈宽卵形或心形,上表面灰绿色或棕褐色,下表面色较浅,主脉明显突起,用水浸后,对光透视可见黑色或褐色条纹。蒴果球形。气微,味淡。

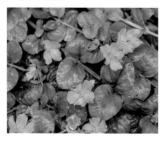

功效主治: 金钱草具有利湿退黄、利尿通淋、解毒消肿的功效,常用于毒疮脓肿、身体水肿、毒蛇咬伤、淋病等症。

药用宜忌: 风湿性关节炎、肩周炎患者用鲜品煎水熏洗可引起接触性皮炎。

植物形态: 多年生蔓生草本。茎匍匐延伸,无毛,下部节间较短,节间发出不定根。叶对生;花单生叶腋;花萼裂片披针形,先端渐尖,无毛;花冠黄色。蒴果球形,无毛,有稀疏黑色腺条。花期5~7月,果期7~10月。

采集方法: 夏秋季用镰刀割取,留茬10厘米左右,以利萌发,晒干或烘干。

生长特性: 喜温暖湿润气候,耐旱,不耐寒,忌积水。适应性很强,一般的土壤均可生长,适宜在

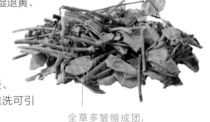

全草多皱缩成团,灰绿色或棕褐色

排水良好、肥沃、土层深厚、富含腐殖质的沙壤土中生长。生长于土坡、路边、沟边及林缘较阴湿处,垂直分布可达海拔2 300米处。

分布区域: 分布于江南地区各省。

方剂举例

药方	90克金钱草,45克茵陈,15克板蓝根
制法	水煎,加糖适量
用法	每日服用3次,连服10~15剂
功用	可治急性黄疸型肝炎

　科属: 报春花科、珍珠菜属　　**采收时间:** 夏秋季　　**性味:** 性微寒,味甘、咸　　**来源:** 植物过路黄的全草

虎杖

别名：大虫杖、苦杖、酸杖、斑杖、苦杖根、杜牛膝

成品选鉴：根的形状不一，多数呈圆锥形弯曲，或块状，外表棕褐色，有明显的纵皱纹、紫色斑块及散在的须根疤痕；质坚硬不易折断，断面棕红色，纤维性。根茎圆柱形，节明显，通常着生卷曲的须根，折断面中央有空隙，根茎顶部有残存的茎基。气微，味微苦。

功效主治：虎杖具有利湿退黄、

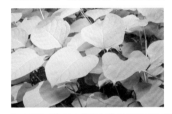

清热解毒、散瘀止痛、止咳化痰的功效，常用于风湿痹痛、跌打肿痛、闭经、痛经、水火烫伤、黄疸等症。

药用宜忌：孕妇禁服。

植物形态：多年生草本。根状茎粗壮，横卧地下，黄褐色，节明显。单叶互生；圆锥状花序腋生，单性，雌雄异株；花小而密，白色或淡绿色。瘦果卵形，黑褐色且有光泽。花期7~9月，果期9~10月。

采集方法：春秋季挑选晴天采收，连根挖出，除去须根，洗净泥沙，可鲜用或晒干，置于通风干燥处保存。

生长特性：喜温暖湿润气候，耐旱，不耐寒，忌积水。适应性很强，生命力顽强，在一般的土壤中均可生长，适宜在排水良好、肥沃、土层深厚、富含腐殖质的沙壤土中生长。多生长于山谷、溪旁或岸边。

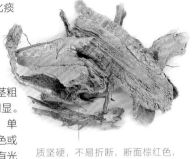

质坚硬，不易折断，断面棕红色，纤维性，呈菊花状放射形纹理

分布区域：国内：江苏、浙江、江西、福建、山东、河南、陕西、湖北、云南、四川和贵州等地。国外：朝鲜、日本等地。

方剂举例

药方	取10克虎杖根
制法	用500毫升水煎煮至余大半，滤渣，用10毫升好酒同煎至膏状
用法	每次服用20毫升
功用	可改善腹胀、痛经

科属：蓼科、虎杖属	采收时间：春秋季	性味：性微寒，味微苦	来源：植物虎杖的干燥根茎及根

垂盆草

别名：山护花、狗牙草、瓜子草、石指甲、狗牙瓣

成品选鉴：干燥全草稍卷缩。根细短，茎纤细，长20厘米以上，部分节上可见纤细的不定根。3叶轮生，叶片倒披针形至矩圆形，绿色，肉质，先端近急尖，基部急狭，有距。气微，味微苦。

功效主治：垂盆草具有清热解毒、利湿退黄的功效，常用于淋病、

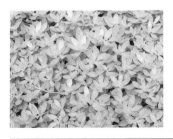

湿疹、水火烫伤、痢疾、毒疮脓肿、黄疸、咽喉不适等症。

药用宜忌：脾胃虚寒者慎服。

植物形态：多年生草本。纤维状根系发达，细短。不育茎细，匍匐，节上生根。3叶轮生；聚伞花序顶生，有分枝，花少；萼片披针形至长圆形；花瓣黄色，披针形至长圆形。种子细小，卵形。花期5~7月，果期7~8月。

采集方法：夏秋季采收后晒干，置于通风干燥处保存。

生长特性：喜温暖湿润气候，耐旱，不耐寒，忌积水。适应性很强，一般的土壤均可生长，适宜在排水良好、肥沃、土层深厚、富含腐殖质的沙壤土中生长。生长于海拔1600米以下的向阳山坡、石隙、沟边及路旁湿润处。

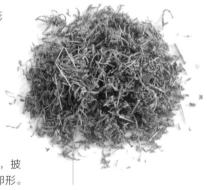

干燥全草稍卷缩，茎纤细

分布区域：国内：河北、山西、辽宁、吉林、江苏、浙江、安徽、福建、江西、山东和河南等地。国外：朝鲜、日本均有分布。

方剂举例

药方	取30克鲜垂盆草，9克紫金牛
制法	一同用水煎煮后滤渣
用法	加糖，分两次服用
功用	适宜慢性迁延型肝炎患者

科属：景天科、景天属	采收时间：夏秋季	性味：性微寒，味甘、淡、微酸	来源：植物垂盆草的全草

磨盘草

别名：金花草、磨挡草、耳响草、帽笼子、磨笼子、木磨子、磨盆草

成品选鉴：全草主干粗约2厘米，有分枝，外皮有网格状皱纹，淡灰褐色如被粉状，触之有柔滑感。叶皱缩，浅发绿色，背面色淡，少数呈浅黄棕色，被短柔毛，手捻之较柔韧而不易碎，有时叶腋有花或果。气微。

功效主治：磨盘草具有利水通淋、清热解毒、消肿止咳的功效，常

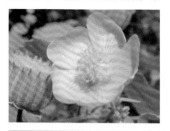

用于咽喉肿痛、毒疮脓肿、泄泻、发热、感冒、尿路感染等症。

药用宜忌：孕妇忌服。

植物形态：多年生亚灌木状草本。茎直立，多分枝。叶互生。花生于叶腋，单生；花萼盘状，绿色；花黄色。果为磨盘形，初生时绿色，成熟时黑色，具短芒；种子肾形，被星状疏柔毛。花期7~10月，果期10~12月。

采集方法：夏秋季割取全草，晒干，置于通风干燥处保存。

生长特性：喜温暖湿润气候，喜光，耐旱，不耐寒，忌积水。适应性很强，一般的土壤均可生长，适宜在排水良好、肥沃、土层深厚、富含腐殖质的沙壤土中生长。生长于海拔800米以下的地带，如平原、海边、沙地、旷野、山坡、河谷。

分布区域：国内：广东、广西、

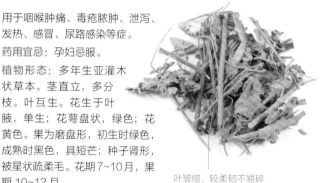

叶皱缩，较柔韧不易碎

海南、贵州、云南和台湾等地。国外：越南、老挝、柬埔寨、泰国、斯里兰卡、缅甸、印度和印度尼西亚等地区。

方剂举例

药方	取30~60克磨盘草，15克苍耳根，1个墨鱼干
制法	一同用水炖
用法	随时服用
功用	可缓解中耳炎症

科属：锦葵科、苘麻属	采收时间：夏秋季	性味：性凉，味甘、淡	来源：植物磨盘草的全草

溪黄草

别名：溪沟草、山羊面、熊胆草、血风草、黄汁草、溪沟草、香茶菜

成品选鉴：茎枝方柱形，密被倒向微柔毛。叶对生，常破碎，完整叶多皱缩，展开后呈卵形或卵状披针形，两面沿脉被微柔毛，叶柄长1~1.5厘米。聚伞花序具梗，由5至多数花组成顶生圆锥花序；苞片及小苞片狭卵形至条形，密被柔毛；花冠紫色，长约5.5毫米。

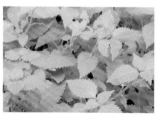

功效主治：溪黄草具有清热解毒、退黄利水、消肿止痛的功效，常用于泄泻、跌打损伤、痢疾、湿热黄疸等症。

药用宜忌：脾胃虚寒者慎服。

植物形态：多年生草本。根系发达，密生须根，呈块状或疙瘩状。叶对生；顶生圆锥花序；花萼钟形，密被灰白微柔毛；花冠紫色。成熟的小坚果阔卵圆形，先端圆，具腺点及白色髯毛。花、果期8~9月。

采集方法：每年可采收2~3次，收割后晒干，置于通风干燥处。

生长特性：喜温暖湿润气候，喜光，耐旱，耐寒，忌积水。适应性很强，一般的土壤均可生长，适宜在排水良好、肥沃、土层深厚、富含腐殖质的沙壤土中生长。常成丛生长于山坡、路旁、田边、溪旁、河岸及灌木丛中。

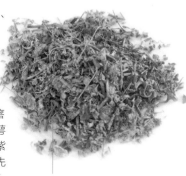

完整叶多皱缩，展开后呈卵形或卵状披针形

分布区域：全国各地均有分布。

方剂举例

药方	取15~30克鲜溪黄草，30~60克猪殃殃
制法	一同用水煎煮后以酒调和
用法	捣烂敷于患处
功用	可缓解跌打肿痛

科属：唇形科、香茶菜属	采收时间：全年	性味：性寒，味苦	来源：植物溪黄草的干燥全草

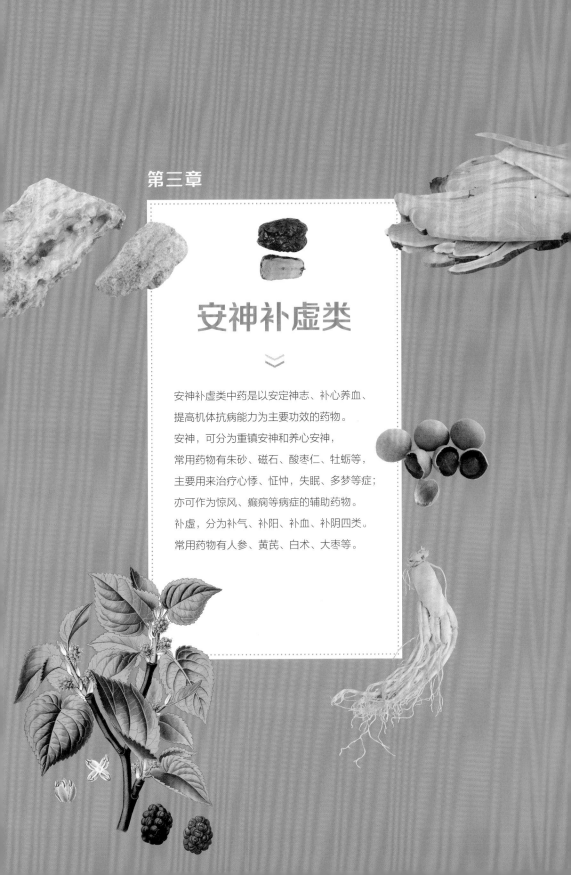

第三章

安神补虚类

安神补虚类中药是以安定神志、补心养血、
提高机体抗病能力为主要功效的药物。
安神，可分为重镇安神和养心安神，
常用药物有朱砂、磁石、酸枣仁、牡蛎等，
主要用来治疗心悸、怔忡，失眠、多梦等症；
亦可作为惊风、癫痫等病症的辅助药物。
补虚，分为补气、补阳、补血、补阴四类。
常用药物有人参、黄芪、白术、大枣等。

灵芝

别名: 赤芝、红芝、木灵芝、菌灵芝、万年蕈、灵芝草

成品选鉴: 菌盖木栓质, 肾形, 红褐、红紫或暗紫色, 具漆样光泽, 有环状棱纹和辐射状皱纹。菌柄侧生, 极少偏生, 长于菌盖直径, 紫褐色至黑色, 有漆样光泽, 坚硬。孢子卵圆形, 壁两层, 内壁褐色, 表面有小疣, 外壁透明无色。

功效主治: 灵芝具有补气安神、

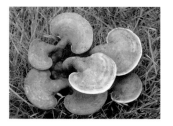

止咳平喘的功效, 常用于咳嗽、心悸、失眠、消化不良、气喘、虚劳等症。

药用宜忌: 畏扁青、茵陈蒿。

真菌形态: 腐生真菌, 子实体, 有柄, 木栓质。菌盖呈半圆形或肾形, 表面褐黄色或红褐色, 轻微皱或平滑, 有油漆般光泽, 边缘微钝。菌肉白色, 近管处淡褐色。菌柄长圆柱形, 侧生或偏生, 偶中生。孢子卵形, 双层壁, 顶端平截, 外壁透明, 内壁淡褐色, 担子果多在秋季成熟, 华南及西南可延至冬季成熟。

采集方法: 全年都可采收, 剪除附有朽木、泥沙或培养基质的下端菌柄, 阴干或烘干。

生长特性: 喜温暖湿润气候, 需要有散射光, 忌强光照射, 不耐寒, 多生于林内阔叶树的木桩旁或木头、立木、倒木上。

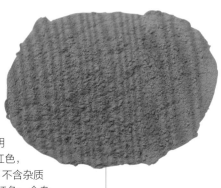

菌盖木栓质, 肾形, 红褐、红紫或暗紫色, 具漆样光泽

分布区域: 四川、浙江、江西、湖南等地。

方剂举例

药方	取 16 克灵芝、3.5 克半夏、6 克苏叶、3 克厚朴、9 克茯苓
制法	加入冰糖一同用水煎煮
用法	每日 2~3 次服用, 分服
功用	可缓解过敏性哮喘症状

科属: 灵芝科、灵芝属	采收时间: 全年	性味: 性平, 味甘	来源: 真菌赤芝或紫芝的干燥子实体

朱砂

别名: 丹粟、丹砂、赤丹、汞砂、辰砂

成品选鉴: 朱红色极细粉末, 体轻, 以手捻之无粒状物, 气微, 无味。

功效主治: 朱砂具有清心镇惊、安神明目、解毒的功效, 常用于毒疮脓肿、头晕目眩、心烦不眠、

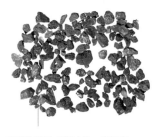

晶形为板状或者柱状, 穿插双晶常见, 解理发育, 硬度较小

癫狂、疥癣等症。

药用宜忌: 不宜久服、多服。孕妇及肝功能不全者禁服。

矿物形态: 晶体属三方晶系。呈菱面体、柱状、厚板状。集合体呈不规则粒状、块状或皮膜状, 半透明或不透明, 颜色常呈红色, 晶体表面具条痕红色。不含杂质的辰砂金刚光泽, 朱红色; 含杂质时光泽暗淡, 褐红色。

采集方法: 全年都可开采, 劈开辰砂矿石, 取出岩石中夹杂的少数朱砂。

生长特性: 产于石灰岩、板岩、砂岩中。

分布区域: 国内: 贵州、湖南、四川、广西和云南等地。国外: 美国、西班牙、墨西哥等地。

粉末朱红色

方剂举例

药方	用朱砂和黄连各 25 克、10 克当归、15 克生地黄、10 克甘草
制法	一同研制成末, 用酒浸泡煎煮并制成丸
用法	每次服用 30 丸
功用	可缓解心神昏乱、惊悸失眠

类别: 硫化物类	采收时间: 全年	性味: 性微寒, 味甘	来源: 矿物辰砂族矿物辰砂

磁石

别名：玄石、吸铁石、磁铁

成品选鉴： 磁石为块状集合体，呈不规则块状或略带方形，多具棱角。灰黑色或棕褐色。条痕黑色，具金属光泽。体重，质坚硬，断面不整齐。有土腥气，无味。以黑色、有光泽、吸铁能力强者为佳。

功效主治： 磁石具有镇惊安神、平肝潜阳、聪耳明目、纳气平喘的功效，常用于惊悸失眠、头晕目眩、耳鸣耳聋、肾虚、视力模糊、气喘等症。

药用宜忌： 反牡丹、莽草，畏黄石脂。

矿物形态： 晶体属等轴晶系。为不规则的块状集合体，多具棱角，大小不一。颜色呈灰黑色或棕褐色，晶体带浅蓝靛色，条痕黑色，具金属光泽。质地坚硬，具磁性，密度大。

采集方法： 全年都可采收，开采后，除去杂石，选择吸铁能力强者入药。

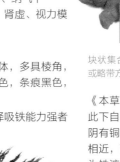

块状集合体，呈不规则块状或略带方形，多具棱角

《本草图经》：按磁石一名玄石，而此下自有玄石条，云生泰山之阳，山阴有铜，铜者雌，铁者雄，主疗颇亦相近，而寒温铜铁畏恶乃别。苏恭以为铁液也。是磁石中无孔，光泽纯黑者，其功劣于磁石，又不能悬针。今北番以磁石作礼物，其块多光泽，又吸针无力，疑是此石，医方罕用。

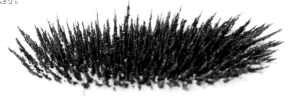

质坚硬，体重，且难于打碎，有的附有少许棕红色粉末

生长特性： 常产于岩浆岩、变质岩中，海滨沙中也常存在。

分布区域： 山东、河北、河南、辽宁、黑龙江、内蒙古、湖北、云南、广东、四川、山西、江苏和安徽等地。

古籍名医录：

《本草纲目》：磁石治肾家诸病，而通耳明目。一士子频病目，渐觉昏暗生翳，时珍用东垣羌活胜风汤加减法与服，而以磁朱丸佐之，两月遂如故。盖磁石入肾，镇养真精，使神水不外移，朱砂入心，镇养心血，使邪火不上侵，而佐以神曲消化滞气，生熟并用，温养脾胃发生之气。方见孙真人《千金》神曲丸。

《本草纲目拾遗》：出相州北山。磁石毛，铁之母也。取铁如母之招子焉。《本经》有磁石，不言毛。毛、石功状殊也。又言磁石寒，此弥误也。

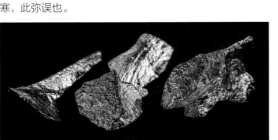

灰黑色或棕褐色，具金属光泽

方剂举例

药方 取 200 克神曲、100 克磁石、50 克光明砂
制法 一同研制成末，和蜂蜜调成丸
用法 每次服用 30 丸，每日 3 次
功用 可改善肾虚、视物昏花

类别：氧化物类	采收时间：全年	性味：性寒，味咸	来源：矿物尖晶石族磁铁矿的矿石

大枣

别名：红枣、小枣、枣子

树皮褐色或灰褐色，分枝，紫红色或灰褐色，无毛

成品选鉴：果实椭圆形或圆形。表面暗红色，略带光泽，有不规则皱纹，基部凹陷，有短果梗；外果皮薄，中果皮棕黄色或淡褐色，肉质糖性而油润；果核纺锤形，两端锐尖，质坚硬。气微香，味甘。

功效主治：大枣具有补中益气、养血安神的功效，常用于过敏性紫癜、贫血、肝炎等症。

药用宜忌：凡有湿痰、积滞、齿病、虫病者，均不宜服。

植物形态：落叶小乔木。根系粗壮、发达，深入地底。树皮褐色或灰褐色。茎直立。叶纸质。腋生聚伞花序，两性；萼片卵状三角形；花瓣倒卵圆形，花黄绿色。核果近球形或长圆形，初生时绿色，成熟时红色或淡褐色，果肉味甜。种子椭圆形，两端尖锐，质地坚硬。花期5~7月，果期8~9月。

采集方法：秋季果实成熟时，挑选晴天采摘成熟果实晒干或烘烤至皮软再晒干。放置在阴凉干燥处保存。防止虫蛀。

生长特性：喜温暖湿润气候，喜光，耐旱、耐寒、耐贫瘠，忌积水。适应性很强，一般的土壤均可生长，适宜在排水良好、肥沃、土层深厚、富含腐殖质的沙壤土中生长。常成丛生长于山坡、平原及灌木丛中。

分布区域：国内：全国各地，主产于河南、河北、山东、山西、陕西、甘肃、内蒙古等地均有分布。**国外：**美洲、亚洲、欧洲等地均有分布。

古籍名医录：《本草纲目》：《素问》言枣为脾之果，脾病宜食之，谓治病和药，枣为脾经血分药也。若无故频食，则损齿，贻害多矣。

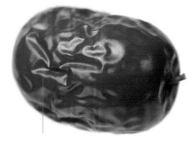

果实椭圆形或圆形，长2~3.5厘米，直径1.5~2.5厘米

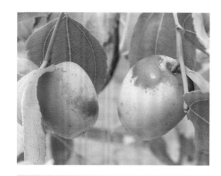

《本草汇言》：沈氏曰，此药甘润膏凝，善补阴阳、气血、津液、脉络、筋俞、骨髓，一切虚损，无不宜之。如龙谭方治惊悸怔忡、健忘恍惚，志意昏迷，精神不守，或中气不和，饮食无味，百体懒重，肌肉瘦，此属心、脾二脏元神亏损之证，必用大枣治之。佐用陈皮，调畅中脘虚滞之痰。

《药品化义》：大黑枣，助阴补血，入肝走肾，主治虚劳，善滋二便，凡补肝肾药中，如滋阴降火汤、茯苓补心汤、产后芎归调血饮、保胎丸、养荣丸、四神丸，俱宜为佐使，因性味甘温，尤能扶脾养胃耳。

叶卵状椭圆形或卵状矩圆形，先端钝，基部近圆形，边缘有细锯齿，上面深绿色，下面浅绿色，无毛

表面暗红色，略带光泽

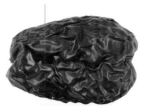

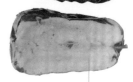

断面蓬松，呈气眼海绵状

方剂举例

药方 取1枚大枣、1枚斑蝥

制法 一同炖煮，去蝥

用法 空腹以白汤送服

功用 可缓解反胃吐食

科属：鼠李科、枣属　**采收时间：**秋季　**性味：**性温，味甘　**来源：**植物枣的成熟果实

琥珀

别名：育沛、虎珀、江珠、兽魄、顿牟

成品选鉴： 呈不规则块状、颗粒状或多角形，大小不一。表面淡黄色、血红色或深绿黄色，有光泽，近于透明。质硬而脆，断面平滑有玻璃样光泽。以火烧之有爆裂声，稍冒黑烟，熄灭时冒白烟。稍有松脂气，味甘，嚼之易碎，无砂石感。

功效主治： 琥珀具有镇惊安神、活血散瘀、利尿通淋的功效，常用于小便不利、心烦失眠、癫狂、尿血等症。

药用宜忌： 阴虚内热及无瘀滞者忌服。

矿物形态： 是一种透明的生物化石，是植物的树脂化石。呈不规则块状、小滴状，大小不一。内部常包含小昆虫、植物碎片，奇丽异常。硬度低，体轻，涩，温润，有宝石般的光泽与晶莹度，呈黄色、红黄色。

质硬而脆，有光泽，近于透明

呈不规则块状，表面淡黄色、血红色或深绿黄色

生长特性： 分布于白垩纪或第三纪的砂砾岩、煤层的沉积物中。

分布区域： 云南、河南、广西、福建、贵州和辽宁等地。

采集方法： 全年都可采集，从地层或煤层中挖出后，除去砂石、泥土等杂质。

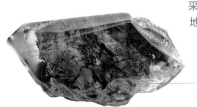

表面及内部有当初树脂流动产生的纹路

方剂举例

药方	取琥珀、防风各5克，2.5克朱砂
制法	一同研制成末
用法	用猪乳调和服用
功用	可缓解小儿胎惊

类别：有机矿物	采收时间：全年	性味：性平，味甘	来源：松、柏科植物的树脂形成的化石

龙骨

别名：五花龙骨

成品选鉴： 龙骨呈骨骼状或已破碎呈不规则块状，大小不一。质硬、不易破碎、断面不平坦、色白或色黄，有的中空，摸之细腻如粉质，在关节处有多数蜂窝状小孔。吸湿性强，舐之黏舌。无臭、无味。五花龙骨全体呈淡灰白色或淡黄棕色，夹有红、白、黄、蓝、棕、黑或深浅粗细不同的纹理。质硬，较酥脆，易片状剥落，吸湿性强，舐之吸舌。无臭、无味。

功效主治： 龙骨具有镇惊安神、平肝潜阳、收敛固涩的功效，常用于赤白带下、遗精遗尿、心烦失眠、盗汗、崩漏等症。不仅如此，龙骨还具有促进血凝、抑制骨骼肌兴奋的作用。

药用宜忌： 有湿热、实邪者忌服。畏石膏。大便秘结、心律失常者忌用。

矿物形态： 晶体结构属三方晶系。晶体呈菱面体或板状。常以钟乳状或致密粒状集合体产出。纯净为无色或乳白色，如有杂质，则成灰、黄、玫瑰、红、褐等各种色彩。具玻璃光泽，透明至不透明，有完全的解理，晶体可沿三个不同的方向劈开。

采集方法： 全年可采，挖出后除去泥土和杂质，放置于干燥处保存。取刷净的龙骨，在无烟的炉火上或坩埚内煅至红透，取出，放凉，碾碎。

呈骨骼状，已破碎的呈不规则块状，白色或黄色，质硬

生长特性： 龙骨为古代哺乳动物如象、犀牛等的骨骼化石。

分布区域： 全国大部分地区均有分布。

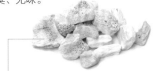

表面白色、灰白色或浅棕色

方剂举例

药方	取龙骨、阿胶各15克，6克艾叶，50~100克糯米
制法	先煎龙骨和艾叶去掉残渣取汁留用，加入糯米煮粥，粥煮好后，将捣碎的阿胶放入粥中，调匀
用法	空腹服食
功用	养血、止血、安胎

类别：有机矿物	采收时间：全年	性味：性平，味甘、涩	来源：古代大型哺乳动物的骨骼化石

黄芪

别名：黄耆、绵黄芪、大有芪、西芪、黑皮芪、正口芪、白皮芪、川芪、红芪

成品选鉴：根圆柱形，有的有分枝，上端较粗，略扭曲，长30~90厘米，直径0.7~3.5厘米。表面淡棕黄色至淡棕褐色，有不规则纵皱纹及长皮孔，栓皮易剥落而露出黄白色皮部，有的可见网状纤维束。质坚韧，断面强纤维性。气微，味微甘，有豆腥味。

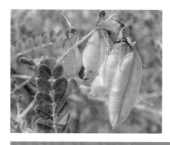

功效主治：黄芪具有补气升阳、固表止汗、利水消肿、生津养血、行滞通痹、托毒排脓的功效，常用于肾炎水肿、气血虚弱、糖尿病、子宫脱垂、溃疡、久泻脱肛等症。

药用宜忌：内有积滞、疮疡者不宜用。

植物形态：多年生草本。主根肥厚，圆柱形，木质，常分枝，灰白色。茎直立，上部有分枝，被白色柔毛。羽状复叶；小叶椭圆形或长圆状卵形，先端钝或近圆形，基部圆形，上面绿色，下面浅绿色，被白色柔毛。总状花序；苞片线状披针形；花萼钟状；花冠黄色或淡黄色，倒卵形。荚果膜质，半椭圆形。花期6~7月，果期7~9月。

采集方法：春、秋季采挖后除去泥土、须根及根头，晒至六七成干，理直扎捆后晒干。

生长特性：喜温凉爽气候，喜日照，耐旱，耐寒，耐贫瘠，忌积水。适应性很强，一般的土壤均

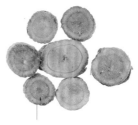

表面淡棕黄色至淡棕褐色，有不规则纵皱纹

可生长，适宜在排水良好、肥沃、土层深厚、富含腐殖质的沙壤土中生长。生长于向阳间草地、疏林下及草甸、山坡。

分布区域：全国大部分地区均有分布。

方剂举例

药方	取30克黄芪、50克木兰
制法	一同研制成末
用法	每次以酒送服少许
功用	可缓解酒疮疽疾

| 科属：豆科、黄芪属 | 采收时间：春季、秋季 | 性味：性微温，味甘 | 来源：植物黄芪的干燥根 |

酸枣仁

别名：枣仁、酸枣核

成品选鉴：干燥成熟的种子呈扁圆形或椭圆形，表面赤褐色至紫褐色，未成熟者色浅或发黄，光滑。气微弱，味甘、酸。

功效主治：酸枣仁具有养血补肝、宁心安神、敛汗、生津的功效，常用于心烦失眠、惊悸、口渴等症。

药用宜忌：有实邪及滑泄者慎服。

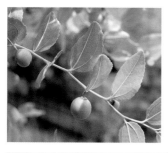

植物形态：落叶小乔木。根系粗壮、发达，深入地底。树皮褐色或灰褐色。叶纸质。腋生聚伞花序，两性；萼片卵状三角形；花瓣倒卵圆形，花黄绿色。核果近球形，初生时绿色，成熟时红色或淡褐色，果肉味甜。种子椭圆形，两端尖锐，质地坚硬。花期4~5月，果期9~10月。

采集方法：秋末冬初采收成熟果实，挑选晴天进行采收，采收后除去果肉及核壳，收集种子，晒干。放置在阴凉干燥处保存。

生长特性：喜温暖湿润气候，喜光，耐旱，耐寒，耐贫瘠，忌积水。适应性很强，一般的土壤均可生长，适宜在排水良好、肥沃、土层深厚、富含腐殖质的沙壤土

果仁呈扁圆形或椭圆形，表面赤褐色至紫褐色，光滑

中生长。生长于阳坡或干燥瘠土处，常形成灌木丛。

分布区域：辽宁、陕西、河北等地。

方剂举例

药方	取40克酸枣仁、1克甘草、2克知母、2克茯苓、2克川芎
制法	一同用160毫升水煮至60毫升
用法	一次服用
功用	可改善虚烦不眠

| 科属：鼠李科、枣属 | 采收时间：秋末冬初 | 性味：性平，味甘、酸 | 来源：植物酸枣的干燥成熟种子 |

柏子仁

别名：柏实、侧柏子

成品选鉴： 种仁略呈卵形，长 4~7 毫米，直径 1.5~3 毫米。表面黄白色至淡黄棕色。外有质内种皮，顶端尖，有棕色小点，基部钝圆。质软，油润，含大量油质，平断面黄白色。微臭，味甘香。

功效主治： 柏子仁具有养心安神、润肠通便、止汗的功效，常用于心悸失眠、便秘、遗精、盗汗等症。

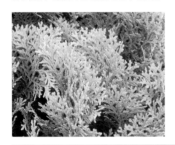

药用宜忌： 便溏及痰多者忌服。

植物形态： 常绿小乔木。根系发达，粗壮。树皮薄，浅灰褐色或淡红褐色，纵裂成条片。雄球近球形，花黄色；雌球花卵球形，蓝绿色，被白粉。球果近球形，初生时肉质，蓝绿色，被白粉，成熟后木质，开裂，红褐色。种子近圆形，顶端微尖，灰褐色或紫褐色，富含大量油脂。花期4~5月，果期 10~11月。

采集方法： 秋冬季种子成熟时收采，晒干，压碎种皮，筛净，阴干。

生长特性： 喜温暖湿润气候，喜光，耐高温，耐旱，耐寒，耐贫瘠，忌积水。适应性很强，在酸性、中性、石灰性和轻盐碱土壤均可生长，适宜在排水良好、肥沃、土层深厚、富含腐殖质的沙壤土中生长。

分布区域： 全国大部分地区均有分布。

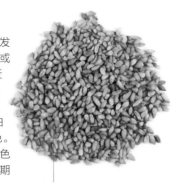

种仁略呈卵形，表面黄白色至淡黄棕色

方剂举例

药方	用柏子仁、半夏曲各100克，牡蛎、人参、白术、麻黄根、五味子各50克，25克麦麸
制法	一同炒熟后制成末，和枣肉做成丸
用法	每次以空心米汤送服50丸，每日两次
功用	可止汗、退热、进饮食

科属： 柏科、侧柏属	**采收时间：** 秋冬季	**性味：** 味甘，性平	**来源：** 植物侧柏的种仁

远志

别名：蒬葽、棘菀，苦远志

成品选鉴： 根呈圆柱形，中空，拘挛不直。表面灰色或灰黄色。全体有密而深陷的横皱纹，有些有细纵纹及细小的疙瘩状根痕。质脆易断，断面黄白色、较平坦，微有青草气，味苦微辛，有刺喉感。远志肉多已破碎。肉薄，横皱纹较少。

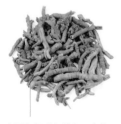

表面灰色或灰黄色，全体有密而深陷的横皱纹

功效主治： 远志具有安神益智、交通心肾、祛痰、消肿的功效，常用于毒疮脓肿、心悸失眠、梦遗、痰多咳嗽、健忘等症。

药用宜忌： 心肾有火、阴虚阳亢者以及有胃炎或胃溃疡者忌服。

植物形态： 多年生草本。主根粗壮，韧皮部肉质，浅黄色。单叶互生；总状花序顶生；少花，稀疏，淡蓝色；苞片披针形，先端渐尖。蒴果扁圆形，绿色，具狭翅，无缘毛。种子卵形，黑色，密被白色柔毛。花期5~7月，果期6~8月。

采集方法： 春季出苗前或秋季地上部分枯萎后，取根部，除去残基，洗净泥土，沥干水分，阴干或晒干。

生长特性： 喜温暖湿润气候，喜光，耐高温，耐旱，不耐寒，耐贫瘠，忌积水。适应性好，在一般土壤中均可生长，适宜在排水良好、肥沃、土层深厚、富含腐殖质的沙壤土中生长。生长于向阳山坡或路旁。

分布区域： 全国大部分地区均有分布。

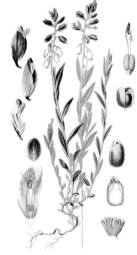

叶片线形至线状披针形，先端渐尖

方剂举例

药方	用远志、菖蒲各50克
制法	捣制过筛
用法	每次用水煎服15克
功用	可改善久心痛

科属： 远志科、远志属	**采收时间：** 春季、秋季	**性味：** 性温，味苦、辛	**来源：** 植物远志的干燥根

龙眼肉

别名：蜜脾、龙眼干

果实近球形，黄褐色或灰黄色，味甘

成品选鉴： 由顶端纵向裂开的不规则块片，长约1.5厘米，宽1.5~3.5厘米，厚不及1毫米，表面黄棕色，半透明。靠近果皮的一面皱缩不平，粗糙；靠近种皮的一面光亮而有纵皱纹。质柔韧而微有黏性，常黏结成块状。气香，味浓甜而特殊。

功效主治： 龙眼肉具有补益心神、养血安神的功效，常用于健忘、心悸失眠、血虚、气血不足等症。

药用宜忌： 内有痰火及湿滞停饮者忌服。孕妇，尤其妊娠早期禁服。

植物形态： 常绿乔木。根茎粗壮，根系发达。双数羽状复叶；小叶革质。圆锥花序顶生或腋生，两性；萼片近革质，三角状卵形；花瓣黄白色。种子黑褐色，光亮。花期3~4月，果期7~9月。

叶椭圆形至长圆状披针形，先端短尖，基部阔楔形至截平，表面面深绿色，背面粉绿色，无毛

采集方法： 7~10月果实成熟时，挑选晴天进行采收，采摘后烘干或晒干，剥去果皮，取其假种皮。晒干后放置在阴凉干燥处保存。

分布区域： 国内：福建、台湾、广东、广西、云南、贵州和四川等地。国外：亚洲南部和东南部等地。

表面黄棕色，半透明

生长特性： 喜温暖湿润气候，喜光，耐高温，耐旱，不耐寒，耐贫瘠，忌积水。适应性强，生命力顽强，在一般土壤中均可生长，适宜在排水良好、肥沃、土层深厚的红壤丘陵地、旱平地生长。生长于坡地、丘陵、山区、路边。

古籍名医录：

《本草纲目》：食品以荔枝为贵，而资益则龙眼为良，盖荔枝性热，而龙眼性和平也。严用和《济生方》治思虑劳伤心脾有归脾汤，取甘味归脾，能益人智之义。

《药品化义》：桂圆，大补阴血，凡上部失

血之后，入归脾汤同莲肉、芡实以补脾阴，使脾旺统血归经。如神思劳倦，心经血少，以此助生地、麦门冬补养心血。又筋骨过劳，肝脏空虚，以此佐熟地、当归，滋补肝血。

《神农本草经》：主五脏邪气，安志、厌食，久服强魂魄，聪明。

龙眼壳近球形，黄褐色或灰黄色，外面粗糙，有微凸的小瘤体

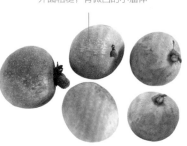

质柔韧而微有黏性，常黏结呈块状

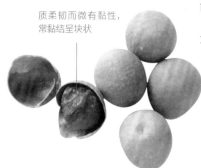

方剂举例

药方	用白术、茯苓、黄芪、龙眼肉、酸枣仁（炒）各50克，人参、木香各25克，12.5克炙甘草
制法	切碎，每次取200克，用水、5片生姜、1枚大枣煎煮除渣
用法	温服
功用	可改善健忘、思虑过度、劳心伤脾

科属：无患子科、龙眼属　　采收时间：7~10月　　性味：性温，味甘　　来源：植物龙眼的假种皮

合欢皮

别名：合昏皮

成品选鉴：干燥的树皮，呈筒状或半筒状。外表面粗糙，灰绿色或灰褐色，散布横细裂纹，稍有纵皱纹，皮孔圆形或长圆形，带棕红色。内表面淡棕色或淡黄色，有细密纵纹。质硬而脆，断面淡黄色，纤维状。气微香，味淡。

功效主治：合欢皮具有解郁安神、活血消肿的功效，常用于毒疮脓肿、骨折、淋巴结核、心悸、失眠等症。

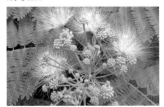

药用宜忌：孕妇慎用。

植物形态：落叶乔木。根系发达，主根粗壮。叶互生。头状花序生于枝端；花粉红色荚果扁平，嫩荚有柔毛，老荚无毛。种子扁椭圆形。花期6~8月，果期8~10月。

采集方法：夏秋季剥下树皮，晒干，置于通风干燥处保存。

生长特性：喜温暖湿润气候，喜光，耐高温，耐旱，耐贫瘠，不耐寒，忌积水。在一般土壤中均可生长，适宜在排水良好、肥沃、土层深厚、富含腐殖质的沙壤土中生长。生长于山坡、路旁，常栽培于庭园。

分布区域：国内：全国大部分地区。国外：俄罗斯、朝鲜、日本、越南、泰国、缅甸、印度、伊朗、非洲东部及美洲南部。

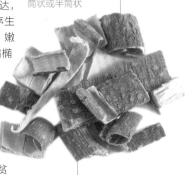

干燥的树皮呈筒状或半筒状

外表面粗糙，灰绿色或灰褐色，散布横纵皱纹

方剂举例

药方	取200克合欢皮
制法	炒干，研制成末
用法	取15克合欢皮，同麝香、乳香各5克一起，用温酒调和服用
功用	可缓解跌打损伤、筋骨疼痛

科属：豆科、合欢属	采收时间：夏秋季	性味：性平，味甘	来源：植物合欢的干燥树皮

人参

别名：鬼盖、人衔、神草、人微、土精、血参、地精、海腴、汤参

成品选鉴：主根呈纺锤形或圆柱形，表面灰黄色，有疏浅断续的粗横纹及明显的纵皱，下部有支根2~3条，并有多数细长的须根，质较硬，香气特异，味甘、微苦。

功效主治：人参具有大补元气、复脉固脱、补脾益肺、生津养血、安神益智的功效，常用于食欲不振、健忘、血气不足、倦怠、劳伤虚损、心悸、反胃等症。

药用宜忌：实证、热证者忌服。

表面灰黄色，有明显纵皱

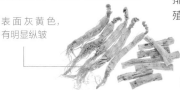

植物形态：多年生草本。主根肥大，呈圆柱形，表面淡黄色，常分枝，多须根。茎直立，单生，高有纵纹，绿色，无毛。掌状复叶，茎顶生，幼株的叶数较少；小叶片膜质，卵形或菱状卵形，先端渐尖，基部阔楔形，上面绿色，下面浅绿色，边缘具细锯齿。伞形花序顶生，淡黄绿色；花瓣卵状三角形。果实扁球形，成熟时鲜红色。种子肾形，白色。花期6~7月，果期7~9月。

采集方法：9~10月拨松泥土，将根及须根细心拔出，防止折断，去净泥土、茎叶。鲜用或晒干。放置在阴凉干燥处保存。

生长特性：喜凉爽而湿润气候，喜阴，耐旱，耐寒，耐贫瘠，忌积水，忌强光直射，忌高温。适宜在质地疏松、排水良好、肥沃、土层深厚、富含腐殖质的沙壤土中生长。生长于茂密的林中、丘陵、山区。

分布区域：国内：黑龙江、吉林、辽宁和河北。国外：俄罗斯、朝鲜等地。

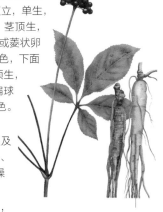

支根2~6条，末端多分枝，有许多细长的须状根

方剂举例

药方	取10克人参末、2.5克生附子末、0.5克生姜
制法	一同用水煎煮
用法	调入鸡蛋清，空腹服用
功用	可改善消化不良、胃虚冷

科属：五加科、人参属	采收时间：9~10月	性味：性微温，味甘、微苦	来源：植物人参的根

西洋参

别名：洋参、西参、花旗参、广东参

成品选鉴： 干燥根略呈圆柱形而带纺锤状，长2~6厘米，直径0.5~1厘米，外表现细横纹及不规则的纵皱，顶端的细纹较密而呈环状。折断面平坦，淡黄色，有暗色形成层环，并散有多数红棕色树脂管及细管。

功效主治： 西洋参具有补气养阴、清热生津的功效，常用于肺虚痰多、吐血、内热干渴、咳喘、气虚等症。

药用宜忌： 不宜与藜芦同用。

植物形态： 多年生草本。主根肥大，呈圆柱形带纺锤状，表面土黄色，常分枝，多须根。茎直立圆柱形，光滑无毛，单生，高有纵纹，绿色。掌状复叶，茎顶生，幼株的叶数较少；小叶

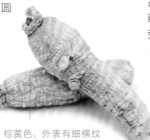

棕黄色，外表有细横纹及不规则的纵皱

片膜质，卵形或菱状卵形，先端渐尖，基部阔楔形，上面绿色，下面浅绿色，边缘具不规则锯齿。伞形花序顶生，绿白色；花瓣卵状三角形；果实扁球形，初生时绿色，成熟时鲜红色。种子肾形，白色。花期6~7月，果期7~9月。

采集方法： 秋季选取生长3~6年的根，挖采后除去分枝、须尾，切片，晒干。放置在阴凉干燥处保存。

生长特性： 喜凉爽而湿润气候，喜阴，耐旱，耐寒，耐贫瘠，忌积水，忌强光直射，忌高温。适宜在质地疏松、排水良好、肥沃、土层深厚、富含腐殖质的沙壤土中生长。生长于海拔1000米左右的山地。

分布区域： 国内：北京怀柔与长白山等地均有分布。国外：加拿大、美国等地。

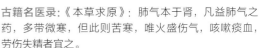

断面有暗色形成层环

古籍名医录：《本草求原》：肺气本于肾，凡益肺气之药，多带微寒，但此则苦寒，唯火盛伤气，咳嗽痰血，劳伤失精者宜之。

《医学衷中参西录》：西洋参，性凉而补，凡欲用人参而不受人参之温补者，皆可以此代之。唯白虎加人参汤中之人参，仍宜用党参，而不可代以西洋参，以其不若党参具有升发之力，能助石膏逐邪外出也。且《本经》谓人参味甘，未尝言苦，适与党参之味相符，是以古之人参，即今之党参，若西洋参与高丽参，其味皆甘而兼苦，故用于古方不宜也。

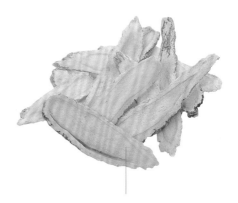

断面平坦，呈淡黄色

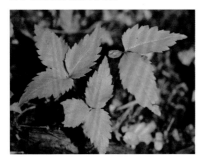

《增订伪药条辨》：西参滋阴降火，东参提气助火，效用相反，凡是阴虚火旺，劳嗽之人，每用真西参，则气平火敛，咳嗽渐平，若用伪西参，则反现面赤舌红，干咳痰血，口燥气促诸危象焉。

方剂举例

药方	取10克西洋参片，晒干的橘子皮、生姜各2片
制法	一同放入锅中，加入水一起炖1小时
用法	放凉饮用
功用	有强身补体、生津开胃的功效

科属：五加科、人参属　　采收时间：秋季　　性味：性凉，味甘、微苦　　来源：植物西洋参的根

党参

别名：川党参

成品选鉴： 呈长圆柱形，稍弯曲。表面黄棕色至灰棕色，根头部有多数疣状突起的茎痕及芽，每个茎痕的顶端呈凹下的圆点状；根头下有致密的环状横纹，向下渐稀疏；全体有纵皱纹及散在的横长皮孔。质稍硬或略带韧性。有特殊香气，味甘。

功效主治： 具有健脾益肺、养血

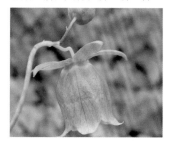

生津的功效，常用于便血、气血不足、疲倦无力等症。

药用宜忌： 不能与藜芦或含藜芦制品同服。

植物形态： 多年生草本，有乳汁。根呈长圆柱形，少分枝，表面灰黄色。花单生于枝端，有梗。花萼贴生，花冠阔钟状，黄绿色，直立；蒴果下部半球状，上部短圆锥状。种子多数，卵形，无翼，细小，棕黄色，光滑无毛有光泽。花果期 7~10 月。

采集方法： 秋季挑选晴天进行采挖，除去茎叶，洗净泥沙，晒干或烘干。

生长特性： 喜凉爽而湿润气候，喜阴，耐旱，耐寒，耐贫瘠，忌积水，忌强光直射，忌高温。适宜在质地疏松、排水良好、肥沃、土层深厚、富含腐殖质的沙壤土中生长。生长于山地灌木丛中及林缘。

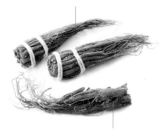

根头下有致密的环状横纹，向下渐稀疏

呈长圆柱形，稍弯曲，表面黄棕色至灰棕色

分布区域： 分布于河北、河南、山西、陕西、甘肃、内蒙古和青海等地。

方剂举例

药方	取石斛、麦门冬、杜仲、枸杞子、牛膝、白芍各8克，五味子、炙甘草各5克
制法	以水煎
用法	不拘时饮用
功用	有保健强身的作用

科属： 桔梗科、党参属　**采收时间：** 秋季　**性味：** 性平，味甘　**来源：** 植物党参、素花党参或川党参的根

太子参

别名：孩儿参、童参

成品选鉴： 干燥块根呈细长条形或长纺锤形。表面黄白色，半透明，有细皱纹及凹下的须根痕，根头钝圆，其上常有残存的茎痕，下端渐细如鼠尾。质脆易折断，断面黄白色而亮，直接晒干的断面为白色，有粉性。气微，味甘、微苦。

功效主治： 太子参具有益气健脾、生津润肺的功效，常用于食欲不

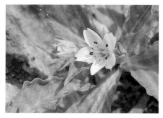

振、阴虚、疲倦无力、肺燥干渴、病后虚弱等症。

药用宜忌： 痰阻湿滞者不宜用。

植物形态： 多年生草本。块根呈长纺锤形，肉质，白色稍带灰黄。茎直立，单生，下部紫色；腋生聚伞花序；萼片狭披针形，顶端渐尖；花瓣白色，长圆形或倒卵形。蒴果近球形；种子扁圆形，褐色。花期 4~7 月，果期 7~8 月。

采集方法： 夏季茎叶大部分枯萎时采挖，洗净，除去须根，晒干。

生长特性： 喜温暖湿润气候，喜阴，耐旱，耐寒，耐贫瘠，忌积水，忌强光直射，忌高温。适宜在质地疏松、排水良好、肥沃、土层深厚、富含腐殖质的沙壤土中生长。

分布区域： 国内：江苏、安徽、山东等地。国外：日本、朝鲜等地。

干燥块根呈细长条形或长纺锤形，根头钝圆，下端渐细如鼠尾

方剂举例

药方	取6克北五味子，12克麦门冬，太子参、茯苓、茯神、桂圆肉、当归各9克，12克生龙骨，18克生牡蛎，6克炙远志，柏子仁、炒枣仁各15克，30克夜交藤，2.5克炙甘草
制法	一同用水煎
用法	每日1剂
功用	可改善虚证不寐

科属： 石竹科、孩儿参属　**采收时间：** 夏季　**性味：** 性平，味甘、微苦　**来源：** 植物孩儿参的干燥块根

肉苁蓉

别名：大芸、苁蓉、肉松蓉、甜苁蓉、咸苁蓉、淡苁蓉、金笋

成品选鉴： 呈圆柱状而稍扁，一端略细，稍弯曲。表面灰棕色或褐色，密被肥厚的肉质鳞片，呈覆瓦状排列。质坚实，微有韧性，不易折断，断棕色，有花白点或裂隙。气微弱，味微甘。

功效主治： 肉苁蓉具有补肾阳、益精血、润肠通便的功效，常用于便秘、腰酸膝软、阳痿、宫寒不孕、筋骨无力等症。

药用宜忌： 胃弱便溏、阴虚火旺者忌服。

植物形态： 多年生寄生草本，大部分地下生。茎呈圆柱状而稍扁，肉质肥厚，不分枝，表面黄色至褐黄色，密被肥厚的肉质鳞片。穗状花序；小苞片卵状披针形或披针形；花萼果卵球形，2瓣开裂。花期5~6月，果期6~8月。

采集方法： 春季苗未出土或刚出土时采挖，整株采挖，除去花序，洗净泥沙，切段，晒干。放置在阴凉干燥处保存。

生长特性： 喜干旱少雨、昼夜温差大的气候，喜光，耐旱，耐贫瘠，忌积水。适宜在质地疏松、排水良好、肥沃、土层深厚、轻度盐渍化的松软沙地生长。生长于盐碱地、干河沟沙地、戈壁滩一带。

分布区域： 内蒙古、陕西、甘肃、宁夏和新疆等地。

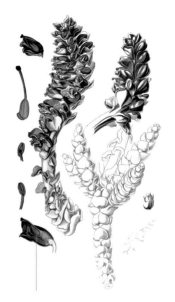

叶片宽卵形或三角状卵形，两面无毛

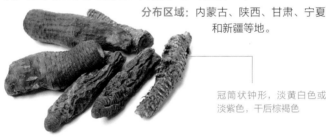

冠筒状钟形，淡黄白色或淡紫色，干后棕褐色

《本经逢原》：肉苁蓉，《本经》主劳伤补中者，是火衰不能生土，非中气之本虚也。治妇人癥瘕者，咸能软坚而走血分也。又苁蓉止泄精遗溺，除茎中热痛，以其能下导虚火也。老人燥结，宜煮粥食之。

古籍名医录：

《本草经疏》：肉苁蓉，滋肾补精血之要药，气本微温，相传以为热者误也。甘能除热补中，酸能入肝，咸能滋肾，肾肝为阴，阴气滋长，则五脏之劳热自退，阴茎中寒热痛自愈。肾肝足，则精血日盛，精血盛则多子。妇人癥瘕，病在血分，血盛则行，行则癥瘕自消矣。膀胱虚，则邪客之，得补则邪气自散，腰痛自止。久服则肥健而轻身，益肾肝补精血之效也，若曰治痢，岂滑以导滞之意乎，此亦必不能之说也。

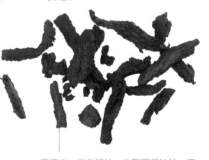

质坚实，微有韧性，肉质而带油性，不易折断，断面棕色，有花白点或裂隙

方剂举例

药方	取1 000克肉苁蓉
制法	用酒浸泡3日，切碎晒干，研制成末，一半用醇酒煎煮成膏，与另一半肉苁蓉末调和制成丸
用法	每次空腹用温酒或米汤送服20丸
功用	可缓解下部虚损、腹内疼痛

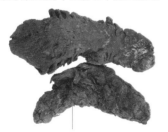

《本草汇言》：肉苁蓉，养命门，滋肾气，补精血之药也。男子丹元虚冷而阳道久沉，妇人冲任失调而阴气不治，此乃平补之剂，温而不热，补而不峻，暖而不燥，滑而不泄，故有从容之名。

表面灰棕色或褐色，密被肥厚的肉质鳞片，呈覆瓦状排列

科属：列当科、肉苁蓉　采收时间：春季　性味：性温，味甘、咸　来源：植物肉苁蓉的带鳞叶的肉质茎

白术

别名：山芥

成品选鉴： 白术为不规则的肥厚团块。表面灰黄色或灰棕色，有瘤状突起及断续的纵皱和沟纹，并有须根痕，顶端有残留茎基和芽痕。质坚硬不易折断，断面不平坦，黄白色至淡棕色。气清香，味甘、苦，嚼之略带黏性。

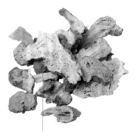

表面灰黄色或灰棕色，有瘤状突起及断续的纵皱和沟纹

功效主治： 白术具有健脾益气、燥湿、利水、止汗的功效，常用于痰多、小便不利、食欲不振、虚弱无力、胎气不稳等症。

药用宜忌： 反藜芦。

植物形态： 多年生草本。根为不规则的肥厚团块，表面土黄色；茎直立，叶互生。顶生头状花序，单生；苞叶绿色；总苞钟状；小花颜色紫红色。瘦果倒圆锥状，长 7.5 毫米，密被黄白色绒毛。花期 9~10 月，果期 10~11 月。

采集方法： 冬季采挖后除去茎叶和泥土，烘干或晒干，再除去须根。

生长特性： 喜凉爽气候，喜阴，耐旱，耐寒，耐贫瘠，忌积水，忌强光直射，忌高温。适宜在质地疏松、排水良好、土层深厚、微酸微碱的轻黏土中生长。生长于山区丘陵地带。

分布区域： 浙江、湖北、湖南等地。

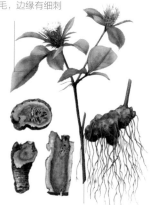

叶片纸质，两面绿色，无毛，边缘有细刺

茎通常自中下部长分枝，全部光滑无毛

方剂举例

药方	白术、菟丝子各 500 克
制法	一同用酒浸泡后晒干，研制成末，和蜜做成丸
用法	每次服用 15 克
功用	可改善消化不良、身体虚弱

科属： 菊科、苍术属　**采收时间：** 冬季　**性味：** 性温，味苦、甘　**来源：** 植物白术的根茎

白扁豆

别名：火镰扁豆、峨眉豆、扁豆子、茶豆

成品选鉴： 种子扁椭圆形或扁卵圆形。表面淡黄白色或淡黄色，平滑，略有光泽，一侧边缘有隆起的白色半月形种阜。质坚硬，种皮薄而脆，子叶两片，肥厚，黄白色。气微，味甘，嚼之有豆腥气。

功效主治： 白扁豆具有健脾化湿、和中消暑的功效，常用于赤白带

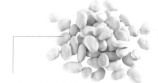

种子扁椭圆形或扁卵圆形，质坚硬

下、胸闷腹胀、食欲不振、脾胃虚弱、暑湿吐泻等症。

药用宜忌： 患寒热病者、患疟者忌用。

植物形态： 一年生缠绕草质藤本。根系发达，密生须根。三出复叶，顶生小叶宽三角状。总状花序腋生；花冠蝶形，白色或紫红色。种子 2~5 粒，白色或紫黑色，平滑，有光泽。花期 7~8 月，果期 9~10 月。

采集方法： 9~10 月果实成熟，挑选晴天摘取成熟果实，晒干，收集种子，生用或微炒用。放置在阴凉干燥处保存。注意虫蛀。

生长特性： 喜温暖湿润气候，喜阴，耐旱，忌积水。适宜在质地疏松、排水良好、肥沃、土层深厚、富含腐殖质的沙壤土中生长。

分布区域： 江苏、河南、安徽等地。

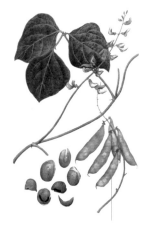

荚果倒卵状长椭圆形，微弯，扁平

方剂举例

药方	用白扁豆、厚朴、香薷各 10 克
制法	白扁豆和厚朴炒熟，和香薷一起用水煎煮，加入少许酒
用法	不计时候服用
功用	可缓解口燥咽干、吐泻

科属： 豆科、扁豆属　**采收时间：** 9~10 月　**性味：** 性微温，味甘　**来源：** 植物扁豆的成熟种子

山药

别名：怀山药、淮山药、麻山药

成品选鉴： 毛山药略呈圆柱形，弯曲而稍扁。表面黄白色或淡黄色，有纵沟、纵皱纹及须根痕，偶有浅棕色外皮残留。体重，质坚实，不易折断断面白色，粉性。无臭，味淡、微酸，嚼之发黏。光山药呈圆柱形，白色或黄白色。

功效主治： 山药具有补脾养胃、生津益肺、补肾涩精的功效，常用于痢疾、遗精、食欲不振、遗尿、虚劳咳嗽、赤白带下、尿频等症。

药用宜忌： 感冒、湿热、实邪及肠胃积滞者忌用。

植物形态： 缠绕草质藤本。块茎粗壮，呈长圆柱形，垂直生长，弯曲而稍扁，长可达1米多，断面干时白色，表面土黄色，密生须根。单叶，在茎下部的互生，茎中部以上的对生；雌雄异株。穗状花序，腋生；苞片和花被片有紫褐色斑点。蒴果三棱状扁圆形或三棱状圆形，表面有白粉。花期6~9月，果期7~11月。

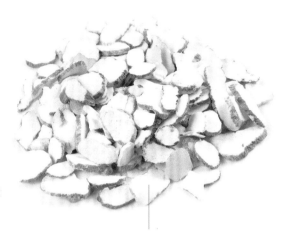

表面黄白色或淡黄色，有纵沟、纵皱纹及须根痕

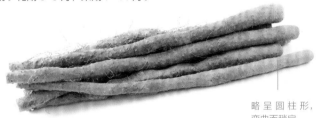

略呈圆柱形，弯曲而稍扁

采集方法： 霜降之后采挖后刮去外皮，晒干或烘干称为"毛山药"。

生长特性： 喜温暖湿润气候，喜阴、耐旱、耐寒、耐贫瘠，忌积水，忌强光直射，忌高温。适宜在质地疏松、排水良好、肥沃、土层深厚、富含腐殖质的沙壤土中生长。生长于山坡、山谷林下，溪边、路旁灌丛中或杂草中。

分布区域： 国内：河南、河北、湖南及江南等地。国外：朝鲜、日本等地。

古籍名医录：

《医经溯洄集》：干山药，虽独入手太阴经，然其功亦能强阴，且手太阴为足少阴之上原，原既有滋，流岂无益。

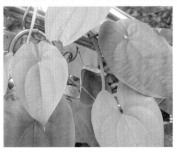

《本草正》：山药，能健脾补虚，滋精固肾，治诸虚百损，疗五劳七伤。第其气轻性缓，非堪专任，故补脾肺必主参、术，补肾水必君茱、地，涩带浊须破故同研，固遗泄仗菟丝相济。诸丸固本丸药，亦宜捣末为糊。总之性味柔弱，但可用力佐使。

《药品化义》：山药，温补而不骤，微香而不燥，循循有调肺之功，治肺虚久嗽，何其稳当。因其味甘气香，用之助脾，治脾虚腹泻，怠惰嗜卧，四肢困倦。又取其甘则补阳，以能补中益气，温养肌肉，为肺脾二脏要药。土旺生金，金盛生水，功用相仍，故六味丸中用之治肾虚腰痛，滑精梦遗，虚怯阳痿。但性缓力微，剂宜倍用。

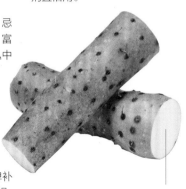

断面白色，有黏性

方剂举例

药方 取适量的山药
制法 一半炒熟一半为生，研制成末
用法 每次以米汤送服6~10克，每日两次
功用 可缓解心腹虚胀、食欲不振

科属：薯蓣科、薯蓣属　　采收时间：霜降之后　　性味：性平，味甘　　来源：植物薯蓣的根茎

蜂蜜

别名：蜜糖、蜂糖、沙蜜、石蜜

为稠厚的液体，淡黄色至橘黄色，半透明，有光泽

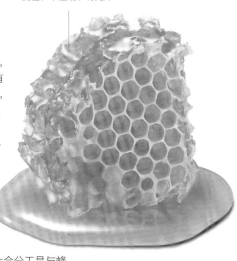

成品选鉴：蜂蜜为稠厚的液体，白色至淡黄色（白蜜），或橘黄色至琥珀色（黄蜜）。夏季如清油状，半透明，有光泽；冬季则易变成不透明状，并有葡萄糖的结晶析出，状如鱼子。气芳香，味极甜。以水分小、挑起时不断丝、盘曲如折叠状、味甜不酸、气芳香、洁净无杂质者为佳。

功效主治：蜂蜜具有补中、润燥、止痛、解毒的功效。外用生肌敛疮。常用于便秘、水火烫伤、口疮、肺热咳嗽等症。

药用宜忌：痰湿内蕴、中满痞胀及肠滑泄泻者忌服。

动物形态：中华蜜蜂躯体较小，头胸部呈黑色，体色呈黑色或棕红色，全身被覆黑色和深黄色绒毛。按分工特点分为蜂王、工蜂、雄蜂。蜂王身体健壮，体形巨大，专职产卵，肩负着繁衍后代的社会重任。雄蜂社会分工是与蜂王交配。工蜂数量最多，承担酿造蜂蜜，保温孵卵，清理产卵房，饲喂小幼虫和蜂王，防卫巢门等。

有油性、稠如凝脂，用木棒挑起时蜜汁下流如丝状不断

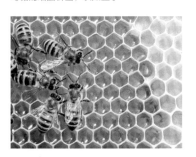

采集方法：一般在春至秋季进行采收。打开蜂箱，拿出蜂巢，刀削开蜂蜡，放到摇蜜机中采集，用瓶装好，放置在阴凉处保存。

生长特性：蜜蜂是群体生活的社会性昆虫。

分布区域：中华蜂：全国大部分地区。意大利蜜蜂：地中海中部的亚平宁半岛。卡尼鄂拉蜜蜂：地中海中部的亚平宁半岛东北部。欧洲黑蜂：地中海中部的亚平宁半岛西北部。

古籍名医录：

《本草纲目》：蜂蜜，其入药之功有五：清热也，补中也，解毒也，润燥也，止痛也。生则性凉，故能清热；熟则性温，故能补中；甘而和平，故能解毒；柔而濡泽，故能润燥；缓可以去急，故能止心腹肌肉疮疡之痛；而可以致中，故能调和百药而与甘草同功。张仲景治阳明结燥，大便不通，蜜煎导法，诚千古神方也。

《本草经疏》：石蜜，其气清和，其味纯甘，施之精神气血，虚实寒热，阴阳内外诸病，罔不相宜。《经》曰："里不足者，以甘补之。"同芦根汁、梨汁、人乳、牛羊乳、童便，治噎膈大便燥结，用此润之，有痰加竹沥。炼熟和诸丸药及膏子，主润五脏，益血脉，调脾，胃，通三焦。涂火灼疮能缓痛。

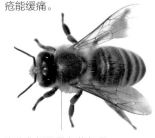

腹节背板呈黑色黄色环，全身被覆灰色短绒毛。

冬季易变成不透明状，并有葡萄糖的结晶析出，状如鱼子

方剂举例

药方	用 2 000 克杏仁和 2 000 毫升生姜汁，饴糖、蜂蜜各 1 000 克，30 克猪膏
制法	先用猪膏煎杏仁，熟后把杏仁捣烂，加生姜汁、蜂蜜、饴糖同煎制成丸
用法	每日 6～7 次
功用	可改善咳嗽、气喘、吐血

冬虫夏草

别名：虫草、菌虫草、冬虫草

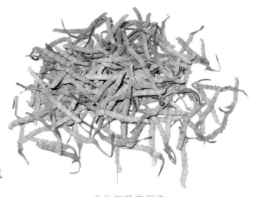

虫体与菌座相连，
全长 9~12 厘米

成品选鉴： 冬虫夏草为虫体与菌座相连而成，虫体如三眠老蚕。外表呈深黄色，粗糙，背部有多数横皱纹，腹面有足 8 对，位于虫体中部的 4 对明显易见。断面内心充实，白色，略发黄，周边呈深黄色。菌座自虫体头部生出，呈棒状，弯曲，上部略膨大。表面灰褐色或黑褐色。折断时内心空虚，粉白色。气微，味甘。

功效主治： 冬虫夏草具有补肾益肺、止血化痰的功效，常用于阳痿、遗精、腰膝酸痛、咳嗽、虚喘、咯血等症。

药用宜忌： 有表邪者慎用。内热体质者慎用。

真菌形态： 根茎粗壮，横走，肉质，密生纤维状须根。茎直立，四棱形。轮伞花序腋生；花萼倒圆锥形；花冠淡紫至紫蓝色。花期 4~5 月。

采集方法： 夏至前后挖取后晒至六七成干，除去似纤维状的附着物及杂质，继续晾晒，晒干后，放置在阴凉干燥处保存。

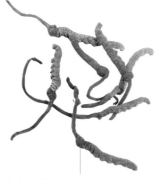

菌座自虫体头部生出，呈
棒状，弯曲，上部略膨大

分布区域： 主产于青海、西藏、四川、云南、甘肃和贵州等地的高寒地带和雪山草原。

生长特性： 夏天成千上万的成年蝙蝠蛾将虫卵产在海拔 3 000 米以上的高原草甸上。经过 1 个月的孵化，虫卵孵化成小虫，钻进湿润疏松的土壤里。土里有一种球形的虫草真菌子囊孢子，幼虫遭到孢子侵袭，孢子就在幼虫体内生长，幼虫的内脏就一点点消失，幼虫慢慢头朝上尾朝下而死去，虫体就变成了一个充溢菌丝的躯壳。经过一个冬天，到第二年春夏季，气候变暖，菌丝开始生长，从死去幼虫的口或头部长出一根紫红色的小草。

虫体如三眠老蚕，外表深黄色，粗糙，背部有多数横皱纹

古籍名医录：

《现代实用中药》：适用于肺结核、老人衰弱之慢性咳嗽气喘，吐血、盗汗、自汗；又用于贫血虚弱，阳痿遗精，老人畏寒，涕多泪出等证。

《本草纲目拾遗》：张子润云，夏草冬虫若取其夏草服之，能绝孕无子，犹黄精、钩吻之相反，殆亦物理之奥云。

《重庆堂随笔》：冬虫夏草，具温和平补之性，为虚疟、虚痞、虚胀、虚痛之圣药，功胜九香虫。凡阴虚阳亢而为喘逆痰嗽者，投之悉效，不但调经种子有专能也。周稚圭先生云，须以秋分日采者良。雄谓夏取者可治阳气下陷之病。

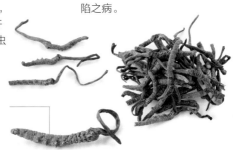

方剂举例

药方	取 5 枚冬虫夏草，1 只老雄鸭
制法	洗净老雄鸭内部，把冬虫夏草放入鸭中，加入酱油、酒等炖煮至烂
用法	直接食用
功用	可改善病后虚损

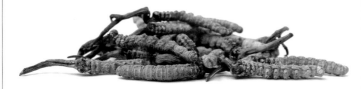

科属： 麦角菌科、麦角菌属　**采收时间：** 夏至前后　**性味：** 性平，味甘　**来源：** 冬虫夏草菌及其寄生虫尸的复合体

鹿茸

别名：斑龙珠

成品选鉴： 花鹿茸：呈圆柱状分枝，外皮红棕色或棕色，多光润，表面密生红黄色或棕黄色细茸毛。锯口黄白色。体轻。气微腥。味微咸。马鹿茸：较花鹿茸粗大，分枝较多。表面有棱，多抽缩干瘪，茸毛粗长，灰色或黑灰色。锯口色较深，常见骨质。气腥臭，味咸。

功效主治： 鹿茸具有补壮肾阳、益精血、强筋骨、调冲任、托疮毒的

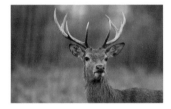

功效，常用于疲倦无力、腰酸膝冷、崩漏、阳痿、宫冷不孕、身体瘦弱等症。

药用宜忌： 阴虚阳盛及发热者忌用。

动物形态： 中等体形鹿。头部略圆，颜面部较长，眼大而圆。雄鹿有角，随着年龄增长，鹿角也越来越大。雌鹿无角。颈部较长，四肢细长，尾巴较短。冬季体毛呈烟褐色，白斑不明显，与枯茅草的颜色类似。

采集方法： 夏秋季，雄鹿从第3年开始锯茸，每年可采收1~2次。切片，压平，晒干或研磨成粉。放置在阴凉干燥处保存。

生长特性： 晨昏活动，性情机警，胆小易惊。生活区域常随着季节气候的变化而改变，栖息于针叶及阔叶的混交林、山地草原和森林边缘。成年雄性独居，在繁殖季节具有很强的领地意识。发生

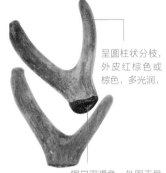

呈圆柱状分枝，外皮红棕色或棕色，多光润，

锯口深褐色，外围无骨质，中部密布细孔

争斗时用鹿角和蹄子攻击对方。

分布区域： 东北、西北及西南地区。

方剂举例

药方	用鹿茸、附子各50克
制法	切碎，加入10片生姜用水煎煮，除渣
用法	分4次服用
功用	可改善肢体倦乏、潮热自汗、身体虚弱、精血不足

科属： 鹿科、鹿属　**采收时间：** 夏秋季　**性味：** 性温，味甘、咸　**来源：** 梅花鹿或马鹿的雄鹿幼角

巴戟天

别名：巴戟

成品选鉴： 扁圆柱形式圆柱形，表面灰黄色或灰黄棕色，有的微带紫色，具纵皱及深陷的横纹，质坚韧，折断面不平，淡紫色，气微，味甘、辛。

功效主治： 巴戟天具有补肾阳、祛风湿、强筋骨的功效，常用于尿频、子宫虚冷、腰酸膝痛、风寒湿痹、小腹冷痛、阳痿等症。

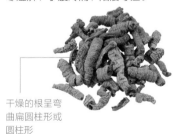

干燥的根呈弯曲扁圆柱形或圆柱形

药用宜忌： 阴虚火旺及有热者忌服。

植物形态： 攀缘藤本。根茎粗壮、肥厚，呈圆柱形，根肉略紫红色，干后紫蓝色。叶对生；头状花序顶生；花萼倒圆锥状；花冠肉质白色，钟状。浆果近球形，初生时绿色，成熟后红色。花期5~7月，果熟期10~11月。

采集方法： 全年均可采集，采挖后洗净泥土，除去须根，晒至六七成干，轻轻捶扁，晒干。

生长特性： 喜温暖湿润气候，喜阴，耐旱，不耐寒，耐贫瘠，忌积水，忌强光直射，忌高温。适宜在质地疏松、排水良好、肥沃、土层深厚、富含腐殖质的沙壤土中生长。野生于山谷、溪边或山林下。

分布区域： 分布于广东、广西、福建等地。

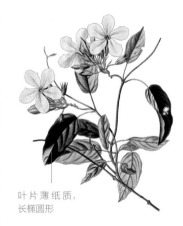

叶片薄纸质，长椭圆形

方剂举例

药方	取150克巴戟天，300克良姜，500克紫金藤，100克盐，肉桂、吴茱萸各200克
制法	一同研制成末，用酒糊成丸
用法	每次以盐汤送服20丸，每日两次，于中午、晚睡前服用
功用	可改善子宫虚冷、月经不调、赤白带下

科属： 茜草科、巴戟天属　**采收时间：** 全年　**性味：** 性微温，味甘、辛　**来源：** 巴戟天的根

甘草

别名：蜜草、甜草、甜甘草、粉甘草、灵通、国老

小叶片卵形、长卵形或近圆形，两面均密被黄褐色腺点及短柔毛

成品选鉴：根呈圆柱形，外皮松紧不一。表面红棕色或灰棕色，具显著的纵皱纹、沟纹、皮孔及稀疏的细根痕。质坚实，断面略显纤维性，黄白色，粉性，形成层环明显，射线放射状，有的有裂隙。根茎呈圆柱形，表面有芽痕，断面中部有髓。气微，味甘而特殊。

功效主治：甘草具有补中益气、清热解毒、化痰止咳、调和诸药的功效，常用于四肢疼痛、脾胃虚弱、咽喉肿痛、胃痛、毒疮脓肿、气虚少血、黄疸等症。

药用宜忌：不宜与大戟、芫花、甘遂、海藻同用。实证中满腹胀者忌服。

植物形态：多年生草本，根粗壮，呈圆柱形，外皮褐色，里面淡黄色。味甘。茎直立，木质，多分枝，绿色，密被鳞片状腺点。叶互生；总状花序腋生；苞片长圆状披针形，褐色，膜质；花萼钟状；花冠紫色、白色或黄色。荚果呈镰刀状，密生瘤状突起和刺毛状腺体。种子扁圆形，暗绿色花期6~8月，果期7~10月。

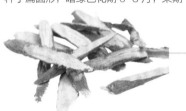

—— 表面棕色或棕褐色，具细纵皱纹、点状皮孔及叶痕

采集方法：春季、秋季采挖后除去须根，晒干，置于通风干燥处。

生长特性：甘草喜光照充足、降雨量较少、夏季酷热、冬季严寒、昼夜温差大的生态环境，具有喜光、耐旱、耐热、耐盐碱和耐寒的特性。适宜在质地疏松、排水良好、肥沃、土层深厚、富含腐殖质的沙壤土中生长。生长于向阳干燥的钙质草原、河岸沙土里。

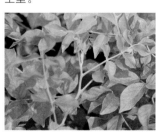

分布区域：国内：内蒙古、新疆、甘肃等地。国外：亚洲、欧洲、大洋洲、美洲等地。

古籍名医录：

《药品化义》：甘草，生用凉而泻火，主散表邪，消痈肿，利咽痛，解百药毒，除胃积热，去尿管痛，此甘凉除热之力也。炙用温而补中，主脾虚滑泻，胃虚口渴，寒热咳嗽，气短困倦，劳役虚损，此甘温助脾之功也。但味厚而太甜，补药中不宜多用，恐恋膈不思食也。

《本草衍义补遗》：甘草味甘，大缓诸火。下焦药少用，恐大缓不能直达。

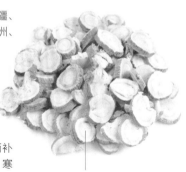

茎圆柱形，直径3~7毫米

方剂举例

药方	取200克炙甘草，100克干姜
制法	一同研制成末，用3升水煮至1.5升
用法	除渣温服
功用	可缓解肺痿吐涎沫而不咳者症状

科属：豆科、甘草属　**采收时间**：春季、秋季　**性味**：性平，味甘　**来源**：植物甘草等的干燥根及根茎

淫羊藿

别名：仙灵脾、刚前

成品选鉴： 干燥茎细长圆柱形，中空，棕色或黄色，具纵棱，无毛。叶生茎顶，多为一茎生三枝，一枝生三叶。叶片呈卵状心形，先端尖，基部心形。边缘有细刺状锯齿，上面黄绿色，光滑，下面灰绿色，中脉及细脉均突出。叶薄如纸而有弹性。有青草气，味苦。

功效主治： 淫羊藿具有补肾阳、强筋骨、祛风湿的功效，常用于风湿痹痛、四肢麻木、阳痿遗精、

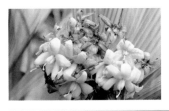

干燥茎呈细长圆柱形，中空，棕色或黄色，具纵棱

筋骨痿软等症。

药用宜忌： 孕妇慎用。

植物形态： 多年生草本。根状茎横走，粗短，木质化，暗棕褐色，多须根。基生叶对生；花白色或淡黄色；外萼片卵状三角形，绿色；内萼片披针形，白色或淡黄色。花期5~6月，果期6~8月。

采集方法： 夏秋季茎叶茂盛时采割全草，除去粗梗及杂质，晒干或阴干。捆扎成小把，放置在通风干燥处保存。

生长特性： 喜温暖湿润气候，喜阴，耐旱，耐寒，耐贫瘠，忌积水，忌强光直射，忌高温。适宜在质地疏松、排水良好、肥沃、土层深厚、富含腐殖质的沙壤土中生长。生长于多荫蔽的树林及灌丛中。

分布区域： 陕西、辽宁、山西、湖北、四川等地。

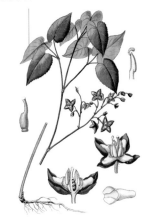

小叶纸质或厚纸质，卵形或阔卵形，先端渐尖，基部心形，上面绿色，背面浅绿色

方剂举例

药方	用川芎、淫羊藿、威灵仙、桂心、苍耳子各50克
制法	一同捣制为散
用法	每次以温酒送服5克
功用	可缓解四肢疼痛

科属： 小檗科、淫羊藿属　　**采收时间：** 夏秋季　　**性味：** 性温，味辛、甘　　**来源：** 植物淫羊藿等的全草

仙茅

别名：仙茅根、仙茅参

成品选鉴： 干燥根茎为圆柱形，略弯曲。表面棕褐色或黑褐色，粗糙，皱缩不平，有细密而不连续的横纹，并散布有不甚明显的细小圆点状皮孔。未去须根者，在根茎的一端常丛生两端细、中间粗的须根，有极密的环状横纹，质轻而疏松，柔软而不易折断。根茎质坚脆，易折断，断面平坦，皮部浅灰棕色或因糊化而呈红棕色，靠近中心处色较深。微有辛

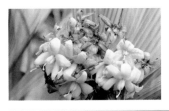

香气，味辛。

植物形态： 多年生草本。根呈近圆柱状，肉质，粗厚，直生，外皮褐色。花杂性；花茎短；苞片披针形；花黄色。浆果椭圆形，顶端有长喙。种子表面有纵凸纹。花期4~6月，果期6~9月。

生长特性： 喜温暖湿润气候，喜阴，耐旱，不耐寒，耐贫瘠，忌积水，忌强光直射，忌高温。适宜在质地疏松、排水良好、肥沃、土层深厚、富含腐殖质的沙壤土中生长。野生于平原荒草地向阳处，或混生在山坡杂草及疏林矮草丛中。

功效主治： 仙茅具有补肾阳、强筋骨、祛寒湿的功效，常用于腰酸膝冷、阳痿遗精、筋骨痿软、阳虚冷泄等症。

药用宜忌： 阴虚火旺者忌服。

采集方法： 秋冬季采挖后洗净泥土，除去须根，晒至六七成干，

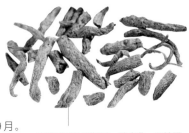

干燥根茎为圆柱形，略弯曲，两端平

轻轻捶扁，晒干。

分布区域： 西南及长江以南各省。

方剂举例

药方	取仙茅、苍术各100克，枸杞子、车前子各50克，白茯苓、茴香、柏子仁各40克，生地黄、熟地黄各20克
制法	一同研制成末，用酒糊成丸
用法	每次以温酒送服50丸，每日两次
功用	可强筋骨、明目、壮精神

科属： 仙茅科、仙茅属　　**采收时间：** 秋冬季　　**性味：** 性热，味辛　　**来源：** 植物仙茅的根

蛤蚧

别名：蛤蚧壳、蛤蟹、仙蟾、大壁虎、蚧蛇、德多、石牙

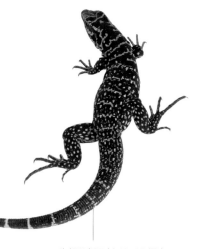

成品选鉴： 干燥的全体固定于竹片上而呈扁片状。头大，扁长，眼大而凹陷成窟窿，眼间距下凹呈沟状。角质细齿密生于颚的边缘，无大牙。背呈灰黑色或银灰色，并有灰棕色或灰绿色的斑点，脊椎骨及两侧肋骨均呈峰状突起，全身密布圆形、多角形而微有光泽的细鳞。尾细长而结实，上下细，中部可见骨节，色与背部同。质坚韧，气腥，味微咸。

功效主治： 蛤蚧具有补肺益肾、纳气定喘、助阳益精的功效，常用于肾虚、阳气不足、精血亏虚、阳痿、肺虚等症。

药用宜录： 外感风寒喘嗽者忌服。

动物形态： 最大的一种壁虎。头部较大，呈三角形；吻端凸圆；眼大，突出；口中有许多小齿。四背面紫灰色，密布橘黄色及蓝灰色斑点，尾部有深浅相间的环纹；腹面色灰白而有粉红色斑。体腹面近白色。

头部及躯干长 10~15 厘米，尾长 10~14 厘米，腹背部宽 6~10 厘米

尾巴细长，基部较粗，尾易断，能再生

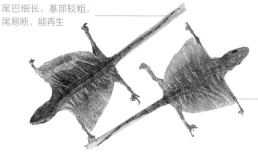

肢长短适中，指趾扁平

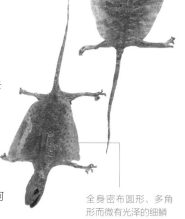

全身密布圆形、多角形而微有光泽的细鳞

采集方法： 捕捉后去内脏，拭净，用竹片撑开，使全体扁平须直，低温干燥。

生长特性： 多栖于山岩及树洞中，或居于墙壁上，昼伏夜出，动作敏捷。

分布区域： 国内：广东、广西、云南和贵州等地。国外：主要分布于亚洲东南部和南部，在印度东北部到澳大利亚群岛也有发现。

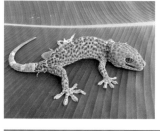

古籍名医录：

《本草纲目》：昔人言补可去弱，人参、羊肉之属。蛤蚧补肺气，定喘止渴，功同人参，益阴血，助精扶赢，功同羊肉。近世治劳损痿弱，许叔微治消渴，皆用之，俱取其滋补也。刘纯云，气液衰、阴血竭者宜用之。何大英云，定喘止嗽，莫佳于此。

《本草经疏》：蛤蚧，其主久肺劳传尸、鬼物邪气、咳嗽、淋沥者，皆肺肾为病，劳极则肺肾虚而生热，故外邪易侵，内证兼发也。蛤蚧属阴，能补水之上源，则肺肾皆得所养，而劳热咳嗽除；肺朝百脉，通调水道，下输膀胱，肺气清，故淋沥水道自通也。

《海药本草》：疗折伤，主肺痿上气，咯血咳嗽。

方剂举例

药方 取 1 对蛤蚧（洗净，用酒和蜜涂匀炒熟），1 颗人参

制法 捣制成末，与 200 克熔蜡调和制成 6 个饼

用法 每次用 150 毫升糯米粥送服 1 饼

功用 可缓解肺虚咳嗽、四肢水肿

科属：壁虎科、壁虎属　　采收时间：全年　　性味：性平，味咸　　来源：动物蛤蚧除去内脏的干燥体

补骨脂

别名：破骨纸、破故纸、婆固脂、黑故子、胡韭子

成品选鉴： 为肾形略扁，表面黑褐色或灰褐色，质坚硬，种仁显油性，气特异，味辛微苦。

功效主治： 补骨脂具有温肾助阳、纳气平喘、温脾止泻的功效，常用于肾虚气喘、阳痿遗精、尿频、泄泻、腰膝冷痛等症。

药用宜忌： 阴虚火旺者忌服。

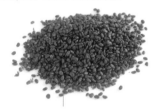

肾形，略扁，表面黑色、黑褐色或灰褐色，具细微网状皱纹

植物形态： 一年生直立草本。根系发达，密生纤维状须根。枝坚硬，疏被白色绒毛。叶互生；托叶镰形，有腺点；花序腋生；苞片膜质，披针形；花冠黄色或蓝色，倒卵形。荚果椭圆形，具小尖头，黑色，表面具不规则网纹，不开裂，果皮与种子不易分离。花、果期 7~10 月。

采集方法： 秋季果实成熟时采收，晒干，取出果实，除去杂质。

生长特性： 喜温暖湿润气候，喜阳光充足，耐旱，不耐寒，耐贫瘠，忌积水，忌高温。适宜在质地疏松、排水良好、肥沃、土层深厚、富含腐殖质的沙壤土中生长。常生长于山坡、溪边、田边。

分布区域： 河南、安徽、广东、陕西、山西、江西、四川、云南和贵州等地。

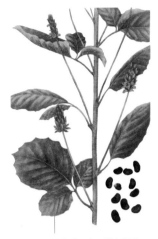

叶阔卵形，边缘有不规则的粗锯齿

方剂举例

药方	取 50 克补骨脂（炒制），200 克罂粟壳
制法	研制成末，和蜜做成丸
用法	每次取 1 丸，用水化开，加入 2 片生姜，1 枚大枣，煎服，分 4 次服用
功用	可改善赤白痢疾、水泻

科属：豆科、补骨脂	采收时间：秋季	性味：性温，味辛、苦	来源：植物补骨脂的成熟果实

益智仁

别名：益智子、摘艼子

成品选鉴： 果实棕色至灰棕色，两端渐尖，外形呈纺锤形或椭圆形，有凹凸不平的断续状隆起线 13~20 条，先端有花被残基，基部残留果柄或果柄痕，果皮薄，紧贴种子，种子呈不规则多面形，灰褐色，种皮淡黄色，腹面中央有凹陷的种脐，种脊沟状。气芳香，味辛。

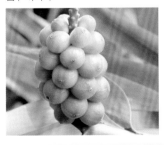

功效主治： 益智仁具有暖肾固精缩尿、温脾止泻摄唾的功效，常用于遗尿、尿频、小腹冷痛、脾寒早泄、遗精等症。

药用宜忌： 阴虚火旺或因热而患遗精、崩漏者忌服。

植物形态： 多年生草本。茎丛生；叶表面深绿色，背面绿色；叶舌膜质，被淡棕色疏柔毛。总状花序顶生；大苞片极短，膜质，棕色；花萼筒状；花冠白色，外被疏柔毛。蒴果椭圆形，被短柔毛。花期：3~5 月；果期：4~9 月。

采集方法： 夏秋季果实由绿变红时采收，采摘成熟果实后除去杂质晒干或低温干燥。放置在阴凉干燥处保存。

生长特性： 喜温暖湿润气候，喜荫蔽，不耐寒，耐贫瘠，忌积水，忌高温。适宜在质地疏松、排水良好、肥沃、土层深厚、富含腐殖质的沙壤土中生长。生长于阴湿林下。

分布区域： 海南、广东、广西等地。

干燥果实 呈纺锤形或椭圆形，外皮红棕色至灰棕色，有纵向隆起线

方剂举例

药方	取 200 克川乌、100 克益智仁、25 克干姜、150 克青皮
制法	一同捣制为散，每次取 15 克，加入 5 片生姜、2 枚大枣，一同用水煮，除渣
用法	饭前温服
功用	可改善伤寒、呕吐、腹泻、手足厥冷、胀满腹痛

科属：姜科、山姜属	采收时间：夏秋季	性味：性温，味辛	来源：植物益智的干燥成熟果实

核桃仁

别名：胡桃仁、胡桃肉

成品选鉴： 完整种子类球表，由两片呈脑状的子叶构成，直径 1~3 厘米，凹凸不平，表面淡棕色或深棕色。种皮菲薄，有深色脉纹，一端有三角状突起的胚根，大多破碎成规则块状。乳白色或黄白色，富油质。仁味微香甜，种皮微涩。

功效主治： 核桃仁具有补肾、温肺、润肠的功效，常用于足膝痿弱、便秘、肾虚、虚寒咳嗽等症。

药用宜忌： 阴虚火旺、脾虚及有稀便、腹泻症状者忌用。孕妇慎用。

植物形态： 落叶乔木，树木高大。根系粗壮，发达，深入地下。叶片羽状复叶。雄性荑黄花序下垂，花药黄色，无毛。雌花的总苞被极短腺毛，柱头浅绿色。果实椭圆形或近圆形，肉质，灰绿色，内部坚果球形，黄褐色，表面有不规则槽纹。花期 4~5 月，果期 9~10 月。

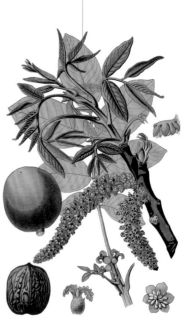

椭圆状卵形至椭圆形，先端渐尖

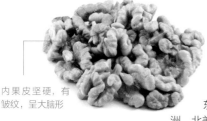

内果皮坚硬，有皱纹，呈大脑形

分布区域： 国内：南北各地均有栽培，主产于新疆、河北、北京、山西和山东等地。国外：中亚、欧洲、北美洲均有分布。

采集方法： 9~10 月果实成熟后，采收果实后除去肉质果皮，反复晾晒，敲破果壳，取出种子。放置在阴凉干燥处保存。

生长特性： 核桃，喜光、喜阳、喜肥，耐寒，抗旱、抗病能力强，适应多种土壤，适宜在质地疏松、排水良好、肥沃、土层深厚的碱性土壤中生长。常见于山区河谷两旁土层深厚的地方，生长于较湿润的肥沃土壤中。

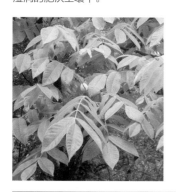

药用食疗：

降血糖： 核桃仁含有的大量不饱和脂肪酸能有效减轻身体对于胰岛素的抵抗。经常吃核桃仁能够有效降低身体血糖含量。

润肠通便： 核桃仁含有丰富的核桃仁，还有大量的粗纤维。核桃仁油能软化大便，润滑肠道；粗纤维能吸水膨胀，刺激肠道蠕动，从而改善便秘。

助睡眠： 核桃仁含有丰富的褪黑素，能够帮助改善睡眠状况。

健脑益智： 核桃仁含有丰富的亚油酸及 DHA，这是大脑和视觉功能发育所必须的营养成分。经常食用核桃仁能够补充大脑所需的营养，起到健脑益智的作用。

由两片呈脑状的子叶构成，凹凸不平，表面淡棕色或深棕色

方剂举例

药方　取 100 克鲜核桃仁、10 克蜂蜜

制法　捣制拌匀入消毒瓷瓶密封备用

用法　每次以温开水送服 1 汤匙，每日 2~3 次

功用　可改善伤寒、呕吐、腹泻、手足厥冷、胀满腹痛

科属：胡桃科、胡桃属　　采收时间：9~10 月　　性味：性温，味甘　　来源：植物胡桃果实的核仁

锁阳

别名：不老药、锈铁棒、地毛球、黄骨狼、锁严子

成品选鉴： 呈扁圆柱形或一端略细，表面红棕色至深棕色，皱缩不平，形成粗大的纵沟或不规则的凹陷，有时可见三角形的鳞片，或有部分花序存在。质坚硬，不易折断，断面略显颗粒性，棕色而柔润。气微香，味微苦而涩。

功效主治： 锁阳具有补肾阳、益精血、润肠通便的功效，常用于

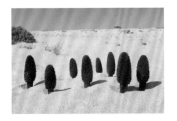

便秘、腰痛膝软、尿血、阳痿等症。

药用宜忌： 泄泻、阳易举而精不固、大便滑、火盛便秘、心虚气胀者皆禁用。

植物形态： 多年生肉质寄生草本，无叶绿素，通体红棕色。根呈圆柱形，粗壮，密布须根。茎呈圆柱形，大部分生长在地下。肉穗花序顶生，上面生着非常密集的小花，花杂性，紫红色，有香气。种子近球形，深红色，种皮厚且坚硬。花期5~7月，果期6~7月。

采集方法： 春季挑选晴天采挖根茎，挖出后除去花序，置沙滩中半埋半露，晒干即成。放置在阴凉干燥处保存。

生长特性： 喜光、喜阳、喜干旱少雨，耐寒、抗旱、抗病能力强，生于荒漠草原、草原化荒漠与荒漠地带，轻度盐渍化低地、湖盆

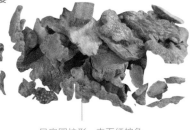

呈扁圆柱形，表面红棕色至深棕色，皱缩不平

边缘，寄生于白刺的根上。适宜在灰漠土、棕漠土、风沙土、盐土等土壤中生长。

分布区域： 新疆、甘肃、青海、内蒙古和宁夏等地。

方剂举例

药方	用锁阳、桑椹各25克
制法	用水煎煮取浓汁，和以50克蜂蜜
用法	分两次服用
功用	可改善气弱阴虚、便秘

科属：锁阳科、锁阳属	采收时间：春季	性味：性温，味甘	来源：植物锁阳的干燥肉质茎

海狗肾

别名：腽肭脐

成品选鉴： 海狗肾呈半透明，黄色或黄棕色，杂有褐色斑块，形状类圆形或不规则的厚片。中间有裂隙，质坚韧。气腥，味微咸。海狗肾来源不一，一般所用进口海狗肾为干燥的阴茎和睾丸。

功效主治： 海狗肾具有补肾壮阳、固精强筋的功效，常用于身体虚弱、腰酸膝冷、精气不足、失眠健忘、疲倦无力、性欲低下等症。

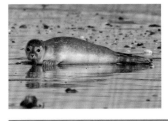

药用宜忌： 阴虚火炽、骨蒸、虚劳咳嗽者不能服。

动物形态： 从体形上看像海豹。身体呈纺锤形，肥壮。头部略圆，有一对大眼睛，耳壳较小，口吻短，且旁边有比较长的胡须。前肢小，后肢大，有5趾，趾间有蹼，后肢在水中是朝后方，在陆地上可以往前弯曲，用四肢缓慢的行走。尾巴短小。体背深灰褐色或黑棕色，腹部黄褐色。

采集方法： 春季冰裂时捕捉海狗，将肾割下来，除去杂质并清洗干净，切成段或切成片，晒干或烘干，用石粉炒制过后就可以使用了。

生长特性： 海狗是群居性动物，迁徙时成群结队。有洄游的习性，每年冬春两季。白天在近海捕食，夜晚上岸休息。海狗听觉和嗅觉灵敏，主要捕食有头足类的软体动物、鳕鱼和鳟鱼，以及各种海鞘等。在寒冷的冬季海狗喜欢集

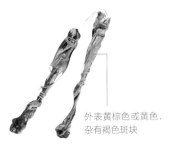

外表黄棕色或黄色，杂有褐色斑块

中在岩礁和冰雪上晒太阳。

分布区域： 渤海及黄海沿岸。

方剂举例

药方	取1对海狗肾，天雄、附子、川乌、阳起石、钟乳粉各100克，50克鹿茸，独体朱砂、人参、沉香各适量
制法	一同研制成末，加入少许酒，调和制成丸
用法	每次空腹以盐酒或盐汤送服70丸
功用	可缓解五劳七伤

科：海狮科	采收时间：春季	性味：性热，味咸	来源：动物海狗或海豹的阴茎和睾丸

海马

别名：大海马、刺海马、海蛆、马头鱼、水马

成品选鉴： 体呈长条形，略弯曲或卷曲，上部粗而扁方，直径 2~3 厘米，下部细而方，直径约 1 厘米，尾端略尖而弯曲。头似马头，具管状长嘴，有 1 对深陷的眼睛。表面黄白色或灰棕色，略有光泽，上部具 6 棱，下部有 4 棱，密生突起的横纹，边缘有齿，背部有鳍。骨质坚硬，不易折断。气微腥，味甘。

功效主治： 海马具有补肾壮阳、消肿化瘀的功效，常用于跌打肿痛、阳痿、遗尿、肾虚、毒疮脓肿、气虚咳喘等症。

药用宜忌： 孕妇及阴虚火旺者忌服。

动物形态： 头、身体侧扁，腹部稍凸出，头部弯曲和身体形成直角或钝角状态。尾部四棱形。嘴小，嘴巴不能张开和闭合，因此只能吸食水中的小动物为食物。全体淡黄色，体侧具白色线状斑点。在雄鱼尾部的肚子侧边有育儿囊，在育儿囊内产卵并进行孵化，一年可繁殖 2~3 代。

采集方法： 夏秋季捕捞后洗净，晒干；或除去皮膜及内脏，晒干。

生长特性： 性情非常懒惰，喜栖于藻丛或海韭菜繁生的潮下带海区，随波逐流。海马是地球上行动最慢的泳者。主要食物包括小型甲壳动物，主要有桡足类、蔓足类的藤壶幼体、虾类的幼体及成体、莹虾、糠虾和钩虾等小型动植物。

分布区域： 国内：黄海、渤海、秦皇岛沿海、塘沽外海、黄河三角洲、东海、南海、福鼎外海、澎湖外海、高雄外海、陵水外海。国外：日本、新加坡、红海。

体呈长条形，略弯曲或卷曲

头似马头，具管状长嘴

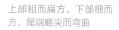

上部粗而扁方，下部细而方，尾端略尖而弯曲

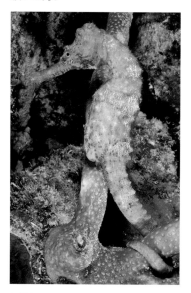

古籍名医录：

《本草纲目》：海马，雌雄成对，其性温暖，故难产及阳虚多用之，如蛤阶、郎君子之功也。

《本草新编》：海马，亦虾属也，入肾经命门，专善兴阳，功不亚于海狗，更善堕胎，故能催生也。海马功用不亚腽肭脐，乃尚服腕脐不尚海马，此世人之大惑也。谁知海马不论雌雄，皆能勃兴阳道，若赐腕脐，必须用雄者始效，贵价而买，仍是赝物，何若用海马之适用哉。

方剂举例

药方　取 50 克木香，1 对海马，大黄、青橘皮、白牵牛各 100 克，49 粒巴豆。

制法　用童便浸泡青橘皮至软，后用青橘皮包巴豆，用线系紧，再次入童便内浸泡 7 日，炒黄，取出青橘皮，去掉巴豆，再将青橘皮与其余药捣制过筛，每次取 100 克，用水煎煮，除渣。

用法　于晚睡前服用

功用　可改善腹内积块胀痛

科属：海龙科、海马属　　采收时间：夏秋季　　性味：性温，味甘　　来源：动物线纹海马、刺海马、大海马等的干燥体

紫河车

别名：胎衣、胞衣、混沌皮、混元丹

成品选鉴： 干燥的胎盘为不规则的类圆形或椭圆形碟状，厚薄不一。紫红色或棕红色，有的为黄色，一面凹凸不平，有多数沟纹；一面为羊膜包被，较光滑，在中央或一侧附有脐带的残余，四周散布细血管。以整齐、黄色或紫红色、洁净者为佳。质硬脆，有

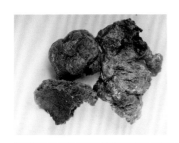

腥气。

功效主治： 紫河车具有温肾补精、益气养血的功效，常用于食欲不振、气虚体弱、阳痿遗精、劳累无力、胸闷气短、咳嗽气喘、不孕乳少等症。

药物形态： 新鲜的胎盘呈现不规则的类圆形或椭圆形碟状物，从母体娩出时呈现鲜红色，稍微放置一会儿就变成了紫色、紫红色。外面凹凸不平，有多数沟纹，内面由一层极薄的羊膜包被，比较光滑。

采集方法： 取健康产妇的胎盘，先以大量清水浸泡、漂洗，把筋膜剔除干净，脐带周围的血管挑破，把血液挤出来，反复漂洗多次，直到洗干净为止，然后用细铁丝圈在里面绷紧，周围用线缝起来，放入开水锅中煮至胎盘浮起时取出，把周边的羊膜剪下来，再放在没有烟的煤火上烘至起泡，

外形为不规则的类圆形或椭圆形碟状

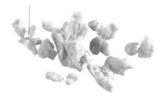

质酥松即成。应保存在阴凉干燥的地方，可以混合一些花椒来防止发霉、虫蛀。

生长特性： 产妇分娩时，底蜕膜的海绵层与子宫壁分离，将胎盘及胎膜排出。

方剂举例

药方	取1具紫河车，25克白茯苓，50克人参，100克干山药
制法	一同研制成末，用面糊调和制成丸
用法	每次空腹以米汤或五味子汤送服50丸
功用	可改善气虚体弱、肾虚

科属：人科、人属	采收时间：全年	性味：性温，味甘、咸	来源：健康产妇的胎盘

菟丝子

别名：菟丝实、吐丝子、无娘藤米米、黄藤子、龙须子、萝丝子、黄网子、黄萝子、豆须子、缠龙子、黄丝子

成品选鉴： 菟丝子呈类球形。表面灰棕色或黄棕色，具细密突起的小点，一端有微凹的线形种脐。质坚实，不易以指甲压碎。气微，味甘、辛。

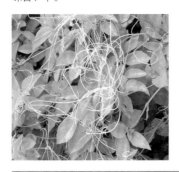

功效主治： 菟丝子具有补益肝肾、固精缩尿、止泻、明目安胎的功效，常用于腰酸膝软、阳痿遗精、遗尿、脾肾虚弱、胎动不安、目昏耳鸣等症。

药用宜忌： 强阳不痿者忌之，大便燥结者亦忌之。孕妇及血崩、阳强、便结、肾脏有火、阴虚火动者禁用。

植物形态： 一年生寄生草本。根系发达，密生纤维状须根。无绿色叶片。花序侧生，少花或多花簇生成小伞形或小团伞花序；苞片及小苞片鳞片状，卵圆形；花萼杯状，顶端钝。种子呈类球形，淡褐色或灰棕色，表面粗糙。

采集方法： 秋季果实成熟时采收植株，晒干，打下种子，除去杂质用。

生长特性： 菟丝子喜高温湿润气候，喜光照，耐旱、耐寒，生命力极强，对土壤要求不高。野生

质坚实，不易以指甲压碎

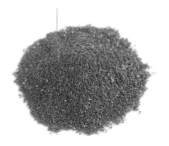

菟丝子常见于荒地、坟头、路边以及豆科、菊科、蓼科、藜科等植物地内。寄生于草本植物，生长于田边、荒地及灌木丛间。

方剂举例

药方	用菟丝子（酒浸）、杜仲（炒热）各等份
制法	一同研磨成浆，用山药糊制成丸
用法	每次以酒或盐汤送服50丸
功用	可改善腰痛

科属：旋花科、菟丝子属	采收时间：秋季	性味：性平，味甘、辛	来源：植物菟丝子的成熟种子

石斛

别名：川石斛、金钗石斛、霍山石斛、枫斗石斛、黄草

成品选鉴：圆柱形，略弯曲，表面金黄色而略带绿色。气无，味甘。以条匀、金黄色、致密者为佳。

功效主治：石斛具有滋阴清热、益胃生津的功效，常用于食欲不振、烦热干渴、阴虚、身体虚热等症。

药用宜忌：虚而无火者忌用。

植物形态：多年生附生草本。根系发达，密生须根。晒干后表面金黄色略带绿色，有光泽。叶无柄，革质，长圆形，先端钝，基部具抱茎的鞘。总状花序自老茎中部以上部分发出；花苞片膜质，卵状披针形；花大，白色带淡紫色。花期4~5月。

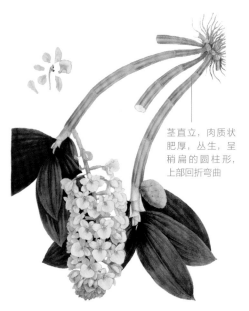

茎直立，肉质状肥厚，丛生，呈稍扁的圆柱形，上部回折弯曲

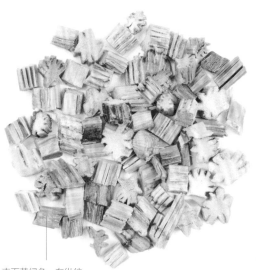

表面黄绿色，有纵纹

古籍名医录：

《本草求真》：石斛，入脾而除虚热，入肾而涩元气。但形瘦无汁，味淡难出，非经久熬，气味莫泄，故止可入平剂以治虚热。补性虽有，亦惟在人谅病轻重施用可耳。

《本草通玄》：石斛，甘可悦脾，咸能益肾，故多功于水土二脏。但气性宽缓，无捷奏之功，古人以此代茶，甚清膈上。

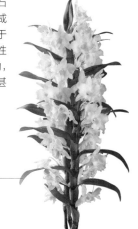

石斛品种多样，有金钗石斛、长爪石斛、铁皮石斛、细茎石斛、重唇石斛、钩状石斛、广东石斛、细叶石斛、罗河石斛、美花石斛、小美石斛等种类。

少分枝，多节，节间稍肿大

采集方法：全年均可采收，采收新鲜石斛，去除根及泥沙，用开水略烫或烘软，再边搓边烘晒，至叶鞘搓净，干燥。

生长特性：石斛喜在温暖、潮湿、半阴半阳的环境中生长，生命力顽强，对土肥要求不甚严格，野生多在疏松且厚的树皮或树干上生长，有的也生长于石缝中。适宜在质地疏松、排水良好、肥沃、土层深厚的沙壤土中生长。

分布区域：国内：四川、贵州、云南、湖北和广西等地。国外：印度、尼泊尔、锡金、不丹、缅甸、泰国、老挝、越南等地。

方剂举例

药方	取石斛、麦门冬、杜仲、枸杞子、牛膝、党参、白芍各8克，五味子、炙甘草各5克
制法	以水煎
用法	不拘时饮用
功用	有保健强身的作用

科属：兰科、石斛属　采收时间：全年　性味：性微寒，味甘　来源：植物金钗石斛、环草石斛、铁皮石斛等的茎

黄精

别名：老虎姜、鸡头参

成品选鉴： 干燥根茎呈不规则的圆锥状，形似鸡头，或呈结节块状似姜形。分枝少而短粗。表面黄白色至黄棕色，半透明，全体有细皱纹及稍起呈波状的环节，地上茎痕呈圆盘状，中心常凹陷，根痕多呈点状突起，分布全体或多集生于膨大部分。干燥者质硬，易折断，未完全干燥者质柔韧；断面淡棕色，呈半透明角质样或蜡质状，并有多数黄白色小点。无臭，味微甘而有黏性。

表面黄白色至黄棕色，有细皱纹

功效主治： 黄精具有补气养阴、健脾、润肺、益肾的功效，常用于食欲不振、阴虚、肺热干渴、疲倦无力、气血不足、肺虚咳嗽等症。

药用宜忌： 中寒泄泻、痰湿痞满气滞者忌服。

植物形态： 多年生草本。根茎粗壮，横走，肉质，黄白色，呈扁圆柱形；结节膨大，节间一头粗、一头细。花腋生，俯垂，伞形状；花被筒状，乳白色至淡黄色。浆果近球形，初生时绿色，成熟时黑色。花期5~6月。果期6~7月。

采集方法： 春、秋两季采挖后，去除根茎表面的须根、泥沙，用水清洗干净，置沸水中略烫或蒸至透心，干燥。

生长特性： 喜凉爽湿润的气候，喜荫蔽，耐严寒、耐干旱，忌阳光直射。生长于荒山坡及山地杂木林或灌木丛的边缘。

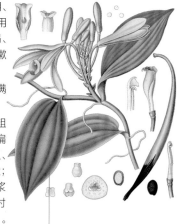

叶片线状披针形至线形，先端渐尖，表面绿色，背面淡绿色

方剂举例

药方	用枸杞子、黄精各等份
制法	研制成末，和蜜做成丸
用法	每次空腹以温水送服50丸
功用	可补气固精

科属： 天门冬科、黄精属　**采收时间：** 春季、秋季　**性味：** 性平，味甘　**来源：** 植物黄精等的干燥根茎

沙苑子

别名：沙苑蒺藜、同州白蒺藜、沙苑蒺藜子、潼蒺藜、沙蒺藜、夏黄草

成品选鉴： 干燥种子呈肾脏形而稍扁。表面灰褐色或绿褐色，光滑。一边微向内凹陷，在凹入处有明显的种脐。质坚硬，不易破碎。子叶两枚，淡黄色，略为椭圆形，胚根弯曲。无臭，味淡，嚼之有豆腥气。

功效主治： 沙苑子具有补肾助阳、固精缩尿、养肝明目的功效，常用于

呈肾形而稍扁，表面灰褐色或绿褐色

遗精早泄、腰酸膝痛、肾虚肝弱、遗尿、赤白带下等症。

药用宜忌： 相火炽盛、阳强易举及小便不利者忌服。

植物形态： 多年生草本。根系发达，主根粗壮，密生纤维状须根，深入地底。总状花序腋生，花萼钟形，绿色，被黑色短硬毛；花冠蝶形，黄色。荚果纺锤形，密被黑色短硬毛。种子圆肾形，表面灰棕色或深棕色，光滑。花期8~9月。果期9~10月。

采集方法： 秋末冬初果实成熟但尚未开裂时，连茎一起割下，放在太阳下晾晒干后，打下种子，晒干。

生长特性： 喜凉爽湿润的气候，喜通风透光，耐严寒、耐干旱，忌积水。适应性强，除低湿地、强酸碱地外，从粗沙到轻黏壤土

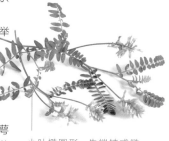

小叶椭圆形，先端钝或微缺，背面灰绿色密被短毛

皆能生长。生长于山野、路旁。

方剂举例

药方	用沙苑子（炒）、艾实（蒸）、莲须各100克，龙骨（炙）、牡蛎（盐水煮1日1夜，煅粉）各50克
制法	一同研制成浆，用莲子粉糊成丸
用法	每次以盐汤送服
功用	可改善遗精

科属： 豆科、黄芪属　**采收时间：** 秋末冬初　**性味：** 性温，味甘　**来源：** 植物扁茎黄芪的干燥成熟种子

杜仲

别名：思仙、思仲、石思仙、扯丝皮、玉丝皮

成品选鉴： 杜仲呈板片状或两边稍向内卷，大小不一。外表面淡棕色或灰褐色，有明显的皱纹或纵裂槽纹；内表面暗紫色，光滑。质脆，易折断，断面有细密、银白色、富弹性的橡胶丝相连。气微，味甘。

功效主治： 杜仲具有补肝肾、强筋骨、安胎的功效，常用于腰酸膝冷、胎动不安、血压升高、足膝痿弱、遗尿等症。

药用宜忌： 阴虚火旺者慎服。

植物形态： 杜仲为落叶乔木。根系发达，主根粗壮，深入地下，密生须根。树皮灰褐色，粗糙。树皮、树枝、树叶均有橡胶。花单性，雌雄异株，于叶同时开放，花黄色。果实扁平，长椭圆形，内含一坚果于中央。种子扁平，线形，两端圆形。花期3~4月，果期9~10月。

采集方法： 清明至夏至选取生长15~20年的植株，挑选晴天剥下树皮，刨去粗皮，晒干。放置在阴凉干燥处保存。

生长特性： 喜温暖湿润气候和阳光充足的环境，耐严寒、耐干旱，忌积水。适应性强，对土壤的选择并不严格，在瘠薄的红土或岩石峭壁均能生长，以质地疏松、排水良好、肥沃、土层深厚的沙壤土为宜。杜仲树的生长速度在幼年期较缓慢。生长于低山、谷地或低坡的疏林里。

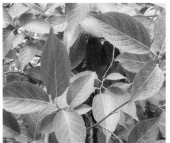

质脆，易折断，断面有细密、银白色、富弹性的橡胶丝相连

分布区域： 国内：陕西、甘肃、河南、湖北、四川、云南、贵州、湖南、安徽、陕西、江西、广西及浙江等地。国外：英国、法国、德国、美国等地。

叶片椭圆形、卵形，薄革质，基部圆形或阔楔形，先端渐尖

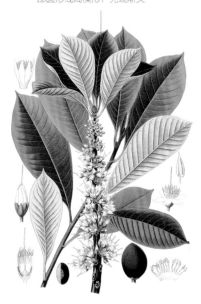

古籍名医录：

《本草汇言》：方氏《直指》云：凡下焦之虚，非此不补；下焦之湿，非杜仲不利；足胫之酸，非杜仲不去；腰膝之疼，非杜仲不除。然色紫而燥，质绵而韧，气温而补，补肝益肾，诚为要剂。如肝肾阳虚而有风湿病者，以盐酒浸炙，为效甚捷；如肝肾阴虚，而无风湿病，乃因精乏髓枯，血燥液干而成痿痹，成伛偻，以致俯仰屈伸不用者，又忌用之。

《神农本草经》：主腰脊痛，补中益精气，坚筋骨，强志，除阴下痒湿，小便余沥。

《药品化义》：杜仲，沉下入肾，盖肾欲坚，以苦坚之，用此坚肾气，强壮筋骨，主治腰脊酸疼，脚膝行痛，阴下湿痒，小便余沥。东垣云功效如神应，良不爽也。牛膝主下部分，杜仲主下部气分，相须而用。

呈板片状或两边稍向内卷，大小不一

方剂举例

药方	用杜仲、五味子各500克
制法	切碎分成14剂，每次用1升水煮1剂，煮至300毫升左右，除渣取汁，与3个羊肾同煮
用法	每次以盐、醋送服
功用	可缓解腰痛

科属： 杜仲科、杜仲属　**采收时间：** 清明至夏至　**性味：** 性温，味甘　**来源：** 植物杜仲的干燥树皮

韭菜子

别名：韭子、炒韭菜子

成品选鉴： 种子半圆形或卵圆形，略扁。表面黑色，一面凸起，粗糙有细密的网状皱纹；另一面微凹，皱纹不甚明显，基部稍尖，有点状突起的种脐。质硬。气特异，味微辛。

功效主治： 韭菜子具有温补肝肾、壮阳固精的功效，常用于遗尿、阳痿、遗精、腰酸膝痛、赤白带下等症。

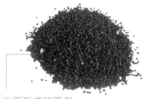

种子半圆形或卵圆形，略扁，表面黑色

药用宜忌： 阴虚火旺者忌服。不可与寒性中药一起服用。

植物形态： 多年生草本植物，全株具有特殊强烈的气味。根茎横卧，为弦线根的须根系，没有主侧根，鳞茎狭圆锥形。叶基生，簇生叶短缩茎上。伞形花序顶生，花冠白色。种子表面黑色，半圆形，细小、粗糙，有网状皱纹，质地坚硬。

采集方法： 秋季果实成熟时，挑选晴天进行采收。果实晒干，搓出种子，去除杂质。

生长特性： 喜温暖湿润气候和阳光充足的环境，喜肥，耐严寒、耐干旱，耐热，忌积水。适应能力强，生命力顽强，一般土壤均能生长，以质地疏松、排水良好、肥沃、土层深厚的沙壤土为宜。

分布区域： 国内：全国各地。国外：原产于亚洲东南部，现在世界各地普遍栽培。

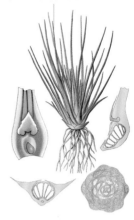

叶条形，扁平，可分为宽叶和窄叶，深绿色

方剂举例

药方 取10克炒车前子、6克韭菜子（炒黄）、3颗桃仁、30克薏苡仁
制法 一同用水煎煮成粥
用法 每日1次，连服10~15天
功用 适用于前列腺疾病患者

科属：石蒜科、葱属	采收时间：秋季	性味：性温，味辛、甘	来源：植物韭的干燥成熟种子

阿胶

别名：驴皮胶

成品选鉴： 为长方形或方形块，黑褐色，有光泽。质硬而脆，断面光亮，碎片对光照视呈棕色半透明状。气微，味微甘。

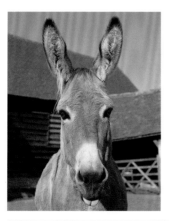

功效主治： 阿胶具有补血滋阴、润燥止血的功效，常用于咯血、吐血、月经不调、心悸失眠、便血、尿血、崩漏、眩晕等症。

药用宜忌： 性黏腻，有碍消化，胃虚便溏者不宜用。

动物形态： 驴为哺乳动物，像马，但体形比马小，头大，耳朵和脸都较长，胸部稍窄，背腰短直。

采集方法： 全年均可采收驴皮。一般在10月至次年5月为阿胶生产季节。先将驴皮放到底部密封容器中，加水浸泡软化，剁成小块。将浸泡好的驴皮放入沸水中，稍煮即捞出，再放入熬胶锅内进行熬煮。熬好后倒入容器内，冷却凝固后取出，切成小块，晾干。以琥珀色、透明、无臭味者为佳。

生长特性： 非洲野驴生于干燥环境，对水源要求不高，主要栖息于裸岩荒漠地区。主要食物为草、树皮及树叶等。亚洲野驴既耐干

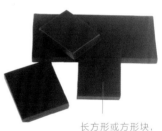

长方形或方形块，黑褐色，有光泽

旱，又耐严寒，一般栖息于沙漠、草原荒漠和草原上。藏野驴生于青藏高原。

分布区域： 山东、河北、浙江、河南和江苏等地。

方剂举例

药方 取50克阿胶、100克人参
制法 一同捣制成末，每次取15克，用豉汤煎煮，放入少量葱白，煮成3沸
用法 温时服用
功用 可缓解咳嗽

科属：马科、驴属	采收时间：全年	性味：性平，味甘	来源：动物驴的皮经煎煮、浓缩制成的固体胶

当归

别名：干归、秦哪、西当归、当归身、涵归尾、当归曲、土当归

成品选鉴： 当归略呈圆柱形，表面黄棕色至棕褐色，具纵皱纹及横长皮孔。根头具环纹，上端圆钝，有紫色或黄绿色的茎及叶鞘的残基；主根表面凹凸不平；支根上粗下细，多扭曲，有少数须根痕。质柔韧，断面黄白色或淡黄棕色。皮部厚，有裂隙及多数棕色点状分泌腔；木部色较淡。有浓郁的香气。

功效主治： 当归具有补血活血、调经止痛、润肠通便的功效，常用于血虚、跌打损伤、月经不调、闭经痛经、崩漏、便秘、痢疾、毒疮脓肿等症。

药用宜忌： 湿阻中满及大便溏泄者慎服。

植物形态： 多年生草本。根系发达，呈圆柱状，多分枝，密生肉质须根，黄棕色，有浓郁香气。茎直立，基生叶及茎下部卵形。复伞形花序，花序梗密被细柔毛；总苞片线形；花白色，花柄密被细柔毛；花瓣长卵形。果实椭圆至卵形。花期6~7个月，果期7~9月。

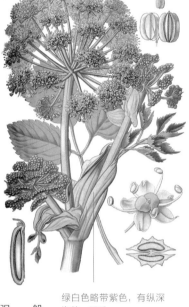

绿白色略带紫色，有纵深沟纹，无毛

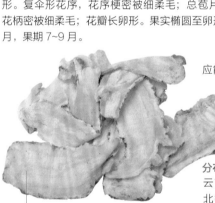

质柔韧，断面具环纹，木部色较淡，形成层环黄棕色

应能力强，生命力顽强，一般土壤均能生长，以质地疏松、排水良好、肥沃、土层深厚的沙壤土为宜。生长于高寒多雨山区。

分布区域： 国内：甘肃、四川、云南、陕西、贵州和湖北等地。国外：原产亚洲西部，欧洲及北美各国多有栽培。

气药也，况咳逆上气，有阴虚阳无所附者，故用血药补阴，则血和而气降矣。

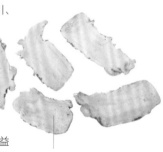

表面黄棕色至棕褐色，具纵皱纹及横长皮孔

采集方法： 秋末挖取根部，去除茎叶，洗净泥沙，放在通风处阴干，按照大小捆扎成小把，再用微火熏至干透即可。

生长特性： 喜高寒凉爽气候和阳光充足的环境，耐严寒、耐干旱，忌积水。适

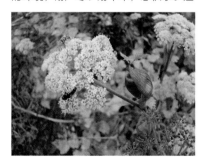

古籍名医录：

《注解伤寒论》：脉者血之府，诸血皆属心，凡通脉者必先补心益血，故张仲景治手足厥寒，脉细欲绝者，用当归之苦温以助心血。

《本草汇编》：当归治头痛，酒煮服，取其清浮而上也。治心痛，酒调末服，取其浊而半沉半浮也。治小便出血，用酒煎服，取其沉入下极也，自有高低之分如此。王海藏言，当归血药，如何治胸中咳逆上气，按当归其味辛散，乃血中

方剂举例

药方	用当归（酒浸，炒熟）、白芍、生地黄(用酒蒸熟)、川芎各等份
制法	一同研制成末，每次取15克用水煎服
用法	于饭前空腹服用
功用	可缓解月经不调、胎动不安、崩漏、小腹冷痛

科属：伞形科、当归属　　采收时间：秋末　　性味：性温，味甘、辛　　来源：植物当归的根

白芍

别名：金芍药、白芍药

成品选鉴： 干燥根呈圆柱形，粗细均匀而平直。表面淡红棕色或粉白色，质坚实而重，不易折断。味微苦而酸。

功效主治： 白芍具有养血调经、敛阴止汗、柔肝止痛、平抑肝阳的功效，常用于阴虚发热、泄泻腹痛、月经不调、崩漏、赤白带

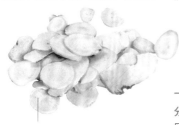

断面灰白色或微带棕色，木部放射线呈菊花心状

下、自汗盗汗等症。

药用宜忌： 虚寒腹痛泄泻者忌服。反藜芦。

植物形态： 多年生草本。根粗壮、肥厚。茎直立，无毛。花顶生或腋生，苞片披针形；萼片宽卵形或近圆形；花瓣倒卵形。花期5~6月；果期6~8月。

采集方法： 夏秋季，采挖根茎，去除茎叶、泥沙，刮去粗皮，入沸水中略煮，使芍根发软，捞出晒干。

生长特性： 喜温暖湿润的气候和阳光充足的环境，耐严寒、耐干旱，忌积水。适应能力强，生命力顽强，一般土壤均能生长。

分布区域： 国内：全国大多数地区。国外：朝鲜、日本、蒙古及俄罗斯西伯利亚地区。

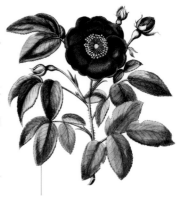

小叶片椭圆形或披针形，表面深绿色，背面绿色，两面无毛

方剂举例

药方	取白芍、石斛、麦门冬、杜仲、枸杞子、牛膝各8克，五味子、炙甘草各5克
制法	以水煎
用法	不拘时饮用
功用	有保健强身的作用

科属：芍药科、芍药属	采收时间：夏秋季	性味：性微寒，味苦、酸	来源：植物芍药的根

熟地黄

别名：熟地

成品选鉴： 不规则的块状，内外均呈漆黑色，外表皱缩不平。质柔软，断面滋润，中心部往往可看到光亮的油脂状块，黏性甚大。味甜。

功效主治： 熟地黄熟具有补血滋阴、益肾填精的功效，常用于月经不调、遗精、阴虚、崩漏、腰

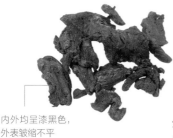

内外均呈漆黑色，外表皱缩不平

膝酸痛、耳聋目眩等症。

药用宜忌： 脾胃虚弱、气滞痰多、腹满便溏者忌服。

植物形态： 多年生草本。根茎粗壮，肉质肥厚。腋生总状花序，花大，淡红紫色；花萼钟状；花冠筒状而弯曲，颜色各异。蒴果球形至椭圆形。花期4~6月，果期7~8月。

采集方法： 秋季，挖取地黄的根茎，放入水中清洗掉泥沙，晒干备用。干地黄加30%的黄酒，搅拌均匀，放入蒸器中，蒸至内外黑润，取出晒至八成干，切片，再晒干保存，防止霉变。

生长特性： 喜温暖湿润的气候和阳光充足的环境，耐严寒、耐干旱，忌积水。适应能力好，生命力顽强，一般土壤均能生长。

分布区域： 河南、辽宁、河北、山东和浙江等地。

叶片卵形至长椭圆形，表面绿色，背面略带紫色或成紫红色，边缘有不规则圆齿

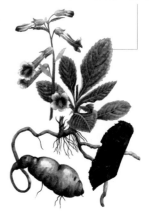

方剂举例

药方	用熟地黄、当归等份
制法	焙制研成末，和蜂蜜制成丸
用法	每次饭前以白汤送服
功用	可改善腹胁疼痛、血虚、食欲不振、月经不调

科属：列当科、地黄属	采收时间：秋季	性味：性微温，味甘	来源：植物地黄的块根，经加工蒸晒而成

何首乌

别名：首乌、地精、何相公

成品选鉴：何首乌呈团块状或不规则纺锤形，表面红棕色或红褐色，皱缩不平，有浅沟，并有横长皮孔及细根痕。体重，质坚实，不易折断，断面浅黄棕色或浅红棕色，显粉性。

功效主治：何首乌具有补肝肾、益精血、乌须发、强筋骨的功效，常用于遗精、腰酸膝软、痈疽肿痛、筋骨疼痛、血虚头晕、痢疾、肾虚肝弱等症。

药用宜忌：大便溏泄及湿痰较重者不宜服用。

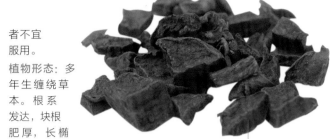

呈团块状或不规则纺锤形，长6~15厘米，直径4~12厘米

植物形态：多年生缠绕草本。根系发达，块根肥厚，长椭圆形，黑褐色。茎缠绕。花序圆锥状顶生或腋生，花小，数量多。瘦果椭圆形，具3棱，黑褐色，有光泽，包于宿存花被内。花期8~10月，果期9~11月。

采集方法：何首乌栽后3~4年春或秋季采挖，挖出根茎，洗去泥沙，切去两端，大者对半剖开或切片，晒干或烘干。

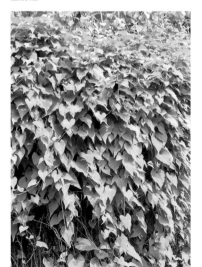

体重，质坚实，不易折断，断面浅黄棕色或浅红棕色，显粉性

生长特性：喜温暖湿润的气候和阳光充足的环境，耐严寒、耐干旱，忌积水。适应能力强，生命力顽强，一般土壤均能生长，以质地疏松、排水良好、土层深厚的沙壤土为宜。生长于草坡、路边、山坡及灌木丛中。

分布区域：全国大部分地区。

古籍名医录：

《本草纲目》：何首乌，白者入气分，赤者入血分。肾主闭藏，肝主疏泄，此物气温味苦涩，苦补肾，温补肝，能收敛精气，所以能养血益肝，固精益肾，健筋骨，乌发，为滋补良药，不寒不燥，功在地黄、天门冬诸药之上。气血太和，则风虚、痈肿、瘰疬诸疾可知（除）矣。

《重庆堂随笔》：何首乌，内调气血，外散疮痈、功近当归，亦是血中气药。第当归香窜，主血分风寒之病，首乌不香，主血分风热之疾为异耳。故同为妇科要药，兼治虚疟，并滑大肠，无甚滋补之力，昔人谓可代熟地，实未然也。

《滇南本草》：涩精，坚肾气，止赤白便浊，缩小便，入血分，消痰毒。治赤白癜风，疮疥顽癣，皮肤瘙痒。截疟，治痰疟。

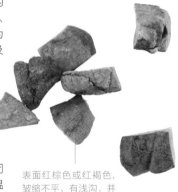

表面红棕色或红褐色，皱缩不平，有浅沟，并有横长皮孔及根痕

方剂举例

药方	取何首乌、牛膝
制法	用1升好酒浸泡7天，晒干，研制成末，和蜜做成丸
用法	每次空腹用酒送服30~50丸
功用	可改善骨软风疾、腰膝疼痛

科属：蓼科、何首乌属　　**采收时间：**春季、秋季　　**性味：**性微温，味苦、甘、涩　　**来源：**植物何首乌的干燥块根

北沙参

别名：莱阳参、海沙参、辽沙参

成品选鉴：北沙参呈细长圆柱形，表面淡黄白色，略粗糙。全体有细纵皱纹及纵沟，并有棕黄色点状细根痕。顶端常留有黄棕色根茎残基。气特异，味甘。

功效主治：北沙参具有养阴清肺、益胃生津的功效，常用于阴虚肺热咳嗽、口渴、咽喉干痒等症。

药用宜忌：北沙参性寒凉，所以外感风寒咳嗽、内伤生冷者不宜

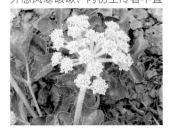

大量服用，肺胃虚寒者忌服，肾阳虚衰者不宜长期大量服用。北沙参养阴生津，有助湿之弊，所以脾虚湿盛、大便滑泻者不宜长期大量服用。北沙参大剂量有抑制心脏活动的作用，所以心脏功能不全等心脏病患者不宜长期大量服用。

植物形态：多年生草本。根系发达，主根呈圆柱形，细长，肉质紧密，主根上密生须根。复伞形花序顶生，花小，白色。双悬果近球形或椭圆形。花期5~7月，果期6~8月。

采集方法：春、秋二季，挖取根茎，除去地上茎及根须，清洗干净，放入开水中烫后剥去外皮，晒至八成干，切段或切厚片，再晒干或烘干。

生长特性：喜温暖湿润的气候和阳光充足的环境，耐严寒、耐干旱，忌积水。适应能力强，生命力

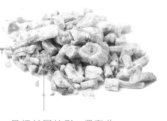

呈细长圆柱形，偶有分枝，淡黄白色，略粗糙

顽强，一般土壤均能生长，以质地疏松、排水良好、土层深厚的沙壤土为宜。生长于山坡、荒地。

分布区域：辽宁、河北、山东、江苏、浙江、广东、福建和台湾等地。

方剂举例

药方	用北沙参、麦门冬、知母、川贝母、熟地黄、鳖甲、地骨皮各200克
制法	做成丸或膏状
用法	每日早晚以白汤送服15克
功用	可改善咳嗽无痰、阴虚、烦渴

科属：伞形科、珊瑚菜属	采收时间：春季、秋季	性味：性微寒，味甘、微苦	来源：植物珊瑚菜的干燥根

麦门冬

别名：麦冬、沿阶草

成品选鉴：呈纺锤形，两头钝尖，中部肥满，微弯曲，表面黄白色，半透明，有不规则的纵皱纹。未干透时，质较柔韧，干后质坚硬。折断面黄白色，角质状。气微香，味甘、微苦。

功效主治：麦门冬具有养阴润肺、益胃生津、清心除烦的功效，常用于咯血、肺痈、吐血、肺热干渴、便秘、虚劳烦热等症。

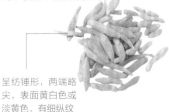

呈纺锤形，两端略尖，表面黄白色或淡黄色，有细纵纹

药用宜忌：风寒感冒、痰饮湿浊、脾胃虚寒、泄泻患者均忌服。

植物形态：多年生常绿草本。根粗壮，呈纺锤形，两端略尖，淡褐黄色。茎很短；花葶比叶短；总状花序顶生，花单生或成对着生于苞片腋内；苞片披针形，先端渐尖；花被片披针形，白色或淡紫色；花药三角状披针形。浆果呈类球状，成熟时深绿色至黑色。种子近球形。花期5~8月，果期8~9月。

采集方法：夏季采挖，去除茎叶，清洗泥沙，放在太阳底下反复暴晒，堆置，至七八成干，除去根须。

生长特性：喜温暖湿润、降雨充沛的气候和阳光充足的环境，耐严寒，忌积水。对土壤条件有特殊要求，以质地疏松、排水良好、肥沃的微碱性沙壤土为宜。生长于溪沟岸边或山坡树下。

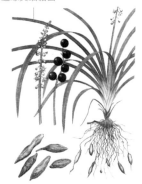

叶丛生，禾叶状，窄线形，边缘具细锯齿

分布区域：国内：四川、浙江、江苏等地。国外：日本、越南、印度等地。

方剂举例

药方	取茯苓、麦门冬各5克，4克人参
制法	一同水煎
用法	不拘时饮用
功用	可治齿缝出血成条

科属：天门冬科、沿阶草属	采收时间：夏季	性味：性微寒，味甘、微苦	来源：植物麦冬的干燥块根

南沙参

别名：白沙参、沙参、泡参、泡沙参、文虎、空沙参

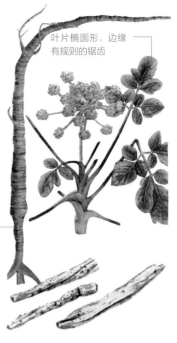

叶片椭圆形，边缘有规则的锯齿

成品选鉴： 干燥的根呈长纺锤形或圆柱形，偶有分歧。带皮者表面黄白色至棕色，有横纹，上部尤多，稍有短段细根或根痕；去皮者表面黄白色，有纵皱。体轻质松，易折断，断面白色，不平坦，有多数裂隙。气微弱，味甘。

功效主治： 南沙参具有养阴清肺、益胃生津、化痰、益气的功效，常用于咳嗽无痰、脾胃虚弱、阴虚、燥热等症。

表面黄白色至棕色，有横纹，断面黄白色，有纵皱

呈长纺锤形或圆柱形，上粗下细，稍弯曲或扭曲

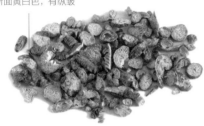

药用宜忌： 性寒，外感风寒咳嗽，内伤生冷，脾胃虚寒，肾阳虚衰等证者不宜大量长期服用。南沙参具有养阴生津的功效，有助湿之弊，故脾虚湿盛，大便滑泻者不宜大量长期服用；胸闷，咳嗽痰稠、量多者不宜服用。沙参恶防己，不能与含藜芦制品同服。

植物形态： 多年生草本。有白色乳汁。根系发达，根呈长纺锤形，形似胡萝卜。圆锥花序；花梗短；花冠钟状，蓝色或紫色。蒴果椭圆状近球形。种子棕黄色，稍扁，花期8~10月。

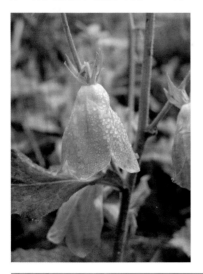

采集方法： 春秋季，挖取根茎，除去地上茎及根须，放入水中清洗干净泥沙，放入开水中烫后剥去外皮，晒至八成干，切段或切厚片，再晒干或烘干，防止霉变。

生长特性： 喜温暖或凉爽气候和阳光充足的环境，耐严寒、耐干旱，忌积水。适应能力强，生命力顽强，一般土壤均能生长，以质地疏松、排水良好、肥沃、土层深厚的沙壤土为宜。多生长于山野的阳坡草丛中。

分布区域： 分布于东北和河北、山东、河南、安徽、江苏、浙江、贵州、广东和江西等地。以安徽、江苏、浙江所产质量为佳；以贵州所产数量为大。

古籍名医录：

《本草纲目》：人参甘苦温，其体重实，专补脾胃元气，因而益肺与肾，故内伤元气者宜之。沙参甘淡而寒，其体轻虚，专补肺气，因而益脾与肾，故金受火克者宜之。一补阳而生阴，一补阴而制阳，不可不辨之也。

《重庆堂随笔》：沙参清肺，肺气肃则下行自顺，气化咸借以承宣，故清肺药皆通小水。喻氏谓有肺者有尿，无肺者无尿，可以勘破机关。

方剂举例

药方　取南沙参、麦门冬各15克，10克玉竹，7.5克桑叶，生扁豆、生甘草、花粉各5克

制法　用2升水煮至1升左右

用法　不拘时饮用

功用　可改善肺阴虚、燥热咳嗽

科属：桔梗科、沙参属　　采收时间：春秋季　　性味：性微寒，味甘　　来源：植物轮叶沙参或沙参的根

百合

别名：重迈、中庭、重箱、百合蒜

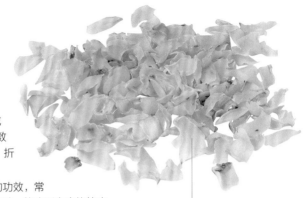

表面乳白色或淡黄棕色，
光滑细腻，略有光泽

成品选鉴： 干燥的鳞叶呈长椭圆形、披针形或长三角形，肉质肥厚，中心较厚，边缘薄而成波状或向内卷曲，表面乳白色或淡黄棕色，光滑细腻，略有光泽，瓣内有数条平行纵走的白色维管束。质坚硬而稍脆，折断面较平整，黄白色似蜡样。气微，味甘。

功效主治： 百合具有养阴润肺、清心安神的功效，常用于肺热咳嗽、心悸失眠、阴虚、脚气、水肿、热病后有余热等症。

药用宜录： 风寒咳嗽、中寒便溏者忌服。

植物形态： 多年生草本，鳞茎球形；鳞片披针形，花白色或乳白色外面稍带紫色，喇叭形，有香气；先端常开放如莲座状，由多数肉质肥厚、卵匙形的鳞片聚合而成。花期 5~6 月，果期 9~10 月。

花单生于茎顶

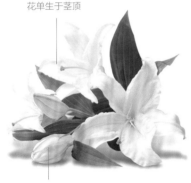

花多为白色，漏斗形

采集方法： 秋季，采挖，去除茎叶，放入水中清洗掉泥沙，剥取鳞片，用沸水捞过或微蒸后，焙干或晒干。

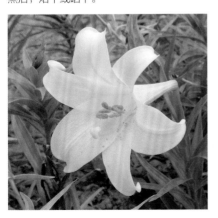

生长特性： 喜凉爽湿润气候和阳光充足的环境，耐严寒，忌积水。适应能力强，生命力顽强，一般土壤均能生长，以质地疏松、排水良好、肥沃、土层深厚的沙壤土为宜。生山坡、灌木林下、路边、溪旁或石缝中。

分布区域： 国内：全国各地。国外：俄罗斯、朝鲜、蒙古等地。

古籍名医录：

《本草述》：百合之功，在益气而兼之利气，在养正而更能去邪，故李梴氏谓其为渗利和中之美药也。如伤寒百合病，《要略》言其行住坐卧，皆不能定，如有神灵，此可想见其邪正相干，乱于胸中之故，而此味用之以为主治者，其义可思也。

《本草从新》：朱二允曰：久嗽之人，肺气必虚，虚则宜敛。百合之甘敛，甚于五味之酸收也。

《医林纂要》：百合，以敛为用，内不足而虚热、虚嗽、虚肿者宜之。与姜之用，正相反也。

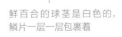

鲜百合的球茎是白色的，
鳞片一层一层包裹着

方剂举例

药方	用款冬花、百合等份
制法	一同研制成末，和蜜做成丸
用法	晚睡前以姜汤送服 1 丸
功用	可治疗咳嗽、痰中带血

科属： 百合科、百合属　**采收时间：** 秋季　**性味：** 性寒，味甘　**来源：** 植物卷丹、百合或细叶百合的肉质鳞叶

玉竹

别名: 葳蕤、玉参、尾参、铃当菜、小笔管菜、甜草根、靠山竹

成品选鉴: 圆柱形,有时有分枝,表面黄白色至土黄色,有细纵皱纹。质柔韧,有时干脆,易折断,断面黄白色,颗粒状。气微,味甘,有黏性。

功效主治: 玉竹具有养阴润燥、生津止渴的功效,常用于尿频、虚热干渴、食多易饥、阴虚等症。

表面黄白色或淡黄棕色,半透明,具纵皱纹

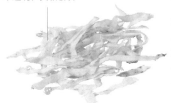

药用宜忌: 胃有痰湿气滞者忌服。低血糖、高血压病患者不宜大量长期服用。因外感风寒咳嗽者不宜单味药大量服用。

植物形态: 多年生草本。根系发达,主根呈圆柱形,少分枝,黄白色,密生须根。浆果近球形,蓝黑色。花期4~5月,果期8~9月。

采集方法: 秋季挖取根茎,去除茎叶,放入水中清洗掉泥沙,将洗净的鲜玉竹放入蒸笼蒸煮。蒸透后的玉竹,晾晒至微黄色后,边晒边揉,如此反复数次,直至变柔软而透明。

生长特性: 喜温暖湿润的气候,耐严寒,忌积水,忌阳光直射。适应能力强,生命力顽强,一般土壤均能生长。生长于山野林下或石隙间,喜阴湿处。

分布区域: 国内:湖南、河南、江苏等地。国外:欧亚大陆温带地区。

叶椭圆形至卵状矩圆形,先端渐尖

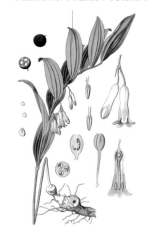

方剂举例

药方	15克沙参、细生地、麦门冬各25克,5克冰糖,7.5克玉竹
制法	一同用2升水煎煮至1升
用法	分两次服用
功用	可缓解阴虚燥热

科属:百合科、黄精属	采收时间:秋季	性味:性微寒,味甘	来源:植物玉竹的根茎

银耳

别名: 雪耳、白木耳

成品选鉴: 干燥的银耳呈不规则的块片状,由众多细小屈曲的条片组成,外表黄白色或黄褐色,微有光泽。质硬而脆,有特殊气味。以干燥、黄白色、朵大、体轻、有光泽、胶质厚者为佳。

功效主治: 银耳具有滋阴润燥、补肾润肺、活血温胃、美容养颜、提神补脑的功效,常用于身体虚

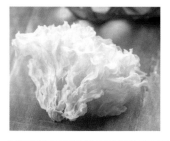

弱、肺热咳嗽、津少口渴、气短无力、痰中带血等症。

药用宜忌: 风寒咳嗽者忌用。糖尿病患者慎用。

真菌形态: 形状呈菊花状或鸡冠状,由多片薄而多皱褶的扁平形瓣片组成,表面柔软洁白、半透明,富有弹性。晒干后,硬而脆,易碎,白色或米黄色。遇水浸泡即可恢复原状。成熟子实体的瓣片表面覆有一层白色孢子,成熟后,会自动弹射出来,借助风力传播。

采集方法: 4~9月,采摘时宜在早晚或阴雨天,用竹刀将银耳刮入竹笼中,用清水洗净杂质,沥干水分,晒干。放置在阴凉干燥处保存。

生长特性: 喜温暖湿润的气候,不耐高温和严寒,忌阳光直射。寄生于腐朽的树木上。

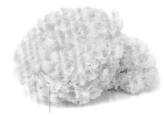

子实体由数片薄而多褶皱的瓣片组成

分布区域: 四川、贵州、云南、江苏、浙江、广西、福建、湖北和陕西等地。

方剂举例

药方	取银耳、竹参各10克,5克淫羊藿
制法	将银耳和竹参用冷水泡发,取出后加入冰糖、猪油拌匀置于碗内,把淫羊藿捣碎放入碗中,一同蒸煮
用法	去淫羊藿渣滓,竹参、银耳连汤内服
功用	可润肺止咳

| 科属:银耳科、银耳属 | 采收时间:4~9月 | 性味:性平,味甘、淡 | 来源:真菌银耳的子实体 |

桑椹

别名：桑葚、桑蔗、桑枣、桑果、桑泡儿、乌椹

成品选鉴： 干燥果穗呈长圆形。基部具柄。表面紫红色或紫黑色。果穗由 30~60 个瘦果聚合而成；瘦果卵圆形，稍扁，外具膜质苞片 4 枚。胚乳白色。质油润，富有糖性。气微，味微酸而甘。

功效主治： 桑椹具有滋阴补血、生津润燥的功效，常用于阴虚燥热、干渴、心悸失眠、头晕目眩、便秘等症。

药用宜忌： 脾胃虚寒作泄者忌服。

植物形态： 落叶乔木或为灌木。树木高大，粗壮，树皮厚，灰色，具不规则浅纵裂。根系发达，主根粗壮，密生须根，深入地底。花单性，雌雄异株，腋生，黄绿色，花与叶同时开放。果实呈长圆柱形，初生时绿色，成熟时红色或暗紫色，味甘。花期 4~5 月，果期 5~8 月。

采集方法： 4~6 月，果实变红时采收，去除杂质，用清水洗净表面灰尘，放在太阳底下晒干，或稍微蒸煮后再晒干。

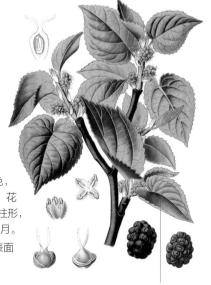

叶片卵形或广卵形，基部圆形至浅心形，边缘具粗锯齿

分布区域： 国内：江苏、浙江、湖南和四川等地。

国外：朝鲜、日本、蒙古、俄罗斯、印度、越南及中亚、欧洲等地。

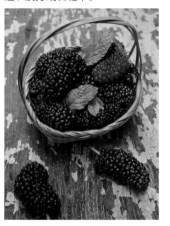

鲜果黄棕色、棕红色至暗紫色，有短果序梗

生长特性： 喜温暖湿润的气候，喜光，耐旱，耐严寒，忌积水。适应能力强，生命力顽强，一般土壤均能生长，以质地疏松、排水良好、肥沃、土层深厚的沙壤土为宜。生山坡、灌木林下、路边、溪旁或石缝中。

古籍名医录：

《本草经疏》：桑椹，甘寒益血而除热，为凉血补血益阴之药，消渴由于内热，津液不足，生津故止渴。五脏皆属阴，益阴故利五脏。阴不足则关节之血气不通，血生津满，阴气长盛，则不饥而血气自通矣。热退阴生，则肝心无火，故魂安而神自清宁，神清则聪明内发，阴复则变白不老。甘寒除热，故解中酒毒。性寒而下行利水，故利水气而消肿。

《本草述》：乌椹益阴气便益阴血，血乃水所化，故益阴血，还以行水，风与血同脏，阴血益则风自息。

《本经逢原》：《本经》桑根白皮所主，皆言桑椹之功，而宗奭云

《本经》言桑葚详，独遗其椹。即濒湖之博识，尚不加察，但以其功误列根皮之下，所以世鲜采用，惟万寿酒用之。

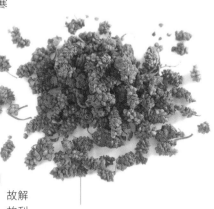

干燥果穗呈长圆形

方剂举例

药方	取 200 克桑椹
制法	捣烂取汁，滤渣后煎煮成膏
用法	每日 3 次，每次用白汤送服 1 小匙
功用	适用于淋巴结核患者

枸杞子

别名：枸忌、枸杞果、狗奶子

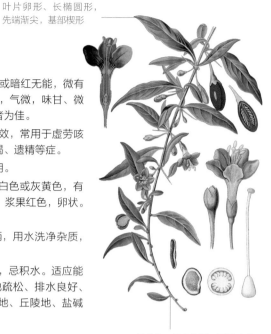

叶片卵形、长椭圆形，
先端渐尖，基部楔形

成品选鉴： 长卵形或椭圆形，略扁，表面鲜红色或暗红无能，微有光泽，果皮柔韧，皱缩，果肉厚，柔润而有黏性，气微，味甘、微酸。以粒大、色红、肉厚、质柔润、籽少、味甘者为佳。

功效主治： 枸杞子具有滋补肝肾、益精明目的功效，常用于虚劳咳嗽、头晕目眩、阴虚、肝肾亏虚、腰酸膝软、干渴、遗精等症。

药用宜忌： 外邪实热、脾虚有湿及泄泻者不宜服用。

植物形态： 蔓生灌木，树干粗壮，分枝细密，灰白色或灰黄色，有棘刺。单叶互生；花腋生；花冠漏斗状，淡紫色。浆果红色，卵状。种子扁肾脏形，黄色。花果期6~11月。

采集方法： 夏秋季，果实成熟时采摘，除去果柄，用水洗净杂质，放置于阴凉处晾至果皮起皱纹后再晒干。

生长特性： 喜冷凉的气候，喜光，耐旱，耐严寒，忌积水。适应能力强，生命力顽强，一般土壤均能生长，以质地疏松、排水良好、肥沃、土层深厚的沙壤土为宜。生长于山坡、荒地、丘陵地、盐碱地、路旁及村边宅旁。

多分枝，枝条细弱，弓状弯曲
或俯垂，淡灰色，有棘刺

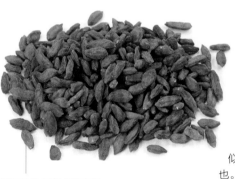

晒干后的果皮比较柔韧，
皱缩，果肉肉质，柔润

《本草正》：枸杞，味重而纯，故能补阴，阴中有阳，故能补气。所以滋阴而不致阴衰，助阳而能使阳旺。虽谚云离家千里，勿食枸杞，不过谓其助阳耳，似亦未必然也。此物微助阳而无动性，故用之以助熟地最妙。其功则明耳目，添精固髓，健骨强筋，善补劳伤，尤止消渴，真阴虚而脐腹疼痛不止者，多用神效。

《中药大辞典》：枸杞滋肾，润肺，补肝，明目。治肝肾阴亏，腰膝酸软，头晕，目眩，目昏多泪，虚劳咳嗽，消渴，遗精。

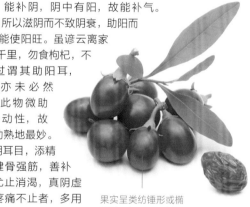

果实呈类纺锤形或椭
圆形，长6~20毫米

分布区域： 全国各地。

古籍名医录：《本草通玄》：枸杞子，补肾益精，水旺则骨强，而消渴、目昏、腰疼膝痛无不愈矣。按枸杞平而不热，有补水制火之能，与地黄同功。

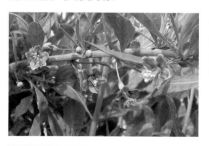

方剂举例

药方 用熟地黄、山萸肉、茯苓、山药、牡丹皮、泽泻、枸杞子、菊花各适量

制法 一同捣碎，和蜜做成丸

用法 每次空腹以温酒或盐汤送服39~50丸

功用 可改善肝肾不足、头晕目眩

科属：茄科、枸杞属   采收时间：夏秋季   性味：性平，味甘   来源：植物枸杞的成熟果实

女贞子

别名：女贞实、冬青子、爆格蚤、白蜡树子、鼠梓子

成品选鉴： 干燥果实卵形或椭圆球形，外皮蓝黑色，具皱纹；两端钝圆，底部有果柄痕。质坚，体轻，横面破开后大部分为单仁，如为双仁，间有隔瓤分开。仁椭圆形，两端尖，外面紫黑色，里面灰白色。无臭，味甘而微苦涩。

功效主治： 女贞子具有滋补肝肾、明目乌发的功效，常用于腰酸膝软、头晕目眩、阴虚内热、耳鸣

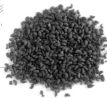

干燥果实卵形或椭圆球形，有的微弯曲

耳聋等症。

药用宜忌： 脾胃虚寒泄泻及阳虚者忌服。女贞子含有少量毒性，孕期慎服。

植物形态： 常绿灌木或乔木。树型高大，树皮灰褐色。根系发达，主根粗壮，深入地底。圆锥花序顶生；花浅白色；小苞片披针形或线形。浆果肾形或近肾形，初生时绿色，成熟时呈红黑色，被白粉。花期5~7月，果期7月至次年5月。

采集方法： 冬季果实成熟时采摘，除去枝叶晒干，或将果实略熏后，晒干。

生长特性： 喜温暖湿润气候，喜光耐阴，耐水湿，不耐旱，不耐寒。适应性能力强，生命力顽强，一般土壤均能生长，以质地疏松、排水良好、肥沃、土层深厚的沙壤土为宜。生长于山野。

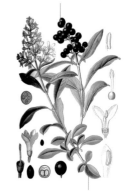

外皮蓝黑色，具皱纹，两端尖

叶片革质，卵形至椭圆形

分布区域： 国内：分布于浙江、江苏、湖南等地。国外：分布于朝鲜、印度、尼泊尔等地。

方剂举例

药方	取100克女贞子
制法	用200毫升米酒浸泡
用法	每日酌量服用
功用	可缓解神经衰弱症状

科属： 木樨科、女贞属　　**采收时间：** 冬季　　**性味：** 性凉，味苦、甘　　**来源：** 植物女贞的成熟果实

黑芝麻

别名：胡麻、油麻

成品选鉴： 种子扁卵圆形，表面黑色，平滑或有网状皱纹，先端有棕色点状种脐。种皮薄，子叶2片，白色，富油性。味甘，有油香气。

功效主治： 黑芝麻具有补肝肾、益精血、润肠燥的功效，常用于血虚、干渴、便秘、精血不足、

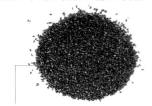

种子扁卵圆形，表面黑色，平滑或有网状皱纹，先端有棕色点状种脐

头晕眼花、须发早白等症。

药用宜忌： 脾胃虚寒作泄者忌服。

植物形态： 一年生草本植物。根系较浅，密生须状根。叶对生，无毛。花单生，腋生；花萼绿色；花冠筒状，白色，裂片圆形。蒴果椭圆形，6或8棱，纵裂，初生时绿色，成熟后黑褐色，具细毛。种子扁圆形，细小，表皮黑色，富含油脂。花期5~9月，果期7~9月。

采集方法： 秋季果实成熟时用刀采割植株，放在太阳底下晾晒，待植株晒干打下种子，去除杂质，再晒干保存。

生长特性： 喜温暖湿润气候，喜光，耐旱，不耐寒，忌水涝。适应能力强，生命力顽强。

分布区域： 全国各地均有栽培，主产于安徽、湖北、贵州、云南、广西、四川等地。

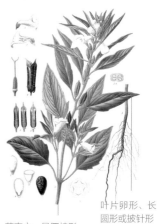

叶片卵形、长圆形或披针形

茎直立，呈四棱形

方剂举例

药方	黑芝麻、核桃仁、桑椹各等量
制法	一同捣烂，和蜜调匀
用法	每日3次，每次空腹服用两小匙
功用	可缓解肝肾虚弱引起的眩晕

科属： 芝麻科、芝麻属　　**采收时间：** 秋季　　**性味：** 性平，味甘　　**来源：** 植物芝麻的成熟种子

黑木耳

别名：木菌、光木耳、树耳、黑菜

成品选鉴： 子实体多呈胶质半透明，薄片耳状，弹性较好，基质上侧生短柄，边缘呈波状；呈紫褐色或黑褐色，疏生短茸毛，边缘部分绒毛较密集，内部平滑，子实层发达，呈淡紫褐色。

功效主治： 黑木耳具有补血滋阴、润肺止痛的功效，常用于肺虚咳嗽、咯血、崩漏、痔疮出血等症。黑木耳的含铁量很高，能及

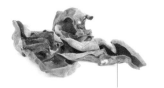

干燥时收缩变为脆硬的角质至近革质

时补充人体的铁质，是天然的补血佳品。

药用宜忌： 肠胃功能较弱者忌食。不可与萝卜、麦门冬、海螺同食。

真菌形态： 子实体丛生，常覆瓦状叠生。初期为柔软的胶质，黏而富弹性，以后稍带软骨质，干后强烈收缩，变得硬而脆，遇水浸泡即可恢复原状。背面外沿呈弧形，紫褐色至暗青灰色，疏生短绒毛。孢子肾形，无色，成熟后，会自动弹射出来，借助风力传播。

采集方法： 4~9月，采摘时宜在早晚或阴雨天，用竹刀将木耳刮入竹笼中，用清水洗净杂质，沥干水分，晒干。放置在阴凉干燥处保存。

生长特性： 喜温暖湿润的气候，耐寒，不耐高温，忌阳光直射。生长于栎、杨、榕、槐等阔叶树的腐木上。

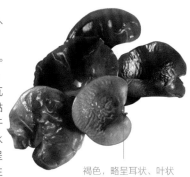

褐色，略呈耳状、叶状或杯状，湿润时半透明

分布区域： 国内：全国各地。国外：多分布在北半球温带地区。

方剂举例

药方	取20克黑木耳，15枚大枣
制法	黑木耳先用温水泡发洗净，放入碗中，加入少量水，冰糖、大枣，蒸1小时
用法	每日两次
功用	有补血，益气的功效

科属： 木耳科、黑木耳属　**采收时间：** 4~9月　**性味：** 性平，味甘　**来源：** 担子菌纲木耳目的食用真菌

续断

别名：接骨草、川断

成品选鉴： 为类圆形或椭圆形薄片，皮部墨绿色或棕色，木部灰黄色或黄褐色，气微、味苦，辛。

功效主治： 续断具有补肝肾、强筋骨、续折伤、止崩漏的功效，常用于跌打肿伤、赤白带下、遗精、腰酸膝痛、胎动不安、毒疮脓肿、足膝痿弱等症。

药用宜忌： 风湿热痹者，痢疾、腹泻者禁用。

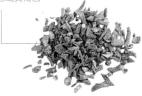

灰黄色或黄褐色

植物形态： 多年生草本。主根呈圆柱形，黄褐色，稍肉质；茎直立，中空，疏生下弯粗短的硬刺。叶对生；头状花序球形；总苞片披针形或线形，被硬毛；小苞片倒卵形；花冠淡黄色或白色。瘦果楔状长圆形，淡褐色，藏于小总苞内。花期7~9月，果期9~11月。

生长特性： 喜温暖而较凉爽湿润的环境，喜光，耐旱，耐寒，忌水涝，忌高温。适应能力强，生命力顽强，一般土壤均能生长。生长于土壤肥沃、潮湿的山坡、草地。

采集方法： 8~10月，采挖后，去除茎叶，洗净泥沙，削去根头、尾稍及细跟，放在通风处阴干或烤干。

分布区域： 江西、湖北、湖南、广西和四川等地。

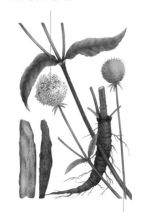

花冠淡黄色或白色

茎直立，中空

方剂举例

药方	取100克续断，补骨脂、牛膝、木瓜、萆薢、杜仲各50克
制法	研制成末，和蜂蜜做成丸
用法	每次空腹以无灰酒送服
功用	可缓解腰膝酸痛

　科属： 川续断科、川续断属　**采收时间：** 8~10月　**性味：** 性微温，味苦、辛　**来源：** 植物川续断的干燥根

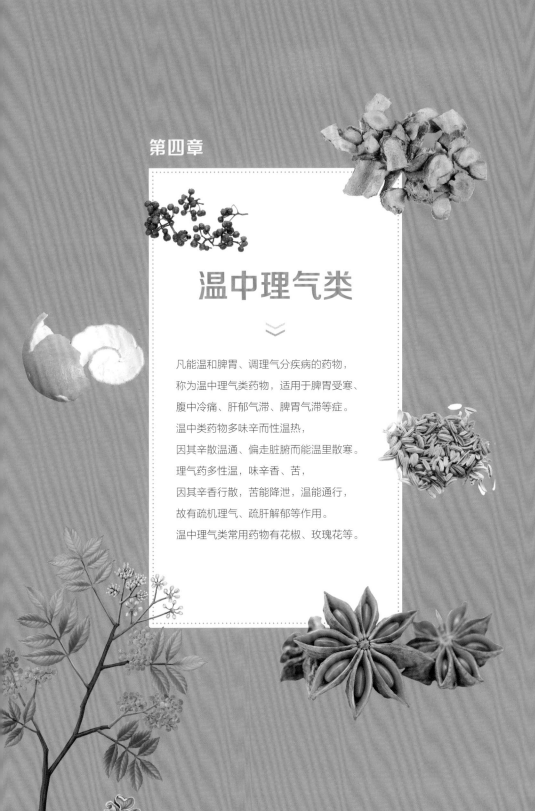

第四章

温中理气类

∨

凡能温和脾胃、调理气分疾病的药物，
称为温中理气类药物，适用于脾胃受寒、
腹中冷痛、肝郁气滞、脾胃气滞等症。
温中类药物多味辛而性温热，
因其辛散温通、偏走脏腑而能温里散寒。
理气药多性温，味辛香、苦，
因其辛香行散，苦能降泄，温能通行，
故有疏机理气、疏肝解郁等作用。
温中理气类常用药物有花椒、玫瑰花等。

小茴香

别名：穰香、穰香子、茴香子、土茴香、野茴香、谷茴香、谷香、香子

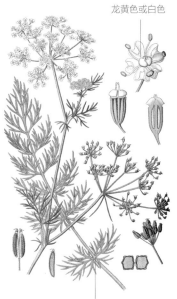

龙黄色或白色

成品选鉴： 双悬果呈圆柱形，有时略弯曲。表面黄绿色至淡黄色，两端略尖，顶端残留有黄棕色突起的柱基，基部有时有小果柄，分果长椭圆形，背面隆起，有纵棱 5 条，接合面平坦而较宽。横切面近五边形，背面的四边约等长。气特异而芳香，味辛。

功效主治： 小茴香具有散寒止痛、理气和胃的功效，常用于肾虚、小腹冷痛、呕吐、泄泻、腰痛、痛经等症。

药用宜忌： 阴虚火旺者慎服。盗汗、失眠多梦、眼痛、糖尿病等患者不适宜食用小茴香。

植物形态： 多年生草本。全株无毛，具强烈香气。根系发达，密生须根。茎直立，小叶片线形；复伞形花序顶生；花小，花瓣黄色，宽卵形。双悬果呈长柱圆形，有 5 条隆起的棱，黄绿色，气味芳香。花期 6~7 月，果期 9~10 月。

小叶片线形

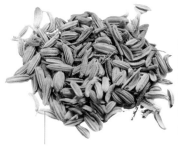

有环状棱纹和辐射状皱纹

采集方法： 8~10 月，果实呈黄绿色，并有淡黑色纵线时，选晴天割取地上部分，放在太阳底下晒干，待植株晒干打下种子，去除杂质，再晒干保存。

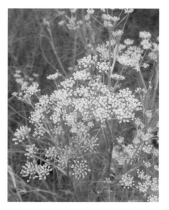

生长特性： 喜温暖湿润的环境，喜光，耐旱，耐寒，忌水涝。适应能力强，生命力顽强，一般土壤均能生长，以质地疏松、排水良好、肥沃、土层深厚的沙壤土为宜。生长于坡地、田边。

分布区域： 国内：全国各地均有栽培，主产于内蒙古、甘肃、山西等地。国外：地中海地区。

古籍名医录

《本草衍义》：懐香子，今人止呼为茴香。《唐本草》注似老胡荽，此误矣。胡荽叶如蛇床，懐香徒有叶之名，但散如丝发，特异诸草。

《救荒本草》：出处处有之，人家园圃多种，苗高三四尺，茎粗如笔管，旁有淡黄挎叶，拵茎而生。挎叶上发生青色细叶，似细蓬叶而长，极疏细如丝发状。挎叶间分生叉枝，梢头开花，花头如伞盖，结子如蒔萝子，微大而长，亦有线瓣。采苗叶炸热，换水淘净，油盐调食。

《本草纲目》：茴香宿根深，冬生苗，作丛，肥茎丝叶，五六月开花如蛇床花而色黄，结子大如麦粒，轻而有细棱，俗呼为大茴香，今惟以宁夏出者第一。其他处小者，谓之小茴香。自番舶来者，实大如柏实，裂成八瓣，一瓣一核，大如豆，黄褐色，有仁，味更甜，俗呼舶茴香，又曰八角茴香（广西左右江峒中亦有之），形色与中国茴香迥别，但气味同耳。北人得之，咀嚼荐酒。

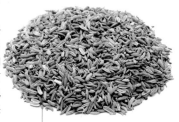

长椭圆形，两端略尖

方剂举例

药方	取 50 克小茴香、25 克枳壳
制法	一同研制成末
用法	每次以盐汤送服 10 克
功用	可缓解胁下疼痛

科属：伞形科、茴香属　采收时间：8~10 月　性味：性温，味辛　来源：植物茴香的干燥成熟果实

附子

别名：五毒棍、川乌、刀附、天雄

成品选鉴： 盐附子呈圆锥形，表面灰黑色，被盐霜。顶端有凹陷的芽痕，周围有瘤状突起的支根或支根痕。横切面灰褐色，可见充满盐霜的小空隙及多角形的形成层环纹，环纹内侧筋脉排列不整齐。气微，味辛、甘。

功效主治： 附子具有回阳救逆、补火助阳、散寒止痛的功效，常用于身体水肿、脚气、发冷、风

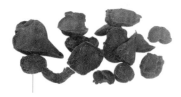

横切面灰褐色

寒湿痹等症。

药用宜忌： 阴虚阳盛、真热假寒者及孕妇均禁服。不可同犀角、半夏、瓜蒌、贝母，还有白及等一起使用。

植物形态： 多年生草本植物。根系发达，粗壮，呈倒圆锥形；叶片薄革质或纸质；总状花序顶生；苞片狭卵形至披针形；萼片蓝紫色，被短毛。种子三棱形。花期8~9月，果期9~10月。

采集方法： 6月下旬至8月上旬，挖出全株，去除茎叶，洗净泥沙，摘取子根（附子），去掉须根，放入食用胆巴水溶液中浸泡一夜，再放入食盐，继续浸泡，晾晒直至表面出现大量盐结晶质地变硬为止。

生长特性： 喜温暖湿润的环境，喜光，耐旱，耐寒，忌水涝。适应能力强，生命力顽强，一般土壤均能生长。生长于山地、草坡、灌木丛中。

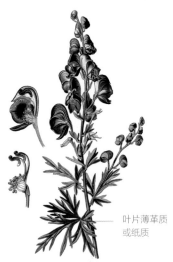

叶片薄革质或纸质

方剂举例

药方	取100克甘草、75克干姜、1枚附子
制法	用3升水煮至2升，除渣
用法	分两次服用
功用	可缓解手足厥冷、发热畏寒

科属： 毛茛科、乌头属　**采收时间：** 6月下旬至8月上旬　**性味：** 性热，味辛、甘　**来源：** 植物乌头的子根加工品

肉桂

别名：大桂、牡桂、紫桂、辣桂、桂皮、玉桂

成品选鉴： 肉桂呈槽状（企边桂）或卷筒状（油筒桂）。外表面灰棕色，稍粗糙，有不规则的皱纹及横向突起的皮孔，有的可见灰白色的斑纹；内表面红棕色，有细纵纹，划之显油痕。质硬而脆，易折断。气香浓烈，味甘、辛。

功效主治： 肉桂具有补火助阳、散寒止痛、温通经脉、引火归元的功效，常用于腰酸膝软、身体水肿、肾阳虚弱、四肢寒冷、阳

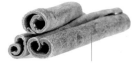

内表面红棕色，有细纵纹

痿遗精、尿少等症。

药用宜忌： 畏赤石脂。孕妇禁服。有口渴、咽干舌燥、咽喉肿痛、鼻出血、糖尿病、癌症等症者不宜服用。

植物形态： 常绿中等大乔木。根系粗壮，发达，深入地底。叶互生或近对生；圆锥花序腋生或近顶生；花白色；花梗被黄褐色短柔毛；花被筒倒锥形，密被黄褐色短绒毛。果椭圆形，初生时绿色，成熟时紫色。花期6~8月，果期10~12月。

生长特性： 喜温暖湿润的环境，喜光，喜微酸性或酸性土壤，耐旱，不耐寒，忌水涝。适应能力强，生命力顽强。生长于山地、草坡、灌木丛中。

采集方法： 树龄10年以上的肉桂，韧皮部已积成油层时可采剥，秋季用刀剥去部分树皮，放置在干燥通风处阴干。

叶片长椭圆形至近披针形

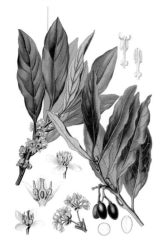

方剂举例

药方	用肉桂、荜茇、细辛各等份
制法	一同捣制成末
用法	每次取0.5克，先含温水一口，再敷药于鼻中
功用	可改善头痛

科属： 樟科、樟属　**采收时间：** 8~9月　**性味：** 性大热，味辛、甘　**来源：** 植物肉桂的干燥树皮

玫瑰花

别名：徘徊花、笔头花、湖花、刺玫花

成品选鉴： 花蕾略呈半球形或不规则团块，直径1~2.5厘米；花托半球形，与花萼基部合生；花瓣多皱缩，展平后宽卵形，呈覆瓦状排列，紫红色或黄棕色。体轻，质脆。气芳香浓郁，味微苦。

功效主治： 玫瑰花具有行气解郁、和血止痛的功效，常用于胸胁痛、月经不调、痢疾、跌打肿伤、毒疮脓肿、泄泻、肝气郁结等症。

药用宜忌： 阴虚有火者勿用。胃寒、腹泻、便秘、体虚者不宜饮用。孕妇不宜多饮。

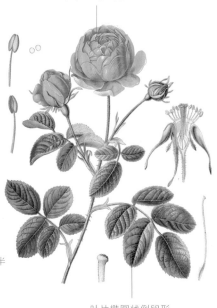

花单生或数朵簇生

叶片椭圆状倒卵形，边缘有细锯齿

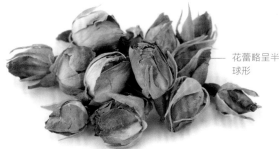

花蕾略呈半球形

植物形态： 直立灌木；根系发达，密生须根；茎粗壮，丛生，有针刺，幼茎绿色。苞片卵形，外被绒毛；萼片羽状披针形，先端尾尖；花瓣形状多样有倒卵形、重瓣至半重瓣，芳香，颜色各异，有紫红色、白色、红色、黄色等。果扁球形、椭圆形，砖红色，肉质，平滑，萼片宿存。花期5~6月，果期8~9月。

采集方法： 5~6月，盛花期前采摘已充分膨大但未开放的花蕾，小火慢慢烘干或放置在阴凉通风处阴干。

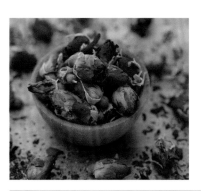

生长特性： 喜温暖湿润、通风良好的环境，喜光，耐旱，耐严寒，忌水涝。适应能力强，生命力顽强，在微碱性土地也能生长，以质地疏松、排水良好、肥沃、土层深厚的酸性沙壤土为宜。生长于山地、草坡、灌木丛中。

分布区域： 国内：全国各地均有分布，主产于山东、江苏、浙江及广东。国外：保加利亚、印度、俄罗斯、美国、朝鲜、日本等地。

古籍名医录：

《本草正义》：玫瑰花，香气最浓，清而不浊，和而不猛，柔肝醒胃，流气活血，宣通窒滞而绝无辛温刚燥之弊，断推气分药之中，最有捷效而最为驯良者，芳香诸品，殆无其匹。

《山东中药》：治肝胃气痛，恶心呕吐，消化不良，泄泻，口舌糜破，吐血，噤口痢。

《本草纲目拾遗》：和血，行血，理气。治风痹。

花瓣多皱缩，呈覆瓦状排列，多为紫红色，有的黄棕色

方剂举例

药方	取4~5朵玫瑰花，9~12克蚕豆花
制法	一同泡水
用法	随时饮用
功用	可缓解肝风头痛

科属： 蔷薇科、蔷薇属　　**采收时间：** 5~6月　　**性味：** 性温，味甘、微苦　　**来源：** 植物玫瑰的干燥花蕾

干姜

别名：白姜、均姜、干生姜

成品选鉴：根茎呈扁平块状，具指状分枝。表面灰棕色或浅黄棕色，粗糙，具纵皱纹及明显的环节。分枝处常有鳞片残存，分枝顶端有茎痕或芽。质坚实，断面黄白色或灰白色，粉性或颗粒性，内皮层环纹明显，维管束及黄色油点散在。气香、特异，味辛辣。

功效主治：干姜具有温中散寒、回阳通脉、温肺化饮的功效，常用于风寒痹痛、泄泻、小腹冷痛、阴胜厥逆、咳喘、呕吐等症。

表面灰棕色或浅黄棕色，粗糙，具纵皱纹及明显的环节

药用宜忌：阴虚内热、血热妄行者忌服。孕妇慎服。小儿夏季中暑，小儿肺炎急性期，风热感冒皆不宜服用。脑动脉硬化、白内障患者，不宜服用。

植物形态：多年生草本。叶互生；叶表面绿色，背面浅绿色，无毛，无柄。穗状花序呈近球状；苞片卵形，淡黄绿色；花冠黄绿色。花期：7~8月，果期12月至次年1月。

采集方法：冬季茎叶枯萎时挖取全株，用刀去除茎根、须根、放水中洗净泥沙，沥干水分，晒干或微火慢慢烘干。

生长特性：喜温暖湿润的环境，喜荫蔽，需避免强烈阳光的照射，耐旱，忌水涝，不耐寒，遇霜株凋零。适应能力强，生命力顽强，在一般土地也能生长，以质地疏松、排水良好、肥沃、土层深厚的沙壤土为宜。

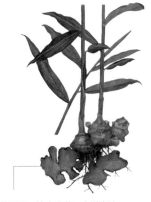

根茎肥厚，块大皮薄，肉嫩多汁

分布区域：全国各地均有分布，主产于山东、四川、贵州等地。

方剂举例

药方	用干姜、吴茱萸各100克
制法	一同研制成末
用法	每日两次，每次以酒送服5~6克
功用	可缓解饭后吐酸水

科属：姜科、姜属	采收时间：冬季	性味：性热，味辛	来源：植物姜的干燥根茎

吴茱萸

别名：茶辣、辣子、臭辣子

成品选鉴：呈果实类球形或略呈五角状扁球形。表面暗绿黄色至褐色，粗糙，有多数点状突起或凹下油点。顶端有五角星状的裂隙，基部残留被有黄色茸毛的果梗。质硬而脆。横切面可见子房室，每室有淡黄色种子一粒。气芳香浓郁，味辛而苦。

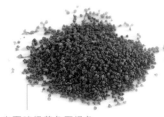

表面暗绿黄色至褐色，粗糙，有点状突起

功效主治：吴茱萸具有散寒止痛、降逆止呕、助阳止泻的功效，常用于痛经、呕吐、泄泻、小腹冷痛、脚气肿痛等症。

药用宜忌：无寒湿滞气及阴虚火旺者禁服。对子宫有明显的收缩作用，孕妇及先兆流产者慎用。

植物形态：常绿小乔木或灌木。果实椭圆形，分布密集或疏离，表皮暗绿色。种子近圆球形，褐黑色，有光泽，气味芳香。花期6~8月，果期9~11月。

采集方法：8~11月，待果实呈茶绿色而心皮未分离时采收，选晴天采摘整株果穗，放在太阳下晒干，待植株晒干用手揉搓，使种子脱落，去除杂质，再晒干保存。

生长特性：喜温暖湿润的环境，喜光照，耐旱，耐寒，忌水涝。生长于低海拔向阳的疏林下或林缘旷地。

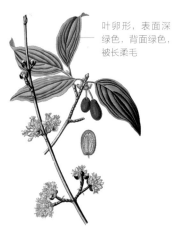

叶卵形，表面深绿色，背面绿色，被长柔毛

分布区域：浙江、安徽、福建、湖北、湖南、广东、广西和四川等地。

方剂举例

药方	用吴茱萸和干姜各等份
制法	一同研制成末
用法	每次以开水送服5克
功用	可缓解呕吐吞酸、胃气虚冷

科属：芸香科、吴茱萸属	采收时间：8~11月	性味：性热，味辛、苦	来源：植物吴茱萸、石虎等的未成熟果实

丁香

别名：丁子香、雄丁香、公丁香

成品选鉴：花蕾略呈研棒状，长1~2厘米。花冠圆球形，花瓣4，覆瓦状抱合，棕褐色或黄褐色，花瓣内为雄蕊和花柱，搓碎后可见众多黄色细粒状的花药。质坚实，富油性。气芳香浓烈，味辛辣，有麻舌感。

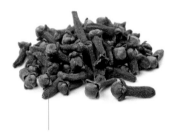

花冠圆球形，覆瓦状抱
合，棕褐色或黄褐色

功效主治：丁香具有温中降逆、补肾助阳的功效，常用于疥癣、泄泻、痢疾、胃寒、呕吐、小腹冷痛等症。

药用宜忌：阳热诸证及阴虚内热者禁服。畏郁金，不宜与郁金同食用。有微毒，过量服用后表现为四肢无力、呼吸抑制，孕妇慎用。

植物形态：常绿乔木，树形高大。叶大，对生，近革质。聚伞花序或圆锥花序顶生，花为白色稍带淡紫，气味芳香。浆果呈卵圆形，成熟时红色或深紫色。种子呈椭圆形。花期1~2月，果期6~7月。

采集方法：9月至次年3月，花蕾呈鲜红色时采集，去除花梗及杂质后晾晒。

生长特性：喜热带海洋性气候，喜高温高湿、静风、温差小的环境。不耐旱，不耐寒，忌水涝。适应能力强，生命力顽强。

分布区域：广东、海南等地。

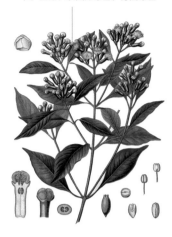

卵状长椭圆形，先端渐尖，基部狭窄，全缘，表面深绿色，背面绿色

方剂举例

药方	用丁香、半夏各50克
制法	一同研制成末，加姜汁调制成丸
用法	每次以姜汤送服3~20丸
功用	可治缓解小儿呕逆

科属：桃金娘科、蒲桃属　**采收时间：**9月至次年3月　**性味：**性温，味辛　**来源：**植物丁香蒲桃的干燥花蕾

高良姜

别名：良姜、膏凉姜、蛮姜、佛手根、小良姜、海良姜

成品选鉴：根茎呈圆柱形，多弯曲，有分枝。表面棕红色至暗褐色，有细密的纵皱纹及灰棕色的波状环节，下面有圆形的根痕。质坚韧，不易折断，断面灰棕色或红棕色，内皮层环较明显，散有维管束点痕。气香，味辛辣。

功效主治：高良姜具有温胃止呕、

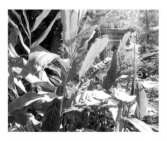

散寒止痛的功效，常用于呕吐、呃逆、小腹冷痛等症。

药用宜忌：阴虚有热者忌服。高血压病和痔疮者不宜服用。有出血性疾病者不宜大量长期服用。

植物形态：多年生草本。根茎呈圆柱形，多弯曲，块大皮薄，肉嫩多汁，有芳香及辛辣味。果实球形，熟时红色。花期4~9月，果期5~11月。

采集方法：夏末秋初，采挖生长4~6年的根茎，用刀去除地上茎、须根及残留鳞片，洗净泥沙，沥干水分，切厚片，晒干或微火烘干。

生长特性：喜温暖湿润的环境，喜荫蔽，耐旱，忌水涝，不耐寒，遇霜植株凋零。适应能力强，生命力顽强。生长于荒坡灌丛或疏林中。

分布区域：广东、广西、海南、云南和台湾等地。

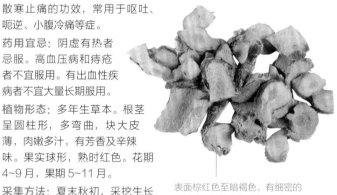

表面棕红色至暗褐色，有细密的纵皱纹及灰棕色的波状环节

方剂举例

药方	取高良姜、干姜各300克，肉桂、荜菱各200克
制法	一同研制成末，用水煮至糊状，做成丸
用法	每次以米汤送服20丸，于饭前服用
功用	可改善伤寒积冷、脏腑虚弱

科属：姜科、山姜属　**采收时间：**夏末秋初　**性味：**性热，味辛　**来源：**植物高良姜的干燥根茎

花椒

别名：檓、大椒、秦椒、蜀椒、南椒、巴椒、陆拨、汉椒

叶片卵形，边缘有细裂齿，表面深绿色，背面绿色，两面被柔毛

成品选鉴： 青花椒多为2~3个上部离生的小蓇葖果，集生于小果梗上，蓇葖果形，沿腹线缝开裂。外表面灰绿色或暗绿色，散有多数油点及细密的网状隆起皱纹；内表面类白色，光滑。内果皮常由基部与外果皮分离。残存种子呈卵形，表面黑色，有光泽。气香，味辛。

功效主治： 花椒具有温中止痛、杀虫止痒的功效，常用于皮肤瘙痒、腹痛、呕吐、泄泻、龋齿、小腹冷痛、咳喘等症。

药用宜忌： 阴虚火旺者忌服。不宜与款冬、瓜蒌、雌黄、附子、防风等一同食用。过量食用导致胎象不稳，孕妇慎用。花椒有明显的回奶的效果，哺乳期女性慎用。

植物形态： 落叶小乔木，整株香气浓郁。果实呈近球形，初生时绿色，成熟后紫红色或绿色，密生粗大而凸出的腺点，香气浓郁。种子球形，黑色，有光泽。花期4~5月，果期8~9月或10月。

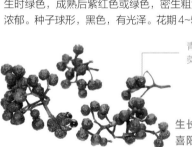

青花椒多为离生的小蓇葖果，集生于小果梗上

茎干上有增大的皮刺，枝有短刺

采集方法： 9~10月果实成熟，选晴天剪下果穗，不可堆积在一起，应尽快通风摊开晾晒，待果实开裂、果实与种子分开后，筛取种子，留下果实继续晒干。

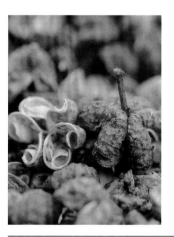

生长特性： 喜温暖湿润的环境，喜阳光充足，耐旱，耐寒，忌水涝。适应能力强，生命力顽强。生长于山坡、荒地、丘陵地、路旁及村边宅旁。

分布区域： 全国大部分地区均有分布，主产于四川、陕西。

古籍名医录：

《神农本草经》：主风邪气，温中，除寒痹，坚齿发，明目。主邪气咳逆，温中，逐骨节皮肤死肌，寒湿痹痛，下气。

《名医别录》：疗喉痹，吐逆，疝瘕，去老血，产后余疾腹痛，出汗，利五脏。除六腑寒冷，伤寒，温疟，大风汗不出，心腹留饮，宿食，肠澼下痢，泄精，女子字乳余疾，散风邪瘕结，水肿，黄疸，杀虫鱼毒，开腠理，通血脉，坚齿发，调关节，耐寒暑，可作膏药。

《药性论》：治恶风，遍身四肢顽痹，口齿浮肿摇动；主女人月闭不通，治产后恶血痢，多年痢，主生发，疗腹中冷痛。治头风下泪，腰脚不遂，虚损留结，破血，下诸石水，腹内冷而痛，除齿痛。

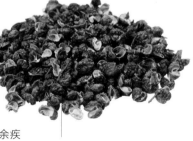

外表面灰绿色或暗绿色，散有多数油点及细密的网状隆起皱纹

方剂举例

药方	取200克花椒
制法	炒后研末做成丸
用法	每次以醋汤送服10丸
功用	可缓解呃逆不止

科属：芸香科、花椒属　　采收时间：9~10月　　性味：性温，味辛　　来源：植物花椒的干燥成熟果皮

荜茇

别名：荜拔、荜拔梨、阿梨诃他、鼠尾

成品选鉴： 果穗圆柱形，稍弯曲，由多数小浆果集合而成。表面黑褐色或棕色，有斜向排列整齐的小突起基部有果穗梗残余或脱落痕；质硬而脆，易折断，断面不整齐，颗粒状。小浆果球形，直径约1毫米。有特异香气，味辛辣。

功效主治： 荜茇具有温中散寒、下气止痛的功效，常用于龋齿、

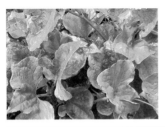

冠心病、心痛、小腹冷痛、呕吐、头痛等症。

药用宜忌： 实热郁火、阴虚火旺者均忌服。低血压者慎用。有抑制肠道收缩功效，故腹胀及便秘者不宜长期服用。

植物形态： 多年生草质藤本。根系发达，多分枝，密生须状根。果穗呈圆柱形，稍弯曲，由多数小浆果集合而成，初生时绿色，成熟后变黑色。浆果球形，有特异香气，先端尖，部分陷入花序轴与之结合。花期春季，果期7~10月。

采集方法： 9~10月果穗由绿变黑，挑选晴天进行采收，去除杂质，晒干。包装后放阴凉干燥处，防止霉变或虫蛀。

生长特性： 喜温暖湿润的环境，喜阳光充足，耐旱，不耐寒，忌水涝。适应能力强，生命力顽强。生长于海拔约600米的疏林中。

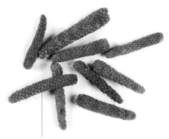

果穗圆柱形，表面黑褐色或棕色，有斜向排列整齐的小突起

分布区域： 云南东南、西南部，福建、广东和广西等地。

方剂举例

药方	取200克荜茇、肉桂、高良姜、干姜各300克
制法	一同研制成末，用水煮至糊状，做成丸
用法	每次以米汤送服20丸，于饭前服用
功用	可改善伤寒积冷、脏腑虚弱

科属： 胡椒科、胡椒属　　**采收时间：** 9~10月　　**性味：** 性热，味辛　　**来源：** 植物荜拔的干燥近成熟或成熟的果穗

山柰

别名：三柰子

成品选鉴： 根茎横切片成圆形或近圆形。外皮浅褐色或黄褐色，皱缩，有的有根痕及残存须根；切面类白色，粉性，常略凸起，习称"缩皮凸肉"。质脆，易折断。气芳香特异，味辛辣。

功效主治： 山柰具有开胃解毒、温中止痛的功效，常用于跌打损伤、齿痛、小腹冷痛、腹胀、泄泻等症。

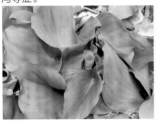

药用宜忌： 阴虚血亏、胃有郁火者禁服。孕妇忌用。儿童慎用。

植物形态： 多年生低矮草本，根茎块状，呈圆柱形，多分枝，淡绿色或绿白色，芳香。叶片贴近地面生长，近无柄。穗状花序顶生；苞片披针形；花白色，香味特异；花冠管状，裂片线形；唇瓣白色，基部带紫斑。花期：8~9月。

采集方法： 12月至次年3月，挖取二年生根茎，去除茎叶，用水洗去泥沙，剪去须根，切成厚薄片，晒干，不可用火烤，易变黑，减弱香气。

生长特性： 喜温暖湿润的环境，喜阳光充足，不耐旱，不耐寒，忌水涝。适应能力强，生命力顽强，在一般土地上也能生长，以质地疏松、排水良好、肥沃、土层深厚的沙壤土为宜。野生于山坡、林下、草丛中，现多为栽培。

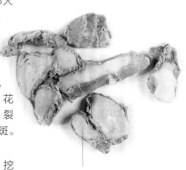

根茎横切片呈圆形或近圆形，切面类白色，粉性

分布区域： 福建、广东、广西、海南、云南和台湾等地。

方剂举例

药方	用山柰、丁香、当归、甘草各等份
制法	一同研制成末，加醋做成丸
用法	每次以酒送服30丸
功用	可缓解心腹冷痛

科属： 姜科、山柰属　　**采收时间：** 12月至次年3月　　**性味：** 性温，味辛　　**来源：** 植物山柰的干燥根茎

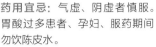

陈皮

别名：橘皮、贵老、黄橘皮、红皮、橘子皮、广陈皮

成品选鉴： 常剥成数瓣，基部相连，有的呈不规则的片状，厚1~4毫米。外表面橙红色或红棕色，有细皱纹及凹下的点状油室；内表面浅黄白色，粗糙，附黄白色或黄棕色筋络状纤维管束。质稍硬而脆。气香，味辛、苦。

功效主治： 陈皮具有理气健脾、燥湿化痰的功效，常用于食欲不振、痰多、呕吐、咳嗽、腹胀、胸闷、乳痈、呃逆等症。

鲜皮内表面浅黄白色，粗糙，附黄白色或黄棕色络状维管束

常剥成数瓣，基部相连，有的呈不规则的片状

药用宜忌： 气虚、阴虚者慎服。胃酸过多患者、孕妇、服药期间勿饮陈皮水。

植物形态： 常绿小乔木或灌木。根系发达，主根呈圆柱形，略弯，密生须根，表面淡黄色。叶互生；叶片大小因变异差别较大。花单生或簇生；花瓣白色带淡红色。果实近球形，初生时绿色，成熟后黄绿色、淡黄色、朱红色或深红色；汁胞柔软多汁，呈纺锤形，果肉酸或甜。种子呈近球形，顶部狭尖，基部圆形，白色。花期4~5月，果期10~12月。

采集方法： 9~12月果实成熟时摘下果实，剥取果皮，放阴凉通风处阴干或放太阳底下晒干。晒好的果皮需放置在阴凉通风处陈化，以防霉变、虫蛀。

生长特性： 橘喜温暖湿润的环境，喜阳光充足，不耐旱，不耐寒，忌水涝。适应能力强，生命力顽强，在紫色土、红黄土以及沙滩和海涂也能生长，以质地疏松、排水良好、肥沃、土层深厚的沙壤土为宜。栽培于丘陵、低山地带、江河湖泊沿岸或平原。

分布区域： 国内：江苏、浙江、安徽、江西、湖北、湖南、广东、广西、海南、四川、贵州、云南和台湾等地。国外：巴西、美国、日本、西班牙、意大利、摩洛哥等地。

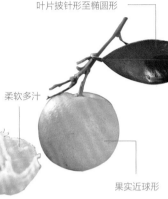

叶片披针形至椭圆形

柔软多汁

果实近球形

古籍名医录：

《医学启源》：橘皮能益气，加青皮减半，去滞气，推陈致新。若补脾胃，不去白，若理胸中滞气，去包。

《日用本草》：橘皮，能散能泻，能温能补，能消膈气，化痰涎，和脾止嗽，通五淋。中酒呕吐恶心，煎饮之效。

《本草正》：陈皮，气实痰滞必用。留白者微甘而性缓，去白者用辛而性速。

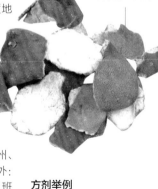

陈皮外表面橙红色或红棕色，有细皱纹及凹下的点状油室

方剂举例

药方　取50克陈皮

制法　焙干研制成末

用法　用300毫升水煮至150毫升服用

功用　可缓解脏冷食噎

科属：芸香科、柑橘属　采收时间：9~12月　性味：性温，味苦、辛　来源：橘及其栽培变种的干燥成熟果皮

青皮

别名：青橘皮、青柑皮

成品选鉴： 呈类球形，表面灰绿色或黑绿色，微粗糙，有细密凹下的油点，顶端有稍突起的柱基，基部有圆形果梗痕。质硬，断面果皮黄白色或淡黄棕色。气清香，味苦、辛。

功效主治： 青皮具有疏肝破气、消积化滞的功效，常用于乳痈、疟疾、疝气、积食不消化、胃胀等症。

药用宜忌： 气虚者慎服。

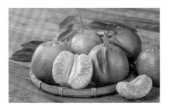

植物形态： 常绿小乔木或灌木。根系发达，主根呈圆柱形，略弯，密生须根，表面淡黄色。花单生或簇生；花瓣白色带淡红色。果实近球形，初生时绿色；汁胞柔软多汁，呈纺锤形，味酸甜。种子呈近球形，顶部狭尖，基部圆形，白色。花期4~5月，果期10~12月。

采集方法： 7~8月果实未成熟时摘下果实，剥取果皮，放阴凉通风处阴干或放太阳底下晒干。需在阴凉通风处储存，以防霉变、虫蛀。

生长特性： 喜温暖湿润的环境，喜阳光充足，不耐旱，不耐寒，忌水涝。适应能力强，生命力顽强，在紫色土、红黄土以及沙滩和海涂也能生长，以质地疏松、排水良好、肥沃、土层深厚的沙壤土为宜。栽培于丘陵、低山地带、江河湖泊沿岸或平原。

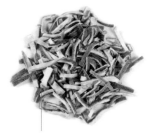

外表面灰绿色或黑绿色，内表面类白色或黄白色，粗糙，附黄白色络状物

分布区域： 江苏、浙江、安徽、江西、湖北、湖南、广东、广西、海南、四川、贵州、云南和台湾等地。

方剂举例

药方	用青皮、白芷、甘草、贝母各4克
制法	一同研制成末
用法	每次以温酒送服
功用	可预防乳痈、治疗乳痈初发症状

科属：芸香科、柑橘属　采收时间：7~8月　性味：性温，味苦、辛　来源：橘及其栽培变种的幼果的干燥果皮

枳实

别名：鹅眼枳实

成品选鉴： 果实呈半球形，少数为球形。外果皮黑绿色或暗棕绿色，具颗粒突起和皱纹，有明显的花柱残基或果梗痕。切面中果皮略隆起，黄白色或黄褐色，边缘有1~2列油室，瓤囊棕褐色。质坚硬。气清香，味苦、辛、微酸。

功效主治： 枳实具有破气消积、化痰散结的功效，常用于胸结、腹胀、食积、便秘、胃下垂、子宫脱垂等症。

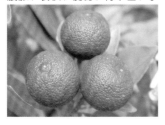

宫脱垂等症。

药用宜忌： 消化不良及长期腹泻脾胃虚弱者不宜大量服用。孕妇、先兆流产者禁服。

植物形态： 常绿小乔木或灌木。根系发达，主根呈圆柱形，略弯，密生须根，表面淡黄色。叶互生；总状花序腋生；花单生或簇生；花瓣白色带淡红色；果实球形，汁胞柔软多汁，呈纺锤形，果肉味酸。种子呈近球形，顶部狭尖，基部圆形，白色。花期4~5月，果期10~12月。

采集方法： 5~6月，采摘幼果，大者横切成两半，晒干。

生长特性： 喜温暖湿润的环境，喜阳光充足，耐旱，耐寒，抗病力强，忌水涝。适应能力强，生命力顽强，在紫色土、红黄土以及沙滩和海涂也能生长。栽培于丘陵、低山地带、江河湖泊沿岸或平原。

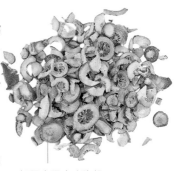

切面中果皮略隆起，黄白色或黄褐色

分布区域： 四川、江西、福建、江苏等地。

方剂举例

药方	取50克枳实，白芍、川芎、人参各25克
制法	一同研制成末
用法	每次空腹以姜汤、枣汤或酒送服10克
功用	可缓解两胁疼痛

　科属：芸香科、柑橘属　采收时间：5~6月　性味：性温，味苦、辛、酸　来源：酸橙及其栽培变种的幼果

木香

别名：蜜香、青木香、五香、五木香、南木香、广木香

成品选鉴： 根呈圆柱形、半圆柱形。表面黄棕色、灰褐色或棕褐色，有明显的皱纹、纵沟及侧根痕。质坚，不易折断，断面稍平坦，灰褐色或暗褐色，周边灰黄色或浅棕黄色，形成层环棕色，有放射状纹理及散在的褐色油室小点。气芳香浓烈而特异，味先甘后苦，稍刺舌。

功效主治： 木香具有行气止痛、

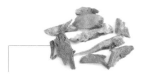

断面稍平坦，灰褐色或暗褐色，周边灰黄色或浅棕黄色

健脾消食的功效，常用于呕吐、泄泻、痢疾、腹胀、胸胁痛等症。

药用宜忌： 脏腑燥热、阴虚津亏者禁服。

植物形态： 多年生草本。根系发达，主根粗壮，呈圆柱形，少分枝，表面黄褐色。头状花序顶生；苞片卵形，先端长渐尖；花瓣重瓣至半重瓣，暗紫色，倒卵形，先端圆，基部楔形。花期5~8月，果期9~10月。

采集方法： 秋冬季挑选晴天挖取根部，去除茎叶、须根，用水洗净，切厚片，低温慢慢烘干，冷却后放在干燥通风处保存。

生长特性： 喜凉爽湿润气候，喜阳光充足，耐旱，稍耐寒，抗病力强，怕高温，忌水涝。适应能力强，生命力顽强。

分布区域： 湖北、湖南、广东、广西、四川、云南、西藏、陕西和甘肃等地。

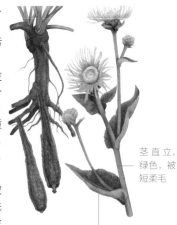

茎直立，绿色，被短柔毛

叶片三角状卵形，先端急尖，基部宽楔形，表面深绿色，背面淡绿色，被短毛

方剂举例

药方	用木香、花椒、干姜各50克
制法	捣制成末，用蜡熔制成丸
用法	空腹以温酒送服7丸
功用	可缓解胃气冷气滞引起的胃胀不消化

科：菊科	采收时间：秋冬季	性味：性温，味辛、苦	来源：植物云木香、川木香的根

香附

别名：雀头香

成品选鉴： 根茎多呈纺锤形，有的略弯曲。表面棕褐色或黑褐色，有纵皱纹和多个隆起的环节，节上有未除净的棕色毛须及须根断痕；去净毛须者较光滑，环节不明显。质硬，经蒸煮者断面黄棕色或红棕色；生晒者断面色白而显粉性，内皮层环纹明显。气香，味微苦。

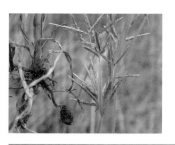

功效主治： 香附具有理气宽中、调经止痛、疏肝解郁的功效，常用于月经不调、呕吐恶心、腹胀、胎动不安、疝气等症。

药用宜忌： 低血压者不宜长期大量服用。气虚无滞、阴虚、血热者慎服。

植物形态： 多年生草本。茎直立。匍匐根状茎长，具椭圆形块茎，外皮紫褐色。叶状苞片常长于花序，或有时比花序短；花柱长，细长，伸出鳞片外。小坚果长圆状倒卵形，三棱形。花果期5~11月。

采集方法： 秋季选晴天采收，采挖根茎后，去除茎叶，用火燎去多余须根，清洗掉泥沙，晒干，置于通风干燥处保存，防止霉变、虫蛀。

生长特性： 适应性强，对土壤要求不高，在山坡草地、耕地、路旁水边潮湿处等都有生长。

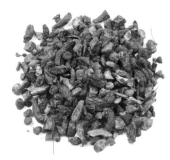

质硬，经蒸煮者断面黄棕色或红棕色

分布区域： 全世界大部分地区。

方剂举例

药方	取香附、山楂肉各500克，200克半夏曲，100克莱菔子
制法	一同研制成末，加水制成丸
用法	每次以白开水或姜汤送服
功用	可改善脾胃不和、胃胀不消化

科属：莎草科、莎草属	采收时间：秋季	性味：性平，味辛、微苦、微甘	来源：植物莎草的干燥根茎

胡椒

别名： 浮椒、玉椒、白川、黑川、白胡椒、黑胡椒、昧履支

成品选鉴： 黑胡椒呈球形，表面黑褐色，具隆起网状皱纹，顶端有细小花柱残迹，基部有自果轴脱落的瘢痕；质硬，外果皮可剥离，内果皮灰白色或淡黄色；断面黄白色，粉性，中有小空隙；气芳香，味辛辣。白胡椒表面灰白色或淡黄白色，平滑，顶端与基部有多数浅色线状色纹。

功效主治： 胡椒具有温中散寒、下气、消痰的功效，常用于呕吐不止、泄泻、食欲不振、胃痛、鱼蟹之毒等症。

药用宜忌： 气虚、阴虚者慎服。胡椒不宜与牛奶、番茄酱同食。

植物形态： 攀缘状藤本。根系发达，密生须根。叶互生；花杂性，雌雄同株，花金黄色，有香气；苞片匙状长圆形，先端阔而圆，与花序轴分离，呈浅杯状，狭长处与花序轴合生，仅边缘分离。浆果近球形，无柄，成熟时红色，未成熟时干后变黑色。花期6~10月。

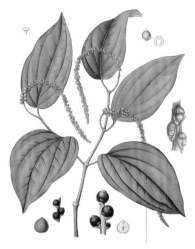

叶片厚，近革质，阔卵形至卵状长圆形

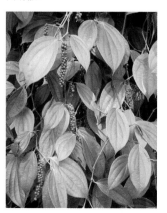

质硬，外果皮可剥离，内果皮灰白色或淡黄色

生长特性： 喜温暖湿润气候，喜阳光充足，耐旱，耐寒，抗病力强，耐热，忌水涝。适应能力强，生命力顽强，在一般土壤中也能生长，以质地疏松、排水良好、肥沃、土层深厚的沙壤土为宜。

采集方法： 秋末至次春，果实成熟后，挑选晴天采摘果穗，去除杂质，晒干，即为黑胡椒。用流水浸至果皮腐烂去皮，晒干即为白胡椒。

分布区域： 国内：海南、广东、广西、云南等地。国外：印度尼西亚、印度、马来西亚、斯里兰卡、巴西等地。

古籍名医录：

《本草求真》：胡椒比之蜀椒，其热更甚。凡因火衰寒入，痰食内滞，肠滑冷痢，及阴毒腹痛。胃寒吐水，牙齿浮热作痛者，治皆有效，以其寒气既除，而病自可愈也。但此上有除寒散邪之力，非同桂、附终有补火益元之妙。况走气动火，阴热气薄，最其所忌。

《本草便读》：胡椒，能宣能散，开豁胸中寒痰冷气，虽辛热燥散之品，而又极能下气，故食之即觉胸膈开爽。又能治上焦浮热，口齿诸病。至于发疮助火之说，亦在用之当与不当耳。

《本草衍义》：胡椒，去胃中寒痰吐水，食已即吐，甚验。过剂则走气。大肠寒滑亦用，须各以他药。

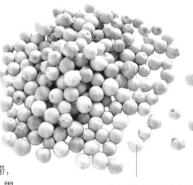

白胡椒表面灰白色或淡黄白色，平滑

方剂举例

药方	用半夏、胡椒各等份
制法	一同研制成末，用姜汁调制成丸
用法	每次以姜汤送服30~50丸
功用	可缓解呕吐

科属： 胡椒科、胡椒属　　**采收时间：** 秋末至次春　　**性味：** 性热，味辛　　**来源：** 植物胡椒的干燥成熟或近成熟果实

乌药

别名：天台乌药、鲭纰、矮樟、矮樟根

成品选鉴： 乌药多呈纺锤状，略弯曲，有的中部收缩成连珠状，习称"乌药珠"。表面黄棕色或黄褐色，有纵皱纹及稀疏的细根痕。质坚硬不易折断，断面黄白色。气香，味辛，有清凉感。乌药片为横切圆形薄片，切面黄白色或淡黄棕色，射线放射状排列，可见年轮环纹，中心

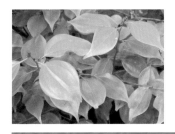

颜色较深。质脆。

功效主治： 乌药具有行气止痛、温肾散寒的功效，常用于疝气、痛经、腹胀、胸胁痛、头痛、尿失禁等症。

药用宜忌： 气虚及内热证者禁服。孕妇及体虚者慎服。肥胖者忌长期服用。

植物形态： 常绿灌木或小乔木。根系发达，主根粗壮呈圆柱形，木质化，表面黄褐色，有细皱纹，有香味。叶互生；伞形花序腋生；花单性，雌雄异株；花被片黄色或黄绿色，偶有外乳白内紫红色。果实近圆形，初生时绿色，成熟时紫黑色。花期3~4月，果期9~11月。

采集方法： 全年均可采挖，采挖后除去茎叶、须根，洗净泥沙，趁新鲜刮去棕色外皮，切厚片晒干，放置在干燥通风处保存，以防霉变、虫蛀。

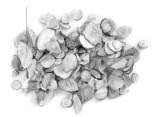

多呈纺锤状，略弯曲，断面黄白色

生长特性： 喜亚热带气候，喜阳光充足、温暖潮湿，耐旱，不耐严寒，忌水涝。适应能力强，生命力顽强。生长于向阳山坡灌木林中或林缘，以及山麓、旷野等地。

方剂举例

药方	取乌药、羌活各60克
制法	研磨成细末
用法	取30克，加2根葱根，6克茶叶，开水冲调，盖闷15分钟后服用，每日1次
功用	可医治神经性头痛，疼痛消退后停用

科属： 樟科、山胡椒属　**采收时间：** 全年　**性味：** 性温，味辛　**来源：** 植物乌药的根

檀香

别名：白檀、白檀木、旃檀

成品选鉴： 檀香为长短不一的圆柱形木段，有的略弯曲。外表面灰黄色或黄褐色，光滑细腻，有的具疤节或纵裂，横截面呈棕黄色，显油迹；棕色年轮明显或不明显，纵向劈开纹理顺直。质坚实，不易折断。气清香，燃烧时香气更浓；味淡，嚼之微有辛辣感。

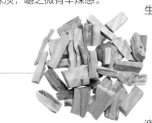

外表面灰黄色或黄褐色，偶有疤节或纵裂，横截面呈棕黄色

功效主治： 檀香具有行气温中、开胃止痛的功效，常用于疝气腹痛、泄泻、胸胁痛、呃逆、胃胀不消化等症。

药用宜忌： 阴虚火旺、血热者慎服。孕妇忌用。

植物形态： 常绿小乔木。根系发达、粗壮，表面黄褐色。花期5~6月，果期7~9月。

采集方法： 夏季采摘后切小段，除去边材。制造檀香器具时，除去的碎材亦可使用。

生长特性： 喜温暖潮湿气候，喜阳光充足，耐旱，不耐寒，忌水涝。适应能力强，生命力顽强。适宜生长在23~35℃、降雨量在600~1600毫米的地域。

分布区域： 国内：海南、广东、云南、台湾等地。国外：澳大利亚、印度尼西亚等地。

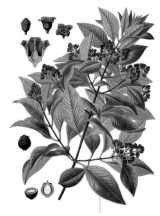

叶片椭圆状卵形，膜质，先端渐尖，基部楔形

方剂举例

药方	用檀香、木香、藿香梗、肉桂各7.5克
制法	一同研制成末
用法	每次取5克，加25克生姜，以泡汤送服
功用	可缓解阴寒霍乱

科属： 檀香科、檀香属　**采收时间：** 夏季　**性味：** 性温，味辛　**来源：** 植物檀香树干的心材

荔枝核

别名：荔核、荔仁、枝核、大荔核

成品选鉴： 种子呈长圆形或卵圆形，略扁，表面棕红或紫棕色，平滑，有光泽，略有凹陷及细波纹，一端有类圆形黄棕色的种脐，直径约 7 毫米。质硬，子叶 2 枚，棕黄色。气微，味甘、苦。

功效主治： 荔枝核具有行气散结、祛寒止痛的功效，常用于痛经、疝气、胃痛、产后腹痛、睾丸肿痛等症。

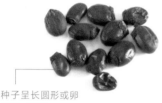

种子呈长圆形或卵圆形，略扁

药用宜忌： 无寒湿滞气者勿服。孕妇忌用。

植物形态： 常绿乔木，根系发达，枝叶茂盛，树皮灰黑色。圆锥花序顶生，阔大，多分枝；花梗纤细；萼被金黄色短绒毛。果实皮薄汁多，果肉酸甜。种子呈长圆形或卵圆形。花期春季，果期夏季。品种繁多，有三月红、玉荷包、妃子笑、黑叶（乌叶）、桂味、挂绿、糯米糍、淮枝、尚书怀等。

采集方法： 夏季果实成熟时采摘，剥去果皮食用荔枝肉后，收集种子，清洗干净，晒干水分，除去杂质，放在阴凉干燥通风处保存。

生长特性： 喜高温高湿的气候，喜阳光充足，耐旱，不耐寒，忌水涝。适应能力强，生命力顽强。生长于平原、坡地、丘陵地带。

分布区域： 华南和西南等地，尤以广东、福建南部、台湾栽培最盛。

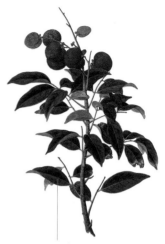

叶片革质，披针形或卵状披针形

方剂举例

药方	用荔枝核、陈皮、硫黄各等份
制法	一同研制成末，加饭制成丸
用法	每次以酒送服 14 丸
功用	可改善手足厥冷、疝气上冲

科属： 无患子科、荔枝属　**采收时间：** 夏季　**性味：** 性温，味甘、苦　**来源：** 植物荔枝的成熟种子

佛手

别名：佛手柑、五指柑、密罗柑

成品选鉴： 果实卵形或长圆形，先端裂瓣如拳或指状，常皱缩或卷曲。外表面橙黄色、黄绿色或棕绿色，密布凹陷的窝点，有时可见细皱纹。内表面类白色，散有黄色点状或纵横交错的维管束。质硬而脆，受潮后柔软。气芳香，果皮外部味辛、微辣，内部味甘

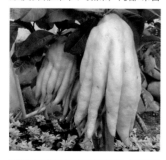

而后苦。

功效主治： 佛手具有疏肝理气、和胃止痛、燥湿化痰的功效，常用于肝胃不和、脾胃胀气、恶心呕吐、痰多咳嗽、腹胀胸闷等症。

药用宜忌： 化疗后及妊娠期恶心，食用适量鲜佛手可缓解症状。阴虚有火、无气滞者慎服。

植物形态： 常绿小乔木或灌木。根系发达，枝繁叶茂。花瓣内面白色，外面淡紫色。果实张开如指，外皮初生时绿色，成熟后转黄绿色，果肉淡黄色。种子呈卵形，先端尖，有时不完全发育。花期 4~5 月，果期 10~12 月。

采集方法： 秋季果皮由绿转黄绿色时，挑选晴天用剪刀剪下果实，除去杂质，顺切成 4~7 毫米的薄片，晒干、通风处阴干或低温烘干。于阴凉干燥处密闭贮存，防止香气散失。

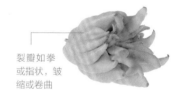

裂瓣如拳或指状，皱缩或卷曲

生长特性： 喜高温高湿的气候，喜阳光充足，耐旱，不耐寒、怕冰霜，忌水涝。适应能力强，生命力顽强。生长于热带、亚热带的平原、坡地、丘陵地带。

分布区域： 浙江、福建、江西、广东、广西、四川和云南等地。

方剂举例

药方	取 100 克鲜土豆，20 克佛手，10 克生姜，30 毫升鲜橘汁
制法	将土豆、生姜、佛手榨汁，过滤掉残渣，兑入鲜橘汁调匀
用法	烫温服用
功用	每日 1 次，可治小儿呕吐

科属： 芸香科、柑橘属　**采收时间：** 秋季　**性味：** 性温，味辛、苦、酸　**来源：** 植物佛手的干燥果实

薤白

别名：薤根、藠子、野蒜、小独蒜、薤白头

成品选鉴： 呈不规则卵圆形。表面黄白色或淡黄棕色，皱缩，半透明，有类白色膜质鳞片包被。质硬，角质样。有蒜臭，味微辣。

功效主治： 薤白具有通阳散结、行气泻滞的功效，常用于胸胁痛、腹痛、痰多咳嗽、泄泻、白带增多、毒疮脓肿等症。

药用宜忌： 薤白水煎有益于支气管哮喘和原发性高脂血症。阴虚及发热者慎服。不宜与牛肉同食，忌韭菜。

植物形态： 多年生草本，常成片生长，形成优势小群。叶基生；表面绿色，背面淡绿色。花葶圆柱状，由叶丛中抽出，单一，直立，平滑无毛。伞形花序顶生，多而密集的花；花淡紫色或淡红色；花被片矩圆状卵形至矩圆状披针形。花果期 5~7 月。

叶片线形，先端渐尖，基部鞘状

采集方法： 夏秋季，挑选晴天采挖，将鳞茎挖起，除去页苗和须根，洗去泥土，晒干，存放于阴凉干燥处。

生长特性： 喜高温高湿的气候，喜阳光充足，耐旱，耐瘠，耐低温，忌水涝。适应能力强，生命力顽强。常成片生长于海拔 1 500 米以下山坡、丘陵、山谷、干草地、荒地、林缘、草甸及田间。

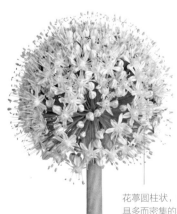

鳞茎近球状，鳞茎外皮白色，纸质或膜质，不破裂

分布区域：国内： 吉林、辽宁、河北、山东、湖北、贵州、云南、黑龙江、甘肃、安徽和江苏等地。**国外：** 俄罗斯、朝鲜和日本等地。

古籍名医录：

《长沙药解》：肺病则逆，浊气不降，故胸膈痹塞；肠病则陷，清气不升，故肛门重坠。薤白，辛温通畅，善散壅滞，故痹者下达而变冲和，重者上达而化轻清。其诸主治：断泻痢，除带下，安胎妊，散疮疡，疗金疮，下骨鲠，止气痛，消咽肿，缘其条达凝郁故也。

《本草图经》：凡用葱、薤，皆去青留白，云白冷而青热也，故断赤下方取薤白同黄柏煮服之，言其性冷而解毒也。

《岭南采药录》：和生盐捣烂敷疮；被铁针伤，留铁锈于肌肉，敷之可以吸出。能发散解表，健胃，开膈。

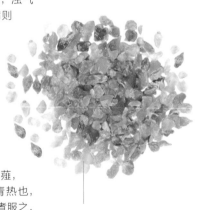

果核表面黄白色或淡黄棕色，皱缩，半透明

花葶圆柱状，伞形花序半球状至球状，具多而密集的花，淡紫色或白色

方剂举例

药方　取 1 枚瓜蒌实，500 克薤白
制法　一同用 7 升酒煮至 2 升
用法　分两次服用
功用　可缓解胸痹、咳喘

科属：石蒜科、葱属　采收时间：夏秋季　性味：性温，味辛、苦　来源：植物小根蒜或薤的地下干燥鳞茎

柿蒂

别名：柿钱、柿丁、柿子把、柿蒂

成品选鉴：宿萼近盘状，先端4裂，裂片宽三角形，多向外反卷或破碎不完整，具纵脉纹，萼筒增厚，平展，近方形，表面红棕色被稀疏短毛，中央有短果柄或圆形凹陷的果柄痕；内面黄棕色，密被锈色短毛，放射状排列，具光泽，中心有果实脱落后圆形隆起的瘢痕。裂片质脆，易碎，萼筒坚硬木质。质轻，气微，味涩。

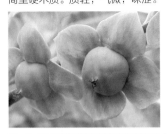

功效主治：柿蒂具有降气止呃的功效，常用于呕吐、胃胀、呃逆、胸胁痛等症。

药用宜忌：风寒咳嗽者禁服。

植物形态：落叶大乔木。树形高大，枝叶繁茂。花萼钟状，绿色；花冠壶形，淡黄白色。种子褐色，椭圆状，有光泽。花期5~6月，果期9~10月。

采集方法：9~12月，柿子由绿转黄绿色，采摘成熟的柿子，收集柿子的果蒂（带宿萼），去柄，晒干，存在于阴凉干燥处。

生长特性：喜高温高湿的气候，喜阳光充足，耐旱、耐瘠、耐寒，忌水涝。适应能力强，生命力顽强，在一般土壤中也能生长，以质地疏松、排水良好、肥沃、土层深厚的沙壤土为宜。生长于山坡、丘陵、山谷、干草地、荒地、林缘、草甸、路边、田间。

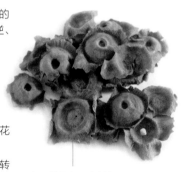

内面黄棕色，密被锈色短茸毛，放射状排列，具光泽

分布区域：四川、广东、广西、福建等地。

方剂举例

药方	取7枚干柿蒂，3枚白梅
制法	一同捣制成末，用200毫升水煮至100毫升
用法	滤渣温服，不计时候
功用	可缓解伤寒呕吐

科属：柿科、柿属　　**采收时间**：9~12月　　**性味**：性平，味苦、涩　　**来源**：植物柿的干燥宿存花萼

九香虫

别名：黑兜虫、屁巴虫、打屁虫

成品选鉴：九香虫略呈六角状扁椭圆形。表面棕褐色或棕黑色，略有光泽。头部小，与胸部略呈三角形，复眼突出卵圆状，触角多已脱落。背部有翅两对；腹部有足3对，多脱落。腹部棕红色至棕黑色，每节近边缘处有突起的小点。质脆，折断后腹面有浅棕色的内含物。气特异，味微咸。

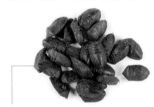

略呈六角状扁椭圆形，表面棕褐色或棕黑色，略有光泽

功效主治：九香虫具有理气止痛、温中助阳的功效，常用于胸胁痛、肾虚、腰痛、胃胀、肝胃不和、阳痿等症。

药用宜忌：凡肝胆火旺、阴虚内热者禁服。

动物形态：全体椭圆形，全体呈紫黑色，带铜色光泽，头部、前胸背板及小盾片较黑。头小，略呈三角形；复眼突出，呈卵圆形，位于两侧；翅膀2对，前翅为半鞘翅，棕红色，翅末为膜质。腹面密布细刻及皱纹，后足基部外侧有2个臭孔，由此放出臭气。

采集方法：待成虫羽化后进行捕捉。捕后置适宜容器内，用酒少许将其闷死，取出阴干；或置沸水中烫死，晒干或烘干。

生长特性：常寄生在南瓜、冬瓜、西瓜、丝瓜、水瓜蔓裂处和叶芽和叶柄上等。幼虫以寄主植物的汁液为食，成虫有翅膀会飞行。

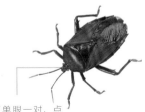

有单眼一对，点状突起，橙黄色

秋末气温下降，成虫常在土块、石块下、石缝中、瓜棚或墙缝中穴内越冬，次年3月飞出。

分布区域：全国各地均有分布，主产于云南、四川、贵州、广西等地。

方剂举例

药方	取九香虫、仙茅、淫羊藿各9克，熟地黄、菟丝子、山药各15克，6克海马
制法	一同研磨成细末，用水煎
用法	分2~3次服用，每日1剂
功用	有促进性欲兴奋的功效

　　科属：蝽科、九香虫属　　**采收时间**：11月至次年3月　　**性味**：性温，味咸　　**来源**：昆虫九香虫的干燥全虫

沉香

别名：蜜香、栈香、沉水香、奇南香

成品选鉴： 沉香呈不规则块状、片状及小碎块状，大小不一。表面凹凸不平，淡黄白色，有黑褐色树脂与黄白色木部相间的斑纹，并有加工刀痕，偶见孔洞，孔洞及凹窝表面多呈朽木状。质较坚硬，不易折断，断面呈刺状，棕色，有特殊香气，味苦。燃烧时有油渗出，冒浓烟。

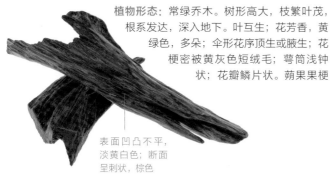

呈不规则块状、片状及小碎块状

功效主治： 沉香具有行气止痛、温中止呕、纳气平喘的功效，常用于腰膝虚冷、便秘、尿失禁、呕吐、小腹冷痛、早泄等症。

药用宜忌： 阴虚火旺、气虚下陷者慎服。会刺激胎儿，孕妇及先兆早产患者忌服。

植物形态： 常绿乔木。树形高大，枝繁叶茂，根系发达，深入地下。叶互生；花芳香，黄绿色，多朵；伞形花序顶生或腋生；花梗密被黄灰色短绒毛；萼筒浅钟状；花瓣鳞片状。蒴果果梗

表面凹凸不平，淡黄白色；断面呈刺状，棕色

短，倒卵球形。种子褐色，卵球形。花期4~5月，果期7~8月。

采集方法： 选取种植10年以上，树高10米、胸径15厘米以上的树木，伐倒后，割取含树脂的木材，除去不含树脂的部分，阴干。

生长特性： 喜高温高湿的气候，喜阳光充足，耐旱，耐瘠，不耐寒，忌水涝。适应能力强，生命力顽强，在一般土壤中也能生长，以质地疏松、排水良好、肥沃、土层深厚的沙壤土为宜。生于平地、丘陵土岭的疏林或荒山中。

分布区域： 国内：广东、广西、海南和台湾等地。国外：东南亚、南亚各国。

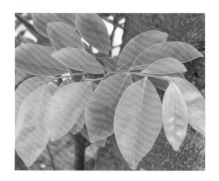

古籍名医录：

《本草通玄》：沉香，温而不燥，行而不泄，扶脾而运行不倦，达肾而导火归元，有降气之功，无破气之害，洵为良品。

《本草述》：按诸香如木香之专调滞气，丁香之专疗寒气，檀香之升理上焦气，皆不得如沉香之功能，言其养诸气，保和卫气，降真气也。木香能疏导滞气，而沉之宜于气郁气结者，则有不同；木香能升降滞气，而沉之能升降真气者，则有不同；丁香能祛寒开胃，而沉之调中止冷者，则有不同；檀香能开发清阳，而沉之升降水火者，则有不同。

《本草新编》：沉香，温肾而又通心，用黄连、肉桂以交心肾者，不若用沉香更为省事，一药而两用之也。但用之以交心肾，须用之一钱为妙，不必水磨，切片为末，调入于心肾补药中同服可也。

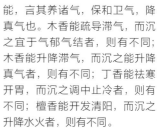

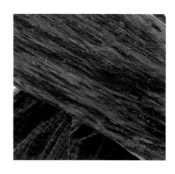

方剂举例

药方	取100克沉香、250克莱菔子
制法	一同研制成末，加生姜汁调制成丸
用法	每次以白开水送服4克
功用	适用于支气管哮喘患者

科属：瑞香科、沉香属　采收时间：全年　性味：性温，味辛、苦　来源：植物沉香及白木香含树脂的木材

八角茴香

别名：八角、大料、大茴香、中国大茴香

成品选鉴： 八角茴香为聚合果，多由 8 个蓇葖果组成，放射状排列于中轴上。外表面红棕色，有不规则皱纹，顶端呈鸟喙状，上侧多开裂；内表面淡棕色，平滑，有光泽；质硬而脆。每个蓇葖果含种子 1 粒，扁卵圆形。气芳香，味辛、甜。

功效主治： 八角具有散寒止痛、理气和胃的功效，常用于疝气腹痛、肾虚腰痛、中寒呕吐、胃胀、脚气等症，且八角茴香的主要成分是茴香油，茴香油能促进胃肠蠕动，刺激消化，可以缓解痉挛疼痛。

药用宜忌： 阴虚火旺、眼病、干燥综合征、糖尿病、更年期综合征、活动性肺结核、胃热便秘患者忌食。

植物形态： 常绿乔木。树形高大，树干粗壮，枝繁叶茂，根系发达，深入地下。叶互生；花内轮粉红至深红色，顶生或腋生；花被片椭圆形。蓇葖呈八角形，先端钝或钝尖。种子椭圆形，褐色，有光泽，气味特异。果期 3~5 月开花，9~10 月果熟，春糙果 8~10 月开花，次年 3~4 月果熟。

采集方法： 春果在 4 月果实老时采取，去除杂质，晒干备用；秋果在 10~11 月采收，置沸水中略烫 5~10 分钟，放置于通风处干燥或直接晒干。

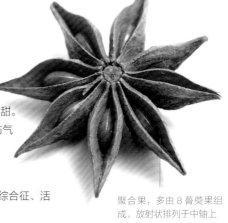

聚合果，多由 8 蓇葖果组成，放射状排列于中轴上

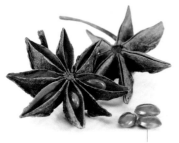

每个蓇葖果含种子 1 粒，扁卵圆形，红棕色或黄棕色，光亮，尖端有种脐

生长特性： 喜冬暖夏凉的山地气候，喜阳光充足，耐瘠，不耐旱，不耐寒，忌水涝。适应能力强，生命力顽强，在一般土壤中也能生长，以质地疏松、排水良好、肥沃、土层深厚的沙壤土为宜。生长于坡地、山林、丘陵。

分布区域： 国内：福建、云南、台湾、广东、广西、贵州等地，主产于广西西部和南部。国外：越南等亚热带地区国家。

古籍名医录：

《医林纂要》：润肾补肾，舒肝木，达阴郁，舒筋，下除脚气。

《品汇精要》：主一切冷气及诸疝痛。

《本草蒙筌》：主肾劳疝气，小肠吊气挛疼，干、湿脚气，膀胱冷气肿痛。开胃止呕，下食，补命门不足。(治)诸瘘，霍乱。

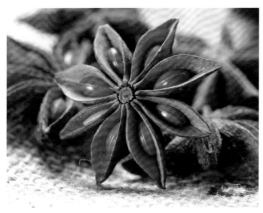

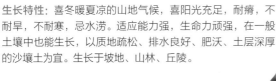

外表面红棕色，有不规则皱纹，顶端呈鸟喙状，上侧多开裂

方剂举例

药方 取 7 个八角茴香，15 克火麻仁，7 根生葱白
制法 一同研磨烂，水煎
用法 每日两次
功用 可治大小便闭，肚腹胀气

科属：五味子科、八角属　　采收时间：秋季　　性味：性温，味辛　　来源：植物八角的成熟果实

香橼

别名：枸橼

成品选鉴： 类球形，半球形或圆片，表面黑绿色或黄棕色，密被凹陷的小油点及网状隆起的粗皱纹，顶端有花柱残痕及隆起的 环圈，基部有果梗残基。质坚硬。剖面或横切薄片，边缘油点明显；瓤囊棕色或淡红棕色，间或有黄白色种子。气香，味酸而苦。

功效主治： 香橼具有疏肝理气、宽中化痰的功效，常用于胸胁痛、腹胀、痰多咳嗽等症。

药用宜忌： 阴虚血燥者、气虚者慎服。孕妇、先兆早产者慎服。

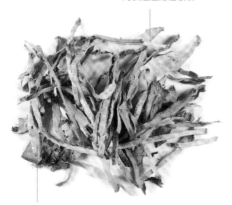

密被凹陷的小油点及网状隆起的粗皱纹

表面黑绿色或黄棕色

植物形态： 常绿小乔木或灌木。树形高大，根系发达，深入地底，枝繁叶茂。叶大，互生，叶柄短；圆锥花序腋生；雄花丛生；萼杯状；花瓣内面白色，外面淡紫色。果实呈纺锤形，外皮初生时绿色，成熟后

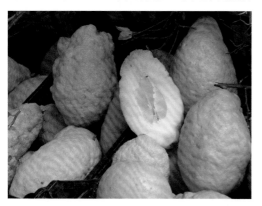

转橙黄色，果肉无色，透明或半透明，有香气。种子呈卵形，先端尖，有时不完全发育。花期4~5月，果期10~12月。

采集方法： 9~10月挑选定植后4~5年的果树，此时果实由绿变黄，采摘成熟的果实，堆积在一起用糠壳覆盖表面1周，待果皮变成金黄色后，切1厘米的厚片，摊开晾晒，待完全干透后，放置在干燥阴凉处保存。

生长特性： 喜高温高湿的气候，喜阳光充足，耐旱，不耐严寒、怕冰霜、忌水涝。生长于热带、亚热带的平原、坡地、丘陵地带。

分布区域： 国内：江苏、浙江、安徽、广西、广东、四川和陕西等地。国外：越南、老挝、缅甸、印度等地。

古籍名医录：

《本草通玄》：香圆性中和，单用、多用亦损正气，与参、术同行则无弊也。

《本经逢原》：柑橼乃佛手、香橼两种，性味相类，故《纲目》混论不分。盖柑者佛手也，橼者香橼也，兼破痰水，近世治咳嗽气壅，亦取陈者。除去瓤核用之，庶无酸收之患。

方剂举例

药方 取1枚香橼，2枚大核桃肉，10克缩砂仁
制法 一同煅制存性，研制成末
用法 和以砂糖，空腹服用
功用 可改善肿胀、水肿

科属：芸香科、柑橘属　采收时间：9~10月　性味：性温，味辛、苦、酸　来源：植物香橼的成熟果实

龙眼核

别名：桂圆核

成品选鉴： 干燥种子呈圆形。表面棕红色或紫棕色，有光泽。质坚硬。气微，味淡而涩。以干燥、粒大、饱满者为佳。

功效主治： 龙眼核具有疏肝理气、活血化瘀的功效，常用于疥癣、湿疹、出血、疝气、淋巴结核等症。

药用宜忌： 内有痰火者忌服。孕妇及先兆早产者慎服，避免流产。热体体质、阴虚火旺、糖尿病、

痛疽疗疮、月经过多、尿道炎、盆腔炎等患者忌食。

植物形态： 常绿乔木。树形高大，树干粗壮，枝繁叶茂，根系发达，深入地下。叶互生；花序大型，多分枝，顶生或腋生；花梗短，萼片近革质，呈三角状卵形；花瓣白色或淡黄色，披针形。果肉白色，味甜多汁。种子茶褐色，有光泽，近球形。花期3~4月，果期7~9月。比较常见的龙眼种类有石硖龙眼、草铺种龙眼、储良龙眼、东边勇龙眼、古山二号龙眼。

采集方法： 7~8月果实成熟后，挑选晴天，采摘果实，除去果梗，剥去果皮、假种皮，留取果仁，鲜用或晒干。干品放置在阴凉干燥处保存。

生长特性： 喜温暖湿润的气候，喜阳光充足，耐旱，耐瘠，不耐寒，忌水涝。适应能力强，生命

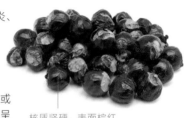

核质坚硬，表面棕红色或紫棕色，有光泽

力顽强，在一般土壤中也能生长，以质地疏松、排水良好、肥沃、土层深厚的沙壤土为宜。生长于山坡、平原、丘陵。

分布区域： 国内：广东、四川、福建、台湾等地。国外：亚洲东南部、南部等地。

方剂举例

药方	用荔枝核、龙眼核、小茴香各等份
制法	一同炒后研制成末
用法	每次空腹用升麻汤送服5克
功用	可缓解疝气、小肠气痛

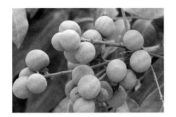

科属：无患子科、龙眼属	采收时间：7~8月	性味：性平，味微苦、涩	来源：植物龙眼的种子

柚核

别名：柚子核

成品选鉴： 种子呈扁长条形，长1.4~1.7厘米，宽6~10毫米，厚2~5毫米。表面淡黄色或黄色，尖端较宽而薄，基部较窄而厚，具棱线数条，有的伸向尖端。质较硬，破开后内有一种仁，子叶乳白色，有油质。气微，味苦。

功效主治： 柚核具有行气止咳的功效，常用于疝气、感冒、咳嗽等症。

药用宜忌： 孕妇慎用。

植物形态： 常绿乔木。嫩枝、叶背、花梗、花萼及子房被柔毛，叶片厚，表面浓绿，背面绿色。总状花序；花蕾淡紫红色；花萼杯状；花瓣长圆形。果圆球形或阔圆锥状，果大，表面淡黄或黄绿色；果皮甚厚或薄，海绵质；果肉白色、粉红或鲜红色，酸甜多汁。花期4~5月，果期9~12月。

采集方法： 9~11月，将成熟的果实剥开果皮，取出种子，晒干。

生长特性： 喜温暖湿润的气候，喜阳光充足，耐旱，不耐寒，怕冰霜，忌水涝。适应能力强，生命力顽强，在一般土壤中也能生长，以质地疏松、排水良好、肥沃、土层深厚的沙壤土为宜。栽培于丘陵或低山地带。

分布区域： 浙江、江西、福建、台湾、湖北、湖南、广东、广西、四川、贵州和云南等地。

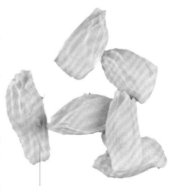

表面淡黄色或黄色，尖端较宽而薄，基部较窄而厚，具棱线数条，有的伸向尖端

方剂举例

药方	取2颗金橘、30克柑核、15克柚核
制法	一同用800毫升水煮至400毫升
用法	滤渣，加30克白糖调和服用
功用	可缓解疝气

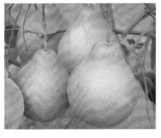

科属：芸香科、柑橘属	采收时间：9~11月	性味：性平，味苦	来源：植物柚的种子

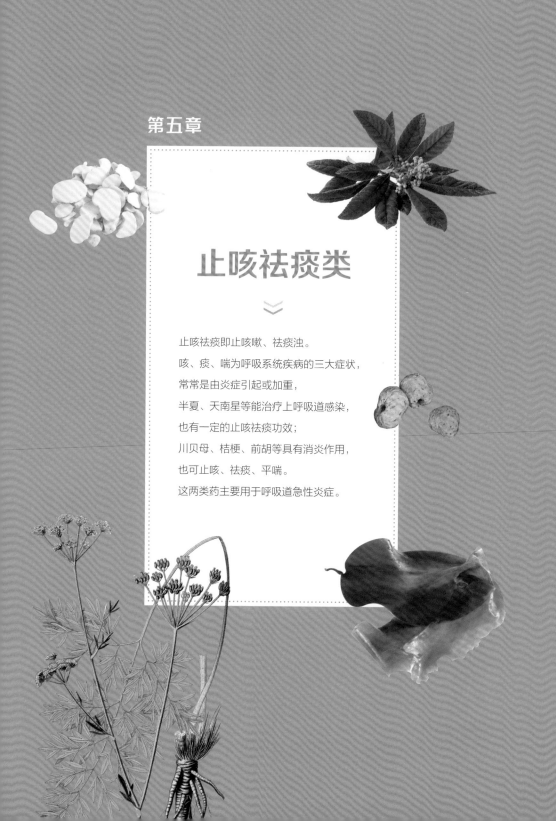

第五章

止咳祛痰类

⋁

止咳祛痰即止咳嗽、祛痰浊。

咳、痰、喘为呼吸系统疾病的三大症状，

常常是由炎症引起或加重，

半夏、天南星等能治疗上呼吸道感染，

也有一定的止咳祛痰功效；

川贝母、桔梗、前胡等具有消炎作用，

也可止咳、祛痰、平喘。

这两类药主要用于呼吸道急性炎症。

昆布

别名：纶布、海带、鹅掌菜

成品选鉴： 叶状体卷成不规则团块。全体黑褐色或深棕色，表面被有白色盐霜。革质而硬脆。叶片中央部分厚，自其两侧呈1~2回羽状深裂，裂片长舌状，革质柔滑。表面有细纵皱纹，叶缘有疏锯齿或全缘。气腥，味咸。

功效主治： 昆布具有消痰、软坚、散结、利水、消肿的功效，常用于淋巴结核、甲状腺肿瘤、痰多、身体水肿和睾丸肿痛等症。

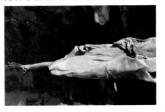

药用宜忌： 脾胃虚寒者忌服。

植物形态： 多年生大型褐藻。根状固着器由树枝状的假根组成，数轮重叠成圆锥状。柄部圆柱状或略扁圆形，中实，黏液腔道呈不规则的环状，散生在皮层中。叶状体扁平，革质，微皱缩，暗褐色，两侧裂片长舌状，基部楔形，叶缘一般有粗锯齿。孢子囊群在叶状体表面形成，9~11月产生游孢子。

采集方法： 夏秋季从海中捞出，晒干后置于通风干燥处。

生长特性： 生于较冷的海洋中，多附生于大干潮线以下1~3米深处的岩礁上。

叶片长带状，革质或质薄柔滑，半透明状，全缘或有波状皱褶

方剂举例

药方	取150克槟榔、100克海藻、150克昆布
制法	一同捣制成末，和蜂蜜做成丸
用法	每次1丸，含化咽津
功用	可预防甲状腺肿瘤

科：翅藻科或海带科	采收时间：夏秋季	性味：性寒，味咸	来源：昆布或海带的干燥叶状体

半夏

别名：水半夏、姜半夏、青半夏、仙半夏、珠半夏、野芋头

成品选鉴： 干燥块茎呈圆球形、半圆球形或偏斜状。表面白色，上端多圆平，中心有凹陷的黄棕色茎痕，下面钝圆而光滑。质坚实，致密。粉末嗅之呛鼻，味辛，嚼之发黏，麻舌而刺喉。

功效主治： 半夏具有燥湿化痰、降逆止呕、消痞散结的功效，常

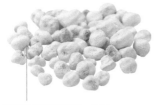

干燥块茎呈圆球形、半圆球形或偏斜状，表面白色

用于痰多咳嗽、腹胀、消化不良、头痛等症。

药用宜忌： 阴虚燥咳、血证、燥痰者应慎用。忌与含乌头制品同服。生用外治痈肿痰咳。

植物形态： 多年生小草本。根系发达，呈长圆柱形，密生须根，呈圆球形。幼苗叶片卵状心形至戟形，先端渐尖，基部楔形，绿色，全缘单叶；肉穗花序顶生；佛焰苞绿色或绿白色，管部狭圆柱形；檐部长圆形，绿色。浆果卵圆形，黄绿色。花期5~7月，果8月成熟。

采集方法： 夏秋季，挑选晴天，采挖后洗净泥沙，除去外皮及须根，置于通风干燥处晒干，晾干后放置在阴凉干燥处存放。

生长特性： 喜温暖湿润的气候，喜阳光充足，耐旱，耐严寒，忌水涝。适应能力强，生命力顽强。野生于山坡、溪边阴湿的草丛中

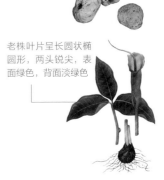

老株叶片呈长圆状椭圆形，两头锐尖，表面绿色，背面淡绿色

或林下。

分布区域： 国内：四川、湖北、安徽等地。国外：朝鲜、日本等地。

方剂举例

药方	取天南星、半夏各50克，75克白术
制法	一同研成末，做成丸
用法	每次以生姜汤送服50~70丸
功用	可缓解湿痰、咳嗽、消化不良

科属：天南星科、半夏属	采收时间：夏秋季	性味：性温，味辛	来源：植物半夏的干燥块茎

天南星

别名：虎掌、半夏精、鬼南星、虎膏、野芋头、蛇木芋、山苞米、山棒子

成品选鉴： 干燥的块茎，呈扁圆形。表面乳白或棕色，皱缩或较光滑，茎基处有凹入痕迹，周围有麻点状须根痕。质坚硬，不易破碎，断面不平坦，色白，粉性。微有辛气，味辣而麻。

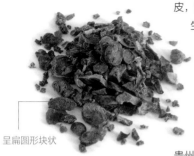

呈扁圆形块状

功效主治： 天南星具有燥湿化痰、祛风止痉、散结消肿的功效，常用于癫痪、惊风、痰多咳嗽、脑卒中、癫痫、破伤风、毒疮脓肿等症。

药用宜忌： 阴虚燥痰者及孕妇忌用。

植物形态： 多年生草本。根系发达，密生须根，块茎呈扁球形，顶部扁平，表皮黄褐色。花期4~5月，果期7~9月。

采集方法： 秋冬季，茎叶枯萎时，挑选晴天进行采挖，除去须根及外皮，洗净泥沙，沥干水分，晒干。

生长特性： 喜温暖湿润的气候，喜阳光充足，耐寒，不耐旱，忌水涝。适应能力强，生命力顽强。生长于阴坡较阴湿的树林下。

分布区域： 河北、河南、广西、陕西、湖北、四川、贵州、云南、山西等地。

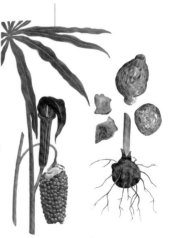

叶片呈鸟足状分裂，裂片倒披针形

方剂举例

药方	取100克天南星，150克赤小豆，200克白及
制法	一同研磨成细末
用法	用适量冷水调匀，涂抹患处
功用	治痈疽疮肿

科属：天南星科、天南星属	采收时间：秋冬季	性味：性温，味苦、辛	来源：植物天南星的块茎

旋覆花

别名：金沸花、金钱花、全福花、旋复花、伏花

成品选鉴： 旋覆花呈扁球形或类球形。总苞由多数苞片组成，呈覆瓦状排列，苞片披针形或条形，灰黄色；总苞基部有时残留花梗，苞片及花梗表面被白色茸毛，舌状花1列，黄色，多卷曲，常脱落；管状花多数，棕黄色；子房顶端有多数白色冠毛。有的可见椭圆形小瘦果。体轻，易散碎。气微，味微苦。

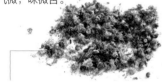

舌状花，黄色，多卷曲，常脱落

功效主治： 旋覆花具有降气消痰、行水止呕的功效，常用于痰多咳嗽、胸痞、胆囊炎、心下痞硬、痰饮蓄结等症。

药用宜忌： 阴虚咳嗽、津伤燥咳者忌用。慢性肠炎、长期腹泻、脱肛、子宫脱垂者忌用。

植物形态： 多年生直立草本。头状花序排列成疏散的伞房花序；总苞半球形，黄绿色；总苞片约6层，线状披针形；舌状花黄色，舌片线形。花期6~10月，果期9~11月。

采集方法： 夏秋季，花开放时采收，除去杂质，阴干或晒干。

生长特性： 喜温暖湿润的气候，喜阳光充足，耐寒，不耐旱，忌水涝。适应能力强，生命力顽强。生长于山坡、沟边、路旁湿地。

分布区域： 河南、河北、安徽、浙江、江苏等地。

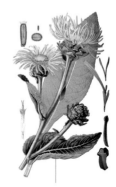

中部叶长圆形，先端渐尖，基部狭窄，无柄，全缘，表面绿色，背面淡绿色

方剂举例

药方	取60克柴胡，10克黄芩，10克旋覆花，6克片姜黄，杏仁、苏子梗、焦山楂、神曲、麦芽、槟榔、鸡内金各10克
制法	一同用水煎
用法	不拘时饮用
功用	适用于胆囊炎患者

科属：菊科、旋覆花属	采收时间：夏秋季	性味：性微温，味苦、辛、咸	来源：植物旋覆花的头状花序

白芥子

别名：胡芥

成品选鉴： 种子呈圆球形，较黄芥子大。表面类白色至淡黄色，光滑。种皮脆薄易压碎，剥去后有薄膜状的胚乳黏着于种皮内表面。胚黄白色，袖质，二子叶相叠，并于中脉处折起呈马鞍状，胚根亦折转而藏于其间。气无，味先觉油样而后微酸，继感辛辣。

功效主治： 白芥子具有温肺豁痰利气、散结通络止痛的功效，常用于四肢麻木、胸胁痛、痰多咳嗽、消化不良等症。

种子呈圆球形，表面类白色至淡黄色，光滑，种皮脆薄易压碎

药用宜忌： 肺虚咳嗽、阴虚火旺者忌服。

植物形态： 一年生或二年生草本。根系发达，密生须根。基部的叶具长柄，叶片宽大，倒卵形；茎上部的叶具短柄，叶片较小。总状花序顶生；花萼绿色；花冠黄色。长角果广线形，光滑无毛。种子呈圆形，淡黄白色。花期4~6月。果期6~8月。

采集方法： 夏末秋初，果实成熟时，挑选晴天割下全株，摊开晾晒，晒干后，打下种子，除去杂质。

生长特性： 喜温暖湿润的气候，喜阳光充足，不耐旱，耐严寒，忌水涝。适应能力强，生命力顽强，在一般土壤中也能生长，以质地疏松、排水良好、肥沃、土层深厚的沙壤土为宜。生长于山坡、沟边、路旁。

分布区域： 国内：安徽、河南、四川等地。国外：广泛分布于欧洲。

总状花序，小花呈黄色

方剂举例

药方	取适量的白芥子
制法	研制成末
用法	用醋调和敷于患处
功用	可改善风湿涎痰结成的痞块扩大

科属：十字花科、白芥属　　采收时间：夏末秋初　　性味：性温，味辛　　来源：植物白芥的干燥成熟种子

银杏叶

别名：飞蛾叶

成品选鉴： 多皱折或破碎，完整者呈扇形，黄绿色或浅棕黄色，上缘呈不规则的波状弯曲，有的中间凹入。叶基楔形。具叉状平行叶脉，细密，光滑无毛，纵向易撕裂。体轻，气微，味微苦。

功效主治： 银杏叶具有化痰止咳、清利湿热、活血化瘀的功效，常用于血瘀、肺痛咳喘、脑卒中、胸痹心痛、高脂血症、冠

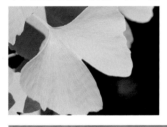

心病等症。

药用宜忌： 有实邪者忌用。影响儿童的发育，儿童、孕妇及先兆早产者忌服。不可与茶叶、菊花茶同饮。

植物形态： 落叶乔木。幼树树皮浅纵裂，大树之皮呈灰褐色，深纵裂，粗糙。叶片扇形，秋季落叶前变为黄绿色。球花单性，雌雄异株。种子呈椭圆形或近球形，具长梗，下垂；外种皮肉质，初生时绿色，熟时黄色或黄绿色，中种皮白色或淡黄色，骨质。花期4~5月，果期7~10月。

中国培育出种子大、种仁品质好的优良品种，用以生产干果。主要的栽培品种有下列几种：洞庭皇、小佛手、鸭尾银杏、佛指、卵果佛手、圆底佛手、橄榄佛手、无心银杏、大梅核、桐子果、棉花果、大马铃。

采集方法： 秋季，叶尚绿时采摘，

叶呈扇形，秋季尚绿时采收

除去杂质，晒干，置于通风干燥处保存。

生长特性： 喜温暖湿润的气候，喜阳光充足，耐旱，耐严寒，忌水涝。适应能力强，生命力顽强。生长于山坡、丘陵、沟边、路旁。

分布区域： 全国大部分地区。

方剂举例

药方	取适量的鲜银杏叶
制法	洗净，捣烂
用法	于每日临睡前敷于面部
功用	可除雀斑

科属：银杏科、银杏属　　采收时间：秋季　　性味：性平，味甘、苦、涩　　来源：植物银杏的干燥叶

桔梗

别名: 铃铛花、白药、土人参、符蔰、梗草、卢如、房图、荠苨

成品选鉴: 干燥根呈长纺锤形或长圆柱形。下部渐细,有时分歧稍弯曲,顶端具根茎,上面有许多半月形茎痕。表面白色或淡棕色,皱缩,上部有横纹,通体有纵沟,下部尤多,并有类白色或淡棕色的皮孔样根痕,横向略延长。质坚脆,易折断。气无,味微甘而后苦。以粗细均匀、坚实、洁白、味苦者佳。

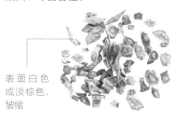

表面白色或淡棕色,皱缩

功效主治: 桔梗具有宣肺、祛痰、利咽、排脓的功效,常用于痰多咳嗽、肺热气喘、胸闷、支气管炎、胸膜炎等症。

药用宜忌: 阴虚久嗽、气逆及咳嗽吐血者忌服。不宜与白及、龙眼、龙胆草、猪肉同食。

植物形态: 多年生草本。具白色乳汁。根系发达,主根粗壮,呈长圆柱形,具须根。花冠大、蓝色、紫色或白色。蒴果呈球状。花期7~9月。

采集方法: 春秋季,挑选晴天,整株挖取,除去茎叶、须根,洗净泥土,浸水中,刮去外皮,切厚片,晒干。

生长特性: 喜凉爽气候,喜阳光充足,耐旱,耐严寒,忌水涝。适应能力强,生命力顽强。野生于山坡草丛中。

分布区域: 国内:全国大部分地区。国外:朝鲜、日本及俄罗斯

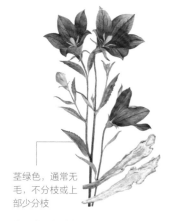

茎绿色,通常无毛,不分枝或上部少分枝

的西伯利亚地区。

方剂举例

药方	取桔梗、荆芥、紫菀、百部、白前、甘草各3克,陈皮6克
制法	一同研磨成细末
用法	每次取6~9克用开水调下,饭后或睡前服用
功用	主治风邪犯肺证

科属:桔梗科、桔梗属	采收时间:春秋季	性味:性平,味苦、辛	来源:植物桔梗的根

前胡

别名: 白花前胡

成品选鉴: 主根形状不一,圆锥形或纺锤形,稍弯曲。表面黑褐色或灰黄色。根头部有茎痕及残留的粗毛。根的上端密生环纹多发黑,下部有纵沟及纵皱纹,并有横列皮孔和须根痕。质较柔软,易折断;有香气,味甘而后苦。

功效主治: 前胡具有降气化痰、

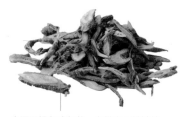

表面黑褐色或灰黄,有纵沟及纵皱纹,并有横列皮孔和须根痕

散风清热的功效,常用于痰多气喘、肺热咳嗽等症。

药用宜忌: 反皂荚,畏藜芦。阴虚咳嗽、寒饮咳嗽患者慎服。

植物形态: 多年生草本。根系发达,主根粗壮,表面灰褐色,呈圆锥形,末端细瘦,常分叉。花瓣卵形,白色。果实呈卵圆形,背部扁压,棕色,被稀疏短毛。花期8~9月,果期10~11月。

采集方法: 冬季至次春,茎叶枯萎或未抽花茎时,挑选晴天采挖整株,除去茎叶、须根,洗净泥沙,切厚片,晒干或低温干燥。

生长特性: 喜冷凉湿润的气候,喜阳光充足,耐旱,耐寒,忌水涝。适应能力强,生命力顽强。生长于山坡、林缘或灌丛、草地。

分布区域: 山东、河南、安徽、江苏、浙江、广西、江西、湖南、湖北、四川和台湾等地。

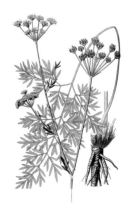

茎直立,呈圆柱形,下部无毛,上部分枝多有短毛,髓部充实

方剂举例

药方	前胡、白芍、麻黄、麦门冬各75克,贝母、白前、枳壳、大黄各50克
制法	一同切碎
用法	每次取15克用水煎煮至七分后,除渣温服,每日两次
功用	可缓解肺热咳嗽、气喘、痰多

科属:伞形科、前胡属	采收时间:冬季至次春	性味:性微寒,味苦、辛	来源:植物白花前胡的干燥根

白果

别名：灵眼、佛指甲、佛指柑

成品选鉴： 干燥的种子呈倒卵形或椭圆形，略扁。外壳（种皮）白色或灰白色，平滑，坚硬。壳有长而扁圆形的种仁，剥落时一端有淡棕色的薄膜。种仁淡黄色或黄绿色，内部白色，粉质，中心有空隙。靠近顶端有子叶2枚或更多。气微，味甘、微苦涩。

功效主治： 白果具有敛肺定喘、止带缩尿的功效，常用于痰多咳嗽、尿频、赤白带下、遗尿等症。

药用宜忌： 白果有小毒，不可多用，小儿、孕妇慎用。

植物形态： 落叶乔木。根系发达，深入地底。幼树树皮浅纵裂，大树之皮呈灰褐色，深纵裂，粗糙。叶扇形，绿色，秋季落叶前变为黄绿色。球花单性，雌雄异株；种子呈椭圆形或近球形，具长梗，下垂；外种皮肉质，初生时绿色，熟时黄色或黄绿色，中种皮白色或淡黄色，骨质。花期4~5月，果期7~10月。

中国培育出种子大、种仁品质好的优良品种，用以生产干果。主要的栽培品种有下列几种：洞庭皇、小佛手、鸭尾银杏、佛指、卵果佛手、圆底佛手、橄榄佛手、无心银杏、大梅核、桐子果、棉花果、大马铃。

采集方法： 秋季，种子成熟时采收，除去肉质外种皮，洗净，稍蒸或略煮后，晒干，放置在阴凉干燥处保存。

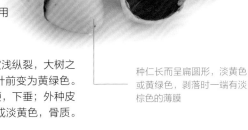

种仁长而呈扁圆形，淡黄色或黄绿色，剥落时一端有淡棕色的薄膜

生长特性： 喜温暖湿润的气候，喜阳光充足，耐旱，耐严寒，忌水涝。适应能力强，生命力顽强，在一般土壤中也能生长，以质地疏松、排水良好、肥沃、土层深厚的沙壤土为宜。生长于山坡、丘陵、沟边、路旁。

分布区域： 全国大部分地区。

古籍名医录：

《滇南本草》：大疮不出头者，白果肉同糯米蒸合蜜丸；与核桃捣烂为膏服之，治噎食反胃，白浊、冷淋；捣烂敷太阳穴，止头风眼疼，又敷无名肿毒。

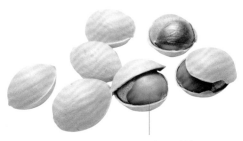

种子呈倒卵形或椭圆形，略扁

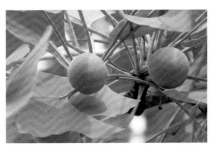

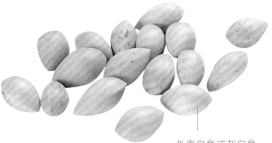

外壳白色或灰白色，平滑，坚硬

《现代实用中药》：核仁治喘息，头晕，耳鸣，慢性淋浊及妇人带下。果肉捣碎作贴布剂，有发疱作用；菜油浸一年以上，用于肺结核。

方剂举例

药方	用白果、莲肉、糯米各25克
制法	一同研制成末
用法	用乌骨鸡1只，去鸡肠入药煮烂服用
功用	可缓解赤白带下、下元虚惫

科属：银杏科、银杏属　　采收时间：秋季　　性味：性平，味甘、苦、涩　　来源：银杏的干燥成熟种子

川贝母

别名： 黄虻、贝母、空草、贝父、药实、苦花、苦菜

成品选鉴： 呈类圆锥形或近球形，表面类白色。外层鳞叶2瓣，大小悬殊，大瓣紧抱小瓣，未抱部分呈新月形，习称"怀中抱月"；顶部闭合，内有类圆柱形、顶端稍尖的心芽和小鳞叶1~2枚。质硬而脆，断面白色，富粉性。气微，味微苦。

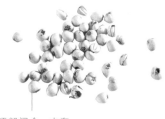

顶部闭合，内有心芽和小鳞叶

功效主治： 川贝母具有清热润肺、化痰止咳、散结消痈的功效，常用于肺热咳嗽、痰多带血、阴虚劳嗽等症。

药用宜忌： 脾胃虚寒及有湿痰者不宜。

植物形态： 多年生草本。鳞茎呈近球形，由2枚鳞片组成。茎直立，绿色。叶对生；花单生于茎顶，紫色至黄绿色；苞片狭长。蒴果近六角矩形。花期5~7月，果期8~10月。

采集方法： 夏秋季，挑选晴天采挖，除去须根、粗皮，洗净泥沙，沥干水分，摊开晒干或低温干燥。放置在低温干燥处保存。

生长特性： 喜冷凉湿润的气候，喜荫蔽，耐旱，耐严寒，忌高湿、高温、水涝。适应能力强，生命力顽强。生长于高山草地或湿润的灌木丛中。

分布区域： 甘肃、云南、四川和青海等地。

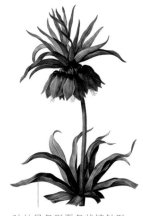

叶片呈条形至条状披针形，先端稍卷曲或不卷曲

方剂举例

药方	取5克白花蛇舌草、10克川贝母、生甘草
制法	一同研制成末，过筛
用法	每日3次，每次1.5~3克，口服
功用	对百日咳有疗效

科属： 百合科、贝母属　　**采收时间：** 夏秋季　　**性味：** 性微寒，味苦、甘　　**来源：** 植物川贝母的鳞茎

浙贝母

别名： 贝母、大贝母、象贝母、珠贝母

成品选鉴： 为鳞茎外层的单瓣鳞片。一面凸出，一面凹入，呈元宝状。表面白色，或带淡黄色，被有白色粉末，质硬而脆，易折断，断面不齐，白色或淡黄色，富粉性。气微，味苦。

功效主治： 浙贝母具有清热化痰止咳、解毒散结消痈的功效，常

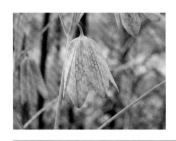

用于痰多咳嗽、淋巴结核、疮毒、毒疮脓肿、燥热、胸闷等症。

药用宜忌： 不能与乌头同用。不宜与咖啡因、苯丙胺联用。妊娠女性及低血压患者慎用。

植物形态： 多年生草本。鳞茎呈半球形，由2~3枚鳞片组成。叶近条形至披针形，先端不卷曲或稍弯曲。花淡黄色。蒴果呈卵圆形，棱上有宽6~8毫米的翅。花期3~4月，果期5月。

采集方法： 初夏，植株枯萎时挑选晴天采挖，除去须根、粗皮，洗净泥沙，沥干水分，摊开晒干或低温干燥。放置在低温干燥处保存。

生长特性： 喜温暖湿润的气候，喜荫蔽，耐旱，不耐严寒，忌水涝。适应能力强，生命力顽强。生长于湿润的山脊、山坡、沟边及村边草丛中。

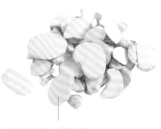

质硬而脆，易折断，断面白色或淡黄色

分布区域： 国内：浙江、江苏、安徽和湖南等地。国外：日本。

方剂举例

药方	取10克浙贝母，8克杏仁，15克冰糖
制法	将浙贝母和杏仁一起放入砂锅，加适量水煮沸，加入冰糖再煮30分钟
用法	过滤掉残渣，留下汁液，放凉后饮用
功用	有清热化痰、镇咳平息的功效

科属： 百合科、贝母属　　**采收时间：** 初夏　　**性味：** 性寒，味苦　　**来源：** 植物浙贝母的鳞茎

款冬花

别名: 冬花、款花、看灯花、艾冬花、九九花

成品选鉴: 干燥花蕾呈不整齐棍棒状,常多个花序连生在一起。上端较粗,中部稍丰满,下端渐细或带有短梗。花头外面被有多数鱼鳞状苞片,外表面呈紫红色或淡红色。苞片内表面布满白色絮状茸毛。气清香,味微苦而辛,嚼之显棉絮状。以朵大、色紫红、无花梗者为佳。

功效主治: 款冬花具有止咳化痰、润肺下气的功效,常用于咳嗽痰多、咳嗽出血等症。

植物形态: 多年生草本。根状茎横生地下,表面褐色,具须根。基生叶呈卵形,早春花叶抽出数个花葶,密被白色柔毛,有鳞片状,苞叶呈淡紫色。头状花序顶生;总苞片线形,顶端钝,带紫色,被白色柔毛;花冠舌状,黄色。瘦果长圆柱形,冠毛淡黄色。花期2~3月。

采集方法: 12月或地冻前当花尚未出土时,采挖后除去花梗,洗净泥沙,沥干水分,放干燥通风处阴干。放置在阴凉干燥处保存。

生长特性: 喜温暖湿润的气候,喜荫蔽,耐旱,耐严寒,忌水涝。适应能力强,生命力顽强。栽培或野生于河边、沙地。

分布区域: 国内: 河北、河南、湖北、四川、山西、陕西、甘肃、内蒙古、新疆、青海和西藏等地。国外: 印度、伊朗、巴基斯坦、俄罗斯,以及西欧和北非等地。

古籍名医录:

《药性论》: 主疗肺气心促,急热乏劳,咳连连不绝,涕唾稠黏。治肺痿肺痈吐脓。

《日华子本草》: 润心肺,益五脏,除烦,补劳劣,消痰止嗽,肺痿吐血,心虚惊悸,洗肝明目及中风。

《本草图经》: 款冬花,今关中亦有之。根紫色,茎紫,叶似草,12月开黄花青紫萼,去土一二寸,初出如菊花,萼通直而肥实,无子,则陶隐居所谓出高丽、百济者,近此类也。又有红花者,叶如荷而斗直,大看容一升,小者容数合,俗呼为蜂斗叶,又名水斗叶。则唐注所谓大如葵而丛生者是也。

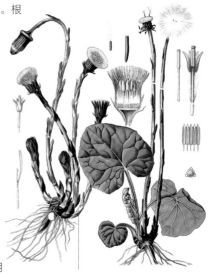

先端渐尖,基部心形,表面暗绿色,背面绿色,边缘呈不规则锯齿

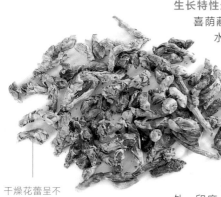

干燥花蕾呈不整齐棍棒状

药用宜忌: 外感咳嗽者宜生用,内伤久咳者宜炙用。孕妇和哺乳期不宜服用。肝功能不全者不宜使用。

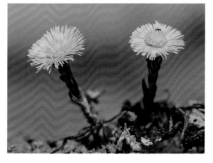

花头外面被有多数鱼鳞状苞片,外表面呈紫红色或淡红色

方剂举例

药方 取100克款冬花,桑白皮、贝母、五味子、甘草各25克,0.5克知母,1.5克杏仁

制法 一同捣制成末,过筛

用法 每次取15克,用水煎服

功用 可缓解咳嗽

科属: 菊科、款冬属　采收时间: 12月或地冻前　性味: 性温,味辛、微苦　来源: 植物款冬的花蕾

瓜蒌子

别名：栝楼子、蒌仁、瓜米

成品选鉴：表面光滑，卵状，多为扁平的椭圆形，呈淡棕色或棕褐色。顶端稍尖，沿边缘有淡淡的棱线，基部钝圆或稍偏斜。种皮坚硬，横切面淡绿色，子叶2片，富油性。气微，味淡，有油腻感。

功效主治：瓜蒌子具有清热涤痰、宽胸散结、润肠清肠的功效，常用于胸痹、肺痈、乳痈、便秘、痰多、肺热咳嗽等症。

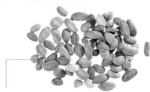
种子扁平椭圆状，外皮平滑，灰褐色

药用宜忌：脾虚便溏及湿痰、寒痰者忌用。正在服含草乌、川乌、附子制品者禁用。

植物形态：攀缘藤本。根系发达，块根呈圆柱状，粗大肥厚。花单性，雌雄异株。果实椭圆形，初生时绿色，成熟时黄褐色或橙黄色。种子呈卵状，淡黄褐色。花期5~8月，果期8~10月。

采集方法：秋季果实成熟时，连果梗剪下，将果实剖开，瓜瓤和种子放入盆内，加木灰反复搓洗，取种子，冲洗干净，沥干水分，摊开晒干。

生长特性：喜温暖湿润的气候，喜荫蔽，耐严寒，不耐旱，忌水涝。适应能力强，生命力顽强。常生长于海拔200~1800米的山林下、灌丛中、草地和村旁田边。

分布区域：国内：山东、安徽、河南等地。国外：朝鲜、日本、越南和老挝等地。

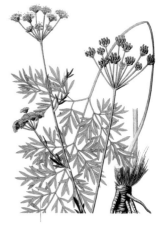
叶片近圆形，纸质，先端渐尖，基部心形，表面深绿色，粗糙，背面淡绿色

方剂举例

药方 取50克瓜蒌子，3.5克蛤蜊
制法 一同研制成末，用姜汁调制成丸
用法 含化咽津
功用 可改善痰多咳嗽

| 科属：葫芦科、栝楼属 | 采收时间：秋季 | 性味：性寒，味甘、微苦 | 来源：植物栝楼的种子 |

竹茹

别名：竹皮、淡竹皮茹、青竹茹、淡竹茹、麻巴、竹二青、竹子青

成品选鉴：竹茹为不规则的丝条，卷曲成团或长条形薄片。宽窄厚薄不等，浅绿色或黄绿色。体轻松，质柔韧，有弹性。气微，味淡。

功效主治：竹茹具有清热、化痰、除烦、止呕的功效，常用于痰多咳

不规则的丝条，卷曲成团或长条形薄片

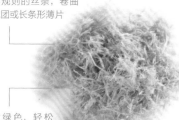
黄绿色，轻松柔韧有弹性

嗽、呕吐、心烦失眠、胃热等症。

药用宜忌：寒痰咳喘、胃寒呕逆及脾虚泄泻者禁服。

植物形态：植株丛生，木质化，呈乔木状。竿直立，节上分枝较多，呈圆柱形，光滑无毛。叶片披针形，先端渐尖，基部近圆形，绿色。笋期7~9月。

采集方法：全年均可采集，取新鲜茎，用刀除去外皮，将稍带绿色的中间层刮成丝条，摊开放置，在通风处阴干。

生长特性：喜温暖湿润的气候，喜光，耐严寒，耐旱，忌水涝。适应能力强，生命力顽强，在一般土壤中也能生长，以质地疏松、排水良好、肥沃、土层深厚的沙壤土为宜。生长于山坡、路旁或栽培。

分布区域：长江流域及以南各省区。

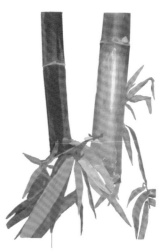
叶片呈长圆状披针形，先端渐尖，叶片深绿色，质薄。

方剂举例

药方 取2000克竹茹
制法 用4升水煮至3升
用法 除渣，分5次服用
功用 可改善虚烦

| 科：禾本科 | 采收时间：全年 | 性味：性微寒，味甘 | 来源：植物青秆竹、淡竹等的茎的中间物 |

杏仁

别名：杏核仁、山杏仁、杏子、
木落子、北杏仁

叶片长圆形，表面深绿色，背面绿色，边缘钝锯齿，两面无毛

成品选鉴： 呈扁心形，表面黄棕色至深棕色，一端尖，另一端钝圆肥厚，左右不对称，种皮薄，富油性，气微，味苦。

功效主治： 杏仁具有降气化痰、止咳平喘、润肠通便的功效，常用于便秘、胸闷、血虚、气喘、痰多咳嗽等症。

药用宜忌： 阴虚咳嗽及大便溏泄者忌服。有微毒，儿童及孕妇慎服。

采集方法： 夏季果实成熟时，挑选晴天进行采收，采收后的果实除去果肉及核壳，取出种子晒干。放置在阴凉干燥处保存。

生长特性： 喜温暖湿润的气候，喜光，耐严寒，耐旱，忌水涝。适应能力强，生命力顽强，在一般土壤中也能生长，以质地疏松、排水良好、肥沃、土层深厚的沙壤土为宜。多栽培于低山地或丘陵山地。

分布区域： 内蒙古、吉林、辽宁、河北、山西和陕西等地。

古籍名医录：

《本草纲目》：杏仁能散能降，故解肌、散风、降气、润燥、消积，治伤损药中用之。治疮杀虫，用其毒也。治风寒肺病药中，亦有连皮尖用者，取其发散也。

《长沙药解》：肺主藏气，降于胸膈而行经络，气逆则胸膈闭阻而生喘咳，脏病而不能降，因以痞塞，经病而不能行，于是肿痛。杏仁疏利开通，破壅降逆，善于开痹而止喘，消肿而润燥，调理气分之郁，无以易此。其诸主治，治咳逆，调失音，止咯血，断血崩，杀虫䘌，除齇刺，开耳

聋，去目翳，平努肉，消停食，润大肠，通小便，种种功效，皆其降浊消郁之能事也。

《药性论》：治腹痹不通，发汗，主温病。治心下急满痛，除心腹烦闷，疗肺气咳嗽，上气喘促。入天门冬煎，润心肺。可和酪作汤，益润声气。宿即动冷气。

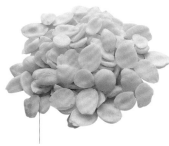

顶端略尖，底部钝圆而厚

植物形态： 落叶乔木。根系发达，主根粗壮，深入地底。花先于叶开放，单生于小枝端；花梗短，被短柔毛；花萼紫绿色；萼筒圆筒形；萼片卵形；花瓣圆形，白色或带红色。果实呈球形，初生绿色，成熟时白色、黄色至黄红色；果肉皮薄多汁，味酸甜。种仁味苦或甜。花期3~4月，果期6~7月。

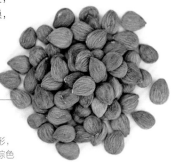

种子呈扁心脏形，外皮黄棕色至棕色

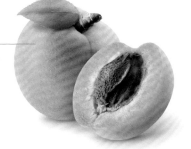

果实球形，黄色至黄红色

方剂举例

药方 用桃仁、杏仁各8克

制法 一同研制成末，用面块调和制成丸

用法 每次用生姜和蜜汤送服10丸

功用 可缓解上气喘急

科属：蔷薇科、李属　采收时间：夏季　性味：性微温，味苦　来源：植物山杏、东北杏等的干燥成熟种子

紫苏子

别名：黑苏子、野麻子、铁苏子

成品选鉴：小坚果卵圆形或类球形，表面灰棕色或灰褐色。果皮薄而脆，易压碎。气香，味微辛。

功效主治：紫苏子具有降气化痰、止咳平喘、润肠通便的功效，常用于便秘、痰多、气喘、咳嗽等症。

药用宜忌：气虚久嗽、阴虚喘逆、

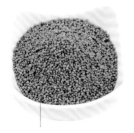

表面灰褐色至暗棕色或黄棕色，有隆起的网状花纹

脾虚便滑者皆不可用。不可与鲤鱼同时。

植物形态：具有特殊芳香气，多分枝，绿色或紫色，钝四棱形，具四槽，密被长柔毛。轮伞花序，灰褐色，直径约1.5毫米，有网纹。花期6~8月，果期7~9月。

采集方法：秋季果实成熟时，挑选晴天，割取全株或果穗，摊开晒干后打下果实，除去杂质，继续晾晒至干透。

生长特性：紫苏耐瘠薄、适应能力强，喜温暖、湿润气候，在阳光充足的环境下生长旺盛。在土质疏松、肥沃、排灌方便的沙壤土中栽培紫苏生长旺盛、产量更高、品质更好。一般情况下，只要是有植物生长的地方，紫苏就能存活。

分布区域：国内：全国各地广泛栽培，以湖北、广西、广东、河

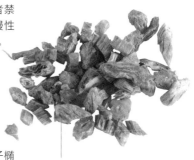

叶阔卵形或卵状圆形，先端短尖或突尖，边缘具粗锯齿，膜质或草质

北等地所产者品质佳。国外：日本、朝鲜等地。

方剂举例

药方	取5克紫苏子，5克杏仁
制法	一同研制成末
用法	加入10克白蜜，每次以白开水送服，大人每次15克，儿童每次5克
功用	可改善小儿久咳、老人咳喘

科属：唇形科、紫苏属　　采收时间：秋季　　性味：性温，味辛　　来源：植物紫苏的干燥成熟果实

百部

别名：百部根、白并、玉箫、箭杆、嗽药、百条根、野天门冬、药虱药

成品选鉴：百部呈不规则厚片或不规则条形斜片；表面灰白色或黄棕色，有深纵皱纹，切面角质样，多为灰白色、淡黄棕色或黄白色；皮厚，中柱扁缩。质韧软。气微，味甘、苦。

功效主治：百部具有润肺下气止咳、杀虫灭虱的功效，常用于肺虚咳嗽、疥癣、蛲虫、头虱等症。

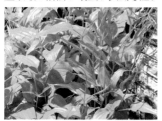

药用宜忌：热嗽、水亏火炎者禁用。脾胃虚寒、大便滑泻、慢性胃炎、慢性肠炎患者不宜服用。

植物形态：多年生草本。根系发达，主根粗壮，呈纺锤形，肉质。叶片纸质。花单生，花柄纤细；苞片线状披针形；花被片淡绿色，开放后反卷。蒴果呈卵形，成熟后赤褐色，顶端锐尖。种子椭圆形，稍扁平，深紫褐色。花期5~7月，果期7~10月。

采集方法：春秋季，采挖后去除茎叶、须根，洗净泥沙，置沸水中略烫或蒸至无白心，取出，切厚片，摊开晒干。

生长特性：喜温暖湿润的气候，喜光，耐寒，耐旱，忌水涝。适应能力强，生命力顽强。生长于山地林下或竹林下。

分布区域：国内：山东、河南、

表面黄白色至土黄色，易皱缩，具不规则深纵沟及纵皱

安徽、江苏、浙江、湖北等地。国外：日本、朝鲜等地。

方剂举例

药方	取适量的百部藤根
制法	捣制成汁，用等量的蜂蜜调和，入沸汤中煎煮成膏
用法	咽服
功用	可改善咳嗽

科属：百部科、百部属　　采收时间：春秋季　　性味：性微温，味甘、苦　　来源：植物百部的干燥块根

枇杷叶

别名：巴叶、杷叶、炙杷叶、生枇杷叶、姜炙杷叶

成品选鉴： 叶片长椭圆形。上表面淡棕绿色、黄绿色或红棕色，有光泽。下表面灰绿色或棕黄色，密布灰棕色茸毛。叶脉呈羽毛状，两侧斜生，中间主脉呈棕黄或棕红色，显著突起。叶先端渐尖，周边有疏锯齿。叶柄极短，被黄棕色或棕黑色毛。叶厚革质，质脆易碎。微有清香气，味微苦。

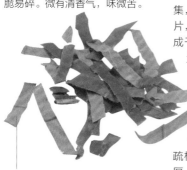

干品呈不规则状，多为灰绿色

功效主治： 枇杷叶具有清肺止咳、降逆止呕的功效，常用于痰多咳嗽、咳嗽出血、呕吐、肺热等症。

药用宜忌： 胃寒呕吐及肺感风寒咳嗽者忌食。孕妇或者是哺乳期间的女性慎用。

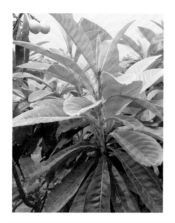

植物形态： 常绿小乔木。根系发达，粗壮，呈长圆柱形。单叶互生；叶片革质。圆锥花序顶生，苞片钻形，密生灰棕色绒毛；萼片三角卵形；花瓣白色，长圆形或卵形。果实呈球形或长圆形，初生时绿色，成熟后黄色或橙黄色，皮薄多汁，果肉酸甜。种子呈球形或扁球形，褐色，光亮。花期9~11月，果期次年4~5月。

采集方法： 全年均可采集，挑选晴天，采摘叶片，摊开晾晒，晒至七八成干时，扎成小把，再晒干，放置在阴凉干燥处保存。

生长特性： 喜温暖湿润的气候，喜光，耐严寒，耐旱，忌水涝。适应能力强，生命力顽强，在一般土壤中也能生长，以质地疏松、排水良好、肥沃、土层深厚、富含腐殖质的壤土、沙壤土、夹沙土为宜。常栽种于村边、平地或坡地。

分布区域： 国内：全国大部分地区。国外：日本、印度、越南、缅甸、泰国、印度尼西亚等地。

古籍名医录：

《本草纲目》：枇杷叶，治肺胃之病，大都取其下气之功耳。气下则火降痰顺，而逆者不逆，呕者不呕，渴者不渴，咳者不咳矣。

《本草汇言》：枇杷叶，安胃气，润心肺，养肝肾之药也。沈孔庭曰：主呕哕反胃而吐食不止，安胃气也；或气逆痰滞而咳嗽靡宁，润肺气也；或虚火烦而舌干口燥，养肾气也；或瘟疫暑暍而热渴不解，凉心气也。

《重庆堂随笔》：枇杷叶，凡风

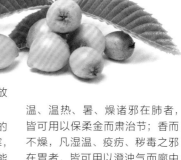

叶脉呈羽毛状，中间主脉呈棕黄或棕红色

鲜叶片长椭圆形，周边有疏锯齿

温、温热、暑、燥诸邪在肺者，皆可用以保柔金而肃治节；香而不燥，凡湿温、疫疠、秽毒之邪在胃者，皆可用以澄浊气而廓中州。《本草》但云其下气治嗽哕，则伟绩未彰，故发明之。

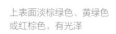

上表面淡棕绿色、黄绿色或红棕色，有光泽

方剂举例

药方	用枇杷叶、木通、款冬花、紫菀、杏仁、桑白皮各等份，大黄减半
制法	一同研制成末，和蜂蜜调制成丸
用法	晚睡前服用1丸，含化咽津
功用	可缓解女性肺热久嗽

桑白皮

别名：桑根白皮、桑皮、白桑皮、桑根皮

成品选鉴： 干燥根皮多呈长而扭曲的板状，或两边向内卷曲成槽状。外表面淡黄白色或近白色，有少数棕黄色或红黄色斑点，较平坦，有纵向裂纹及稀疏的纤维。内表面黄白色或灰黄色，平滑，有细纵纹，或向裂开，露出纤维。体轻，质韧，难折断，易纵裂，撕裂时有白色粉尘飞出。微有豆腥气，味甘。

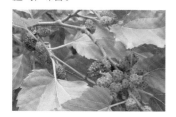

功效主治： 桑白皮具有利水消肿、泻肺平喘的功效，常用于身体水肿、少尿、肺热、痰多咳喘、面部水肿等症。

药用宜忌： 泻肺利水、平肝清火者宜生用，肺虚咳嗽者宜蜜炙用。

植物形态： 落叶灌木或小乔木。根皮黄棕色或红黄色，纤维性强。单叶互生，老叶黄绿色，嫩叶暗绿色。花期4~5月，果期6~7月。

采集方法： 秋末至次春，叶落时至发芽前采挖根部，洗净表面泥沙，刮去黄棕色粗皮，切厚片，反复晾晒。

生长特性： 喜温暖湿润气候，喜光，耐贫瘠，耐寒，耐旱，抗风，耐烟尘，抗有毒气体。对气候、土壤适应性很强。喜深厚、疏松、肥沃的土壤，能耐轻度盐碱。根系发达，生长速度快，萌芽力强，抗病性强，寿命长，一般可达数百年，个别可达数千年。

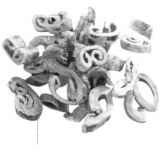

外表面淡黄白色或近白色，有少数棕黄色或红黄色斑点

分布区域： 四川、河北、广东、安徽、河南、浙江、江苏和湖南等地。

方剂举例

药方	取桑白皮、生姜皮、大腹皮、茯苓、陈皮各9克
制法	水煎30分钟
用法	过滤掉残渣，取汁服用，每日1剂，分两次温服
功用	主治水肿

科属：桑科、桑属　采收时间：秋末至次春　性味：性寒，味甘　来源：植物桑的干燥根皮

葶苈子

别名：丁历、大适、大室

成品选鉴： 播娘蒿的种子呈椭圆形或矩圆形，略扁。表面黄棕色至红棕色。种子表面具细密网纹及两条纵列的浅槽。气无，嚼之味微辛，略带黏性。独行菜的种子呈卵圆形而扁。表面黄棕色。表面具细小密集的颗粒状突起及1~2条纵列的浅槽。气无，味淡，嚼之黏性较强。

种子呈椭圆形或矩圆形，略扁，表面黄棕色至红棕色

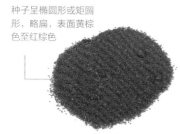

功效主治： 葶苈子具有泻肺平喘、行水消肿的功效，常用于痰多咳嗽、胸胁水肿、胸腹水肿、小便不利、肺痈等症。

药用宜忌： 肺虚喘咳、脾虚肿胀者忌服。

植物形态： 一年生或二年生草本。根系发达，密生须根，深入地底。茎直立，多分枝。叶互生。总状花序；萼片椭圆形；花瓣黄色。果实呈长圆形，被短柔毛。种子呈椭圆形，褐色。花期3~4月上旬，果期5~6月。

采集方法： 夏季，果实成熟时，挑选晴天割取全草，晒干，打下种子，除去杂质，继续晾晒。晒干后，放置在阴凉干燥处保存。

生长特性： 喜温暖湿润的气候，喜光，耐严寒，耐旱，忌水涝。适应能力强，生命力顽强。

分布区域： 全国各地。

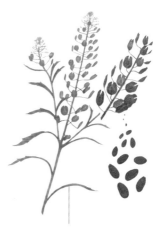

茎生叶呈长卵形，先端渐尖，基部楔形，边缘细齿状

方剂举例

药方	取125克葶苈子
制法	炒熟研制成末
用法	每次取10克，用水煎服
功用	可缓解肺痈咳嗽、咳喘不得卧

科：十字花科　采收时间：夏季　性味：性大寒，味辛、苦　来源：植物独行菜或播娘蒿的成熟种子

罗汉果

别名：拉汗果、假苦瓜

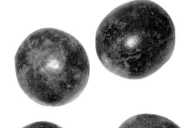
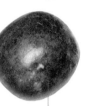
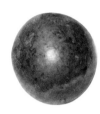

成品选鉴：罗汉果呈卵形、椭圆形或球形。表面褐色、黄褐色或绿褐色，有深色斑块及黄色柔毛，有的有6~11条纵纹。顶端有花柱残痕，基部有果梗痕。体轻，质脆，果皮薄，易破。果瓤（中、内果皮）海绵状，浅棕色。种子扁圆形，多数；浅红色至棕红色，两面中间微凹陷，四周有放射状沟纹，边缘有槽。气微，味甘。

表面褐色、黄褐色或绿褐色，有深色斑块及黄色柔毛

功效主治：罗汉果具有清热润肺、利咽开音、清肠通便的功效，常用于痰多咳嗽、咽喉肿痛、便秘、肺热咳喘、急性胃炎等症。

药用宜忌：尤适宜扁桃体炎、咽炎、肺火燥咳者。便溏者忌服。

植物形态：多年生攀缘草本。根系发达，肥大，呈纺锤形。叶互生；花单性，雌雄异株。雄花序总状，生于花序轴上部；花梗稍细；花萼筒宽钟状；花冠黄色，长圆形。雌花单生，总梗粗壮；花萼和花冠比雄花大。果实初生时深棕色，密生黄褐色茸毛；成熟后绿色，仅在果梗处残存一圈茸毛。种子呈扁球形，淡黄色。花期5~7月，果期7~9月。

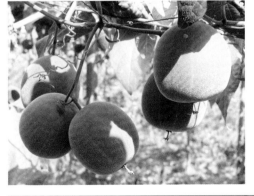

果瓤（中、内果皮）海绵状，浅棕色

采集方法：秋季，果实由嫩绿变深绿色时采收，晾数天后继续放置在通风干燥处阴干。放置在阴凉干燥处保存。

生长特性：喜温暖湿润的气候，喜散射光，不耐寒，不耐旱，忌水涝。适应能力强，生命力顽强，在一般土壤中也能生长，以质地疏松、排水良好、肥沃、土层深厚、富含腐殖质的壤土为宜。生长于亚热带的山坡林下、河边湿润地段或灌木丛中。

分布区域：广西、广东、江西等省的热带、亚热带山区。

古籍名医录：

《岭南采药录》：理痰火咳嗽，和猪精肉煎汤服之。

《广西中药志》：止咳清热，凉血润肠。治咳嗽，血燥胃热便秘等。

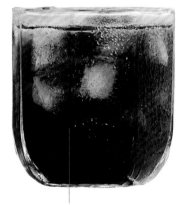

用开水泡代茶喝，可缓解咽喉肿痛、急性咽喉炎

方剂举例

药方 用普洱茶、菊花、罗汉果各等份
制法 一同研制成末
用法 每次取20克包成1袋，用沸水冲泡代茶喝
功用 适用于高血压病、高脂血症患者

科属：葫芦科、罗汉果属　　采收时间：秋季　　性味：性凉，味甘　　来源：植物罗汉果的干燥果实

海藻

别名：落首、海萝、乌菜、海带花

成品选鉴： 全体卷曲皱缩成团块状。棕黑色或黑棕色，表面带一层白色盐霜，质脆易破碎。用水浸软后膨胀，黏滑柔韧。主干直立圆柱形，表面粗糙，主上有分枝，枝上生叶。叶呈线形或棍棒形，气囊球形、纺锤形或梨形。气腥，味咸。

功效主治： 海藻具有消痰、软坚、散结、利水、消肿的功效，常用

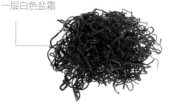

表面粗糙，带一层白色盐霜

于淋巴结核、身体水肿、睾丸肿痛、甲状腺肿瘤、痰多等症。

药用宜忌： 不宜与甘草同用。慢性肾病、甲状腺也能异常者慎用。

植物形态： 羊栖菜：多年生褐藻，藻体黄褐色，肥厚多汁，干后变黑；固着器由圆柱形假根组成。主干圆柱形，直立，四周互生侧枝和叶。叶棒状，全缘，先端常膨大中空。气囊腋生，纺锤形。生殖托腋生，雌雄异株。海蒿子：多年生褐藻，褐色。固着器盘状。主干圆柱形，直立，小枝互生，凋落后于主干上残留圆柱形迹。单叶，互生，叶形变化甚大，初生叶倒卵形、披针形，全缘，具中肋；次生叶较狭小，线形至披针形，中肋不明显。小枝末端常有气囊，圆球形。

采集方法： 夏、秋季，从海中捞取或割取，去净杂质，用淡水洗净，摊开反复晾晒。

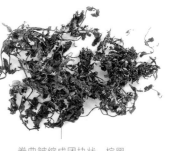

卷曲皱缩成团块状，棕黑色或黑棕色，质脆易破碎

生长特性： 生于阳光充足、海浪较缓的低潮浅海水激荡处的岩石上。

分布区域： 辽宁、山东、福建、浙江、广东、广西等沿海地区。

方剂举例

药方	用昆布、海藻各等份
制法	一同研制成末，和蜂蜜做成丸
用法	每次一丸，含化咽津
功用	每日4~5次，可预防甲状腺肿瘤

科： 马尾藻科　**采收时间：** 夏季、秋季　**性味：** 性寒，味咸、苦　**来源：** 植物海蒿子或羊栖菜的干燥藻体

千日红

别名：百日红、千日白、千年红、蜻蜓红

成品选鉴： 干燥花序呈球形或长圆球形，通常单生，由多数花集合而成；花序基部具2枚叶状围三角形的总苞片，绿色，总苞片的背面密被细长的白柔毛，腹面的毛短而稀；每花有膜质苞2片，带红色。气微弱，无味。以洁白鲜艳或紫红色，花头大而均匀者为佳。

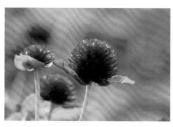

功效主治： 千日红具有化痰止咳、清肝散瘀的功效，常用于痢疾、惊风、咳嗽、气喘、目赤、疮疡等症。

药用宜忌： 千日红含有的千日红素会让没有哮喘病的人有困顿感，所以应注意服用量。孕妇慎服。

植物形态： 一年生直立草本。根系发达，主根粗壮，多须根。叶对生。花多数，密生，头状花序顶生，常紫红色，有时淡紫色或白色；总苞呈卵形，两面被灰色长柔毛；苞片卵形，白色，顶端紫红色；小苞片三角状披针形，紫红色；花被片披针形。胞果近球形。种子扁豆形，棕色，光亮。花果期6~9月。

采集方法： 7~9月，挑选晴天进行采收，采收后去除杂质，摊开晾晒，晒干，置于通风干燥处保存。

生长特性： 喜温暖湿润的气候，喜光，耐旱，不耐严寒，忌水涝。

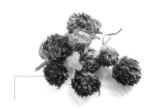

干燥花序呈球形或长圆球形，通常单生，由多数花集合而成，红色

适应能力强，生命力顽强，在一般土壤中也能生长，以质地疏松、排水良好、肥沃、土层深厚、富含腐殖质的壤土为宜。生长于坡地、丘陵、平原。

分布区域： 国内：江苏、福建、四川和广西等地。国外：美洲热带地区。

方剂举例

药方	取10朵千日红花，7个蚂蚱干
制法	加适量水一同炖煮
用法	滤除杂质，趁热服用
功用	可治小儿癫痫

科属： 苋科、千日红属　**采收时间：** 7~9月　**性味：** 性平，味甘　**来源：** 植物千日红的花序

满山红

别名：杜鹃花、映山红、山石榴、串串红、山丹丹

成品选鉴： 干燥时多皱缩破碎，或反卷成筒状，完整叶片先端钝，基部近圆形或宽楔形，展平后呈椭圆形或长倒卵形，全缘；上面呈暗绿色至褐绿色，散生浅黄色腺鳞；下表面腺鳞甚多，呈灰绿色，叶柄长近革质。气芳香，味苦、微辛。

功效主治： 满山红具有化痰止咳、

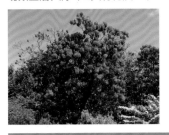

平喘的功效，常用于咳嗽痰多、咯血、急慢性支气管炎、跌打损伤、风湿痛等症。

药用宜忌： 长期服用对肝脏有一定的影响，应予重视。

植物形态： 落叶灌木。叶互生；表面深绿色，背面淡绿色，幼时两面均被淡黄棕色长柔毛，后无毛。花顶生，花先于叶开放；花萼环状，密被黄褐色柔毛；花冠漏斗形，淡紫红色或紫红色。蒴果呈长圆形，顶端开裂，密被亮棕褐色长柔毛。花期4~5月，果期6~11月。

采集方法： 秋季，收集叶片完整、颜色甚绿者，除去杂质，阴干

生长特性： 喜凉爽湿润的气候，喜光，不耐旱，不耐严寒，忌水涝。适应能力强，生命力顽强。在一般土壤中也能生长，以质地疏松、排水良好、肥沃、土层深厚、富含腐殖质的酸性壤土为宜。

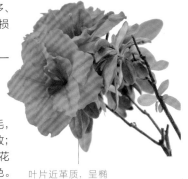

叶片近革质，呈椭圆形或长倒卵形

分布区域： 黑龙江、吉林、新疆等地。

方剂举例

药方	用60克满山红粗末
制法	放入500毫升白酒中浸泡，7日后除渣
用法	每次服用15~20毫升，每日3次
功用	可改善慢性支气管炎

科属： 杜鹃花科、杜鹃花属　　**采收时间：** 秋季　　**性味：** 性寒，味苦　　**来源：** 植物杜鹃的叶

紫菀

别名：紫菀、小辫儿、夹板菜、驴耳朵菜、软紫菀

成品选鉴： 根茎呈不规则块状。长短不一。顶端有茎及叶柄残基，下端有时留有未除尽的直根，常具节，直或稍弯曲，淡黄棕色，质稍硬，根茎周围簇生多数细根，形如马尾，多结成辫状。表面紫红色或灰红色，有细条纹及细皱纹，质柔软，不易折断，断面灰

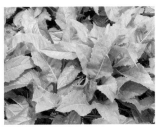

白色，周边暗紫红色。气微香，味甘、微苦。

功效主治： 紫菀具有化痰止咳、润肺下气的功效，常用于痰多咳嗽、咳嗽出血等症。

药用宜忌： 有实热者忌服。肺结核、支气管扩张症、肺炎、肺脓肿患者忌大量久服。

植物形态： 多年生草本。根状茎斜升，根茎较短，多须根，表面灰褐色。根生叶丛生，在花期枯落；头状花序多数，复伞房状排列；花序梗长；总苞半球形；舌片蓝紫色。瘦果扁平，紫褐色，上部被疏粗毛。花期7~9月；果期8~10月。

采集方法： 春秋季，挑选晴天，整株挖取，除去茎叶，洗净泥土，摊开晾晒，或将须根编成小辫晒干。放置在阴凉干燥处保存。

生长特性： 喜凉爽湿润的气候，

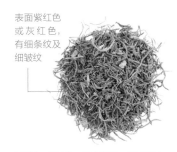

表面紫红色或灰红色，有细条纹及细皱纹

耐阴，耐涝，耐严寒，怕干旱。适应能力强，生命力顽强。生长于低山阴坡湿地、低山草地及沼泽地。

分布区域： 北方各省区。

方剂举例

药方	取50克紫菀，杏仁、细辛、款冬花各0.5克
制法	一同捣制成末
用法	每次用米汤送服2.5克，每日3次
功用	每次用米汤送服2.5克，每日3次

　　科属： 菊科、紫菀属　　**采收时间：** 春秋季　　**性味：** 性微温，味苦、辛、甘　　**来源：** 植物紫菀的干燥根及根茎

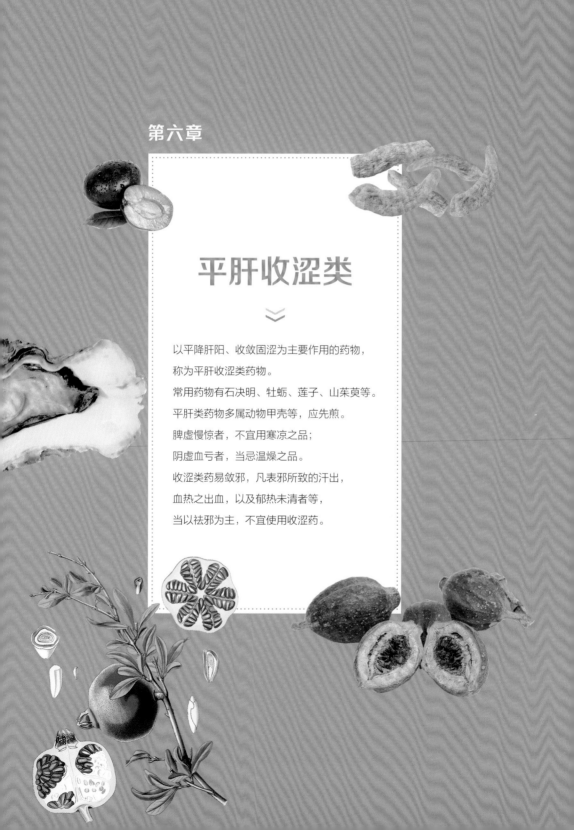

第六章

平肝收涩类

∨

以平降肝阳、收敛固涩为主要作用的药物，
称为平肝收涩类药物。
常用药物有石决明、牡蛎、莲子、山茱萸等。
平肝类药物多属动物甲壳等，应先煎。
脾虚慢惊者，不宜用寒凉之品；
阴虚血亏者，当忌温燥之品。
收涩类药易敛邪，凡表邪所致的汗出，
血热之出血，以及郁热未清者等，
当以祛邪为主，不宜使用收涩药。

石决明

别名：珠母、鳆鱼甲、九孔螺、千里光、鲍鱼皮、金蛤蜊皮

成品选鉴： 杂色鲍：贝壳坚硬，螺旋部小，体螺层极大。壳口大，外唇薄，内唇向内形成片状边缘。壳内面银白色，具珍珠光泽。羊鲍：海产软体动物。贝壳大型，极坚厚，呈卵圆形。贝壳内面呈美丽的彩色光泽；壳口呈卵圆形，外缘薄，呈刃状，内缘厚。

功效主治： 石决明具有平肝潜阳、清肝明目的功效，常用于惊风抽搐、青盲内障、头晕目眩等症。

药用宜忌： 畏旋覆花，反云母。脾胃虚寒、脾虚泄泻及低血压等患者慎服。

动物形态： 鲍鱼有一个厚的石灰质的贝壳，呈卵圆形，质地坚硬，壳形右旋，表面呈深绿褐色。壳内光滑，有珠宝光泽。软体肥厚呈椭圆形，黄白色；有一个宽大扁平的肉足，用以爬行和吸附在岩石上。

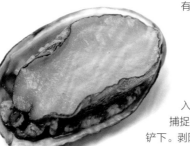

采集方法： 夏秋季，潜入海底捕获，趁其不备时捕捉或用铲将其自岩石上迅速铲下。剥除肉，洗净贝壳表面的杂质，反复晾晒，晒干后，放置在干燥阴凉处保存。

表面暗红色，内面光滑，具珍珠样彩色光泽

生长特性： 栖息于海水透明度大、盐度高、水流通畅、海藻丛生的岩礁地。用宽大的腹足爬行或牢固地吸附在岩石上。幼体主食硅藻，成体于岩石表面舐食硅、红、褐等藻类，也食有孔虫和桡足类、多毛类等小动物。

分布区域： 国内：光底海决，分布于广东、福建等地。毛底海决：分布于辽宁、山东等地。国外：各大洋均有分布。

《医学衷中参西录》：石决明味微咸，性微凉，为凉肝镇肝之要药。肝开窍于目，是以其性善明目。研细水飞作敷药，能治目外障；作丸、散内服，能消目内障。为其能凉肝，兼能镇肝，故善治脑中充血作疼作眩晕，因此证多系肝气、肝火挟血上冲也。

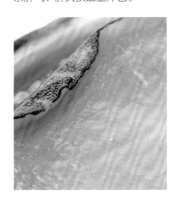

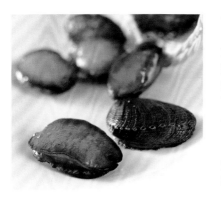

古籍名医录：

《本草经疏》：石决明，乃足厥阴经药也。足厥阴开窍于目，目得血而能视，血虚有热，则青盲亦痛障翳生焉。咸寒入血除热，所以能主诸目疾也。

《要药分剂》：石决明大补肝阴，肝经不足者，断不可少。

方剂举例

药方　用石决明、羌活、草决明、菊花各50克，25克甘草
制法　一同捣制成末，过筛
用法　每次晚睡前用水煎服10克
功用　可改善毒气上攻、视物昏暗

科属：鲍科、鲍属　　采收时间：夏秋季　　性味：性寒，味咸　　来源：动物杂色鲍、皱纹盘鲍等的贝壳

浮小麦

别名：浮水麦、浮麦

成品选鉴： 果实呈长圆形，两端略尖。表面黄白色，稍皱缩。有时尚带有未脱尽的外稃与内稃。腹面有一深陷的纵沟，顶端盾形，带有浅黄棕色柔毛，另一端成斜尖形，有脐。质硬而脆，易断，断面白色，粉性。无臭，味淡。

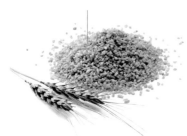

表面黄白色，稍皱缩，有时也带有未脱尽的外壳与内壳

功效主治： 浮小麦具有固表止汗、益气除热的功效，常用于自汗、盗汗、心烦失眠、抑郁、阴虚内热等症。

药用宜忌： 表邪汗出者忌服。

植物形态： 一年生或越年生草本。秆直立，丛生，呈圆柱形。叶舌膜质，短小；叶片长披针形，扁平，先端渐尖，基部圆形，表面深绿色，背面绿色。穗状花序直立；小穗含3~9小花，上部不发育，仅下部的花结实；颖呈卵圆形；外稃长圆状披针形，顶端具芒。

采集方法： 秋季，取瘪瘦轻浮与未脱净皮的麦粒，筛去灰屑，用水漂洗，晒干。

生长特性： 喜温暖湿润的气候，喜光，喜肥，耐寒，耐旱，忌水涝。适应能力强，生命力顽强。

分布区域： 世界各地。

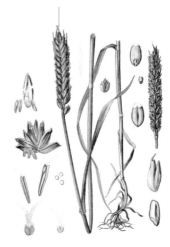

果实呈长圆形，两端略尖

方剂举例

药方　取适量的浮小麦
制法　炒焦后研制成末
用法　每次以米汤送服 10 克
功用　可缓解盗汗、虚汗不止

科属：禾本科、小麦属　采收时间：秋季　性味：性凉，味甘　来源：植物小麦未成熟的颖果

蒺藜

别名：硬蒺藜、蒺骨子、刺蒺藜

成品选鉴： 果实由 5 个小分果聚合而成，呈放射状五棱形。但商品多已脱开为单个小分果，呈斧状或橘瓣状。新鲜时青绿色，干后黄白色或淡黄绿色。背面隆起，中间有无数小短刺，中部两侧有一对长刺，基部有一对短刺，呈八字形分开，或已残缺不全，只留下尖刺的断痕；两侧面有网纹。质坚，触之刺手。切开后内有种仁，白色或黄白色，有油性。性微温，味辛、苦。

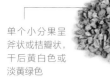

单个小分果呈斧状或桔瓣状，干后黄白色或淡黄绿色

功效主治： 刺蒺藜具有平肝解郁、活血祛风、明目、止痒的功效，常用于毒疮脓肿、风疹瘙痒、目赤、眩晕等症。

药用宜忌： 孕妇慎用。有微毒，需要严格掌握剂量，依据病情及个体剂量化，禁止超剂量使用。

植物形态： 一年生草本。叶对生；偶数羽状复叶；花单生于叶腋，花梗短于叶，花黄色。果实由 5 个小分果聚合而成，呈五棱形，初生时绿色，成熟后黄绿色，晒干后黄白色。花期 5~8 月；果期 6~9 月。

采集方法： 秋季，果实成熟时采割植株，摊开晾晒，晒干后打下果实，除去杂质，继续晾晒，放置在阴凉干燥处保存。

生长特性： 喜温暖湿润的气候，喜光，耐寒，耐旱，忌水涝。适应能力强，生命力顽强。生长于田野、路旁及河边草丛。

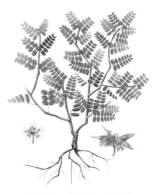

茎平卧，多分枝，具棱条，全株被绢丝状柔毛

分布区域： 河南、河北、山东、安徽、江苏、四川、山西和陕西等地。

方剂举例

药方　取适量的蒺藜
制法　捣制成末，和蜂蜜做成丸子
用法　每次以酒送服 2 丸，每日 3 次
功用　可缓解腰椎疼痛

科属：蒺藜科、蒺藜属　采收时间：秋季　性味：性微温，味辛、苦　来源：植物蒺藜的干燥成熟果实

珍珠母

别名：真珠母

成品选鉴：三角帆蚌：略呈不等边四角形。壳面生长轮呈同心环状排列。后背缘向上突起，形成大的三角形帆状后翼。壳内面外套痕明显。质坚硬。气微腥，味淡。褶纹冠蚌：呈不等边三角形。后背缘向上伸展成大型的冠。壳内面外套痕略明显；前闭壳肌痕大呈楔形，后闭壳肌痕呈不规则卵圆形。马氏珍珠贝：呈斜四方形，后耳大，前耳小，背缘平直，腹缘圆，生长线极细密。闭壳肌痕大，长圆形。平滑。质脆，折断时成粉屑或小片状，半透明。臭微，味淡。

功效主治：珍珠母具有平肝潜阳、安神定惊、明目通翳的功效，常用于血崩、癫狂、心悸、失眠、头晕目眩、吐血等症。

药用宜忌：脾胃虚寒者及孕妇慎服。

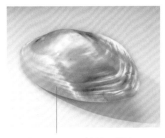

略呈不等边四角形，壳面生长轮呈同心环状排列

动物形态：三角帆蚌：壳形多变化，两壳相等，贝壳大而扁平，壳质坚硬，呈三角形。其外侧有韧带，依靠其弹性，可使二壳张开。腹缘近直线，呈弧形。褶纹冠蚌：壳体较大，呈不等边三角形。外壳面深

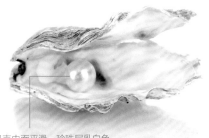

贝壳内面平滑，珍珠层乳白色
珍珠层有光泽

黄绿色至黑褐色，内壳面珍珠层呈乳白色、鲑白色、淡蓝色或七彩色。马氏珍珠贝：贝壳斜四方形，顶壳位于前方，背缘平直，腹缘圆，二壳不等，左壳较右壳稍突，壳面淡黄色至黄褐色。壳内面珍珠层厚，光泽强，边缘淡黄色。

采集方法：全年都可采集，将贝壳用碱水煮过，漂净，刮去外层黑皮，煅至松脆即可。

生长特性：栖息于风浪较平静，水流较缓，水质清澈透明、底质为砂或石、水较深的河流、海湾内，行动迟缓。用足丝固着生活于岩礁或石块上。以硅藻为主食，以潮流通畅、水质较肥的海区生长较好。

分布区域：海南、广东、广西等沿海地区。

古籍名医录：

《中国医学大辞典》：滋肝阴，清肝火。治癫狂惊痫，头眩，耳鸣，心跳，胸腹膜胀，女性血热，血崩，小儿惊搐发痉。

《饮片新参》：平肝潜阳，安神魂，定惊痫，消热痞、眼翳。

《中国医学大辞典》：此物（珍珠母）兼入心、肝两经，与石决明但入肝经者不同，故涉神志病者，非此不可。

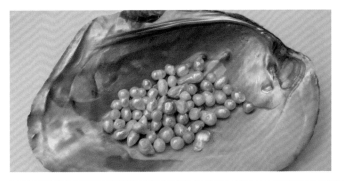

壳面不平滑，淡黄色、褐色

方剂举例

药方	取珍珠母、丝瓜络、白茯苓、白僵蚕、白菊花、大枣各10克，3克玫瑰花
制法	用纱布包裹后，放锅中加水适量，连煎两次
用法	取汁2碗，早、晚各饮1碗
功用	有健脾祛风，悦颜祛斑的功效

科：珍珠贝科　采收时间：全年　性味：性寒，味咸　来源：三角帆蚌、褶纹冠蚌或马氏珍珠贝的贝壳

诃子

别名：诃黎勒、诃黎、诃梨、随风子

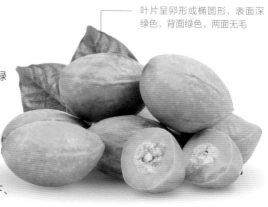

叶片呈卵形或椭圆形，表面深绿色，背面绿色，两面无毛

第六章 平肝收涩类

成品选鉴： 干燥果实呈卵形或近圆球形，表面黄绿色或灰棕色，有 5 条纵棱及多数纵皱纹，并有细密的横向纹理，基部有一圆形的果柄残痕。质坚实，断面灰黄色，显沙性，陈久则呈灰棕色。内有黄白色坚硬的核，钝圆形。核壳厚，砸碎后，里有白色细小的种仁。气微，味酸涩。

功效主治： 诃子具有敛肺止泻、化气的功效，常用于泄泻、痢疾、崩漏、遗精、久咳、脱肛、带下、尿频等症。

药用宜忌： 凡外邪未解、内有湿热火邪者忌服。

植物形态： 大乔木；树形高大，树干粗壮；根系发达，主根粗壮；叶互生；花多，两性，穗状花序腋生或顶生；花萼杯状，黄绿色。核果坚硬，呈卵形或椭圆形，表面粗糙，青色，无毛，成熟时变黑褐色。花期 6~8 月，果期 8~10 月。

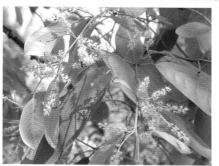

断面灰黄色或龙棕色

采集方法： 秋冬季，果实成熟由绿转黄时采摘，摊开晾晒，晒干后，去除杂质，置于通风干燥处保存。

生长特性： 喜温暖湿润的气候，喜光，喜肥，耐严寒，耐旱，忌水涝。适应能力强，生命力顽强，在一般土壤中也能生长，以质地疏松、排水良好、肥沃、土层深厚、富含腐殖质的壤土为宜。多栽于路旁或村落附近。

分布区域： 国内：西藏、云南、广东和广西等地。国外：越南（南部）、老挝、柬埔寨、泰国、缅甸、马来西亚、尼泊尔、印度等地。

古籍名医录：

《本草经疏》：诃黎勒其味苦涩，其气温而无毒。苦所以泄，涩所以收，温所以通，惟敛故能主冷气，心腹胀满；惟温故下食。甄权用以止水道，萧炳用以止肠僻久泄，苏颂用以疗肠风泻血、带下，朱震亨用以实大肠，无非苦涩收敛，治标之功也。

《药品化义》：诃子能降能收，兼得其善，盖金空则鸣，肺气为火邪郁遏，以致吼喘咳嗽，或至声哑，用此降火敛肺，则肺窍无壅塞，声音清亮矣。取其涩可去脱，若久泻久痢，则实邪去而元气脱，用此同健脾之药，固涩大肠，泻痢自止。但苦能泄气，真气太虚者，宜少用之。

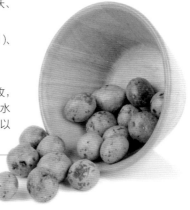

果实坚硬，卵形或椭圆形，粗糙无毛，青色

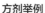

方剂举例

药方 取 50 克诃子（去核），50 克杏仁（泡，去皮、尖），10 克通草

制法 一同切碎，每次取 20 克，与 5 片生姜用水同煮

用法 除渣后服用

功用 可缓解久咳失声

科属：使君子科、诃子属　　采收时间：秋冬季　　性味：性平，味苦、酸、涩　　来源：植物诃子的干燥成熟果实

牡蛎

别名：左顾牡蛎、海蛎子壳、海蛎子皮、左壳

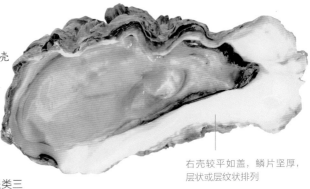

右壳较平如盖，鳞片坚厚，
层状或层纹状排列

成品选鉴：近江牡蛎：呈圆形、卵圆形或三角形等。左壳较右壳坚硬、厚大。长牡蛎：长而厚，长条形或长卵形，背腹缘几平行。右壳较平如盖，鳞片坚厚，壳外面平坦或具数个凹陷，淡紫色、灰白色或黄褐色；内面瓷白色。质硬，断面层状，洁白。无臭，味微咸。大连湾牡蛎：呈类三角形，背腹缘呈"八"字形。右壳外面淡黄色，间有紫色条纹或斑点，具疏松的同心鳞片，鳞片起伏呈波浪状，内面白色。

功效主治：牡蛎具有潜阳补阴、重镇安神、软坚散结、收敛固涩、制酸止痛的功效，常用于崩漏、赤白带下、淋巴结核、甲状腺肿大、盗汗、惊风、眩晕等症。

药用宜忌：病虚而多热者宜用，虚而有寒者忌用。

动物形态：近江牡蛎：贝壳坚厚，呈圆形、卵圆形或三角形。左壳附着，较大而厚。壳面有灰、青、紫、棕等色彩，内面白色，边缘为灰紫色。韧带紫黑色，闭壳肌痕甚大，淡黄色，大多为卵圆形或肾脏形。长牡蛎：贝壳大型，坚厚，呈长条形，背腹几乎平行，一般壳长比壳高大3倍。左壳附着。右壳较平如盖，鳞片环生，呈波纹状。壳面淡紫色、灰白色或黄褐色。壳内面瓷白色。大连湾牡蛎：贝壳大型，中等厚，前后延长，壳顶至后部渐扩张近似三角形。左壳附着。右壳壳表鳞片起伏成水波状，不如近江牡蛎平伏，放射肋不明显。壳面淡黄色；壳内面白色。闭壳肌痕白色或紫色，位于背后方。

采集方法：全年都可采集，挖去肉，取壳留用，洗净，晒干。

生长特性：生于江河流入海处。有群居的生活习性，常互相挤压，外壳一般是非常不规则的。适应能力强，从北到南各水温海域均有分布。冬天壳的生长速度较缓慢，春天随水温的回升，壳的生长速度明显加快，夏季贝壳进入快速生长期。

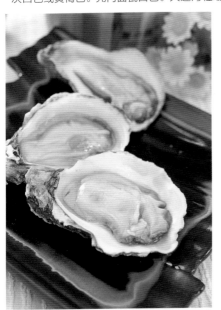

分布区域：沿海地区多有分布。

古籍名医录：

《汤液本草》：牡蛎，入足少阴，咸为软坚之剂，以柴胡引之，故能去胁下之硬；以茶引之，能消结核；以大黄引之，能除股间肿；地黄为之使，能益精收涩、止小便，本肾经之药也。

《名医别录》：除留热在关节荣卫，虚热去来不定，烦满；止汗，心痛气结，止渴，除老血，涩大小肠，止大小便，疗泄精，喉痹，咳嗽，心胁下痞热。

壳外面平坦或具数个凹陷，
淡紫色、灰白色或黄褐色，
内面瓷白色

方剂举例

药方 取适量的大牡蛎
制法 用黄泥包裹煅烧后放冷，研制成末
用法 每次以鲫鱼汤送服5克
功用 可解渴

科：牡蛎科　采收时间：全年　性味：性寒，味咸　来源：动物长牡蛎、大连湾牡蛎或近江牡蛎的贝壳

五味子

别名：五梅子、北五味子、辽五味子、玄及

成品选鉴： 干燥果实略呈球形或扁球形，外皮鲜红色、紫红色或暗红色。显油润，有不整齐的皱缩。果肉柔软，常数个粘连一起。果肉气微弱而特殊，味酸。种子破碎后有香气，味辛而苦。

功效主治： 五味子具有收敛固涩、益气生津、补肾宁心的功效，常用于遗精、健忘、失眠、自汗盗汗、肺虚咳嗽、痢疾、腹泻、四肢乏力、神经衰弱等症。

药用宜忌： 外有表邪、内有实热，或咳嗽初起、麻疹初发者忌服。

植物形态： 落叶木质藤本，幼叶背面被柔毛，芽鳞具缘毛；幼枝红褐色，老枝灰褐色。叶膜质，叶柄两侧由于叶基下延成极狭的翅。聚合果长 1.5~8.5 厘米，聚合果柄长 1.5~6.5 厘米；小浆果呈红色，近球形或倒卵圆形，果皮有不明显的腺点；种子有 1~2 粒，形状呈肾形，淡褐色，种皮光滑，种脐明显凹入呈 U 形。花期 5~7 月，果期 7~10 月。

采集方法： 秋季，果实成熟时采摘，晒干或蒸后晒干，除去果梗及杂质。

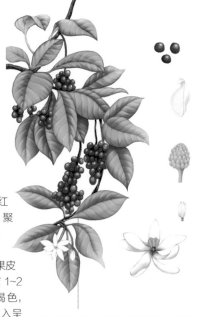

外皮鲜红色，紫红色或暗红色。显油润，有不整齐的皱缩

干燥果实略呈球形或扁球形

生长特性： 五味子喜欢微酸性的腐殖土壤。喜湿润气候，不耐干旱。野生的植株一般生长在山区的杂木林、林缘或山沟的灌木丛中，缠绕在其他植物上生长。自然条件下最宜在肥沃、湿度均衡、排水良好的土壤上生长。

分布区域： 东北、西南及长江流域以南地区。

古籍名医录：

《本草衍义》：五味子，《本经》言温，今食之多致虚热，小儿益甚。《药性论》以谓除热气，《日华子》又谓暖水脏，又曰除烦热。后学至此多惑。今既用主治肺虚寒，则更不取除烦热之说。补下药亦用之。入药生曝不去子。

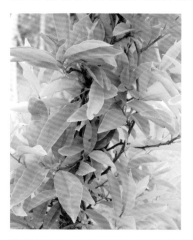

内含种子 1~2 枚，肾形，棕黄色，有光泽，坚硬

方剂举例

药方	取适量五味子
制法	蒸烂取汁，滤渣后熬成膏状，加入适量蜂蜜，再上火煮熟
用法	冷凉置于容器内贮藏，做汤服用
功用	可缓解肺虚寒

科属： 五味子科、五味子属　　**采收时间：** 秋季　　**性味：** 性温，味酸、甘　　**来源：** 植物五味子的成熟果实

钩藤

别名：钩藤、吊藤、钩藤钩子、钓钩藤

成品选鉴：钩藤为干燥的带钩茎枝，茎枝略呈柱形，表面红棕色或棕褐色，一端有一环状的茎节，稍突起，节上有对生的两个弯钩，形如船锚，尖端向内卷曲，亦有单钩的，钩大小不一，基部稍圆，全体光滑，略可见纵纹理。质轻而坚，不易折断，断面外层呈棕红色，髓部呈淡黄色而疏松如海绵状。气无，味淡。

药用宜忌：最能盗气，虚者勿投。无火者勿服。心动过缓，低血压者不宜大量长期服用。

植物形态：常绿木质藤本。根系发达，粗壮，多须根。叶对生；花单生，黄色，裂片卵圆形。蒴果呈椭圆形，被短柔毛。花期6~7月；果期10~11月。

节上有对生的两个弯钩，形如船锚，尖端向内卷曲

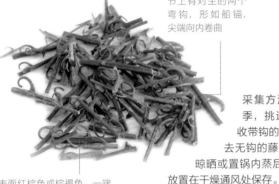

表面红棕色或棕褐色，一端有一环状的茎节，稍突起

采集方法：秋冬季，挑选晴天采收带钩的嫩枝，剪去无钩的藤茎，摊开晾晒或置锅内蒸后再晒干，放置在干燥通风处保存。

功效主治：钩藤具有息风定惊、清热平肝的功效，常用于头晕目眩、惊风、癫痫、血压升高等症。

生长特性：喜温暖湿润的气候，喜光，耐严寒，耐旱，忌水涝。适应能力强，生命力顽强，在一般土壤中也能生长，以质地疏松、排水良好、肥沃、土层深厚、富含腐殖质的沙壤土为宜。生长于山谷、溪边的疏林下。

分布区域：国内：浙江、福建、广东、广西、江西、湖南、四川和贵州等地。国外：日本。

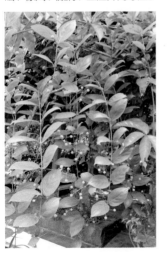

古籍名医录：

《本草述》：治中风瘫痪，口眼㖞斜，及一切手足走注疼痛，肢节挛急。又治远年痛风瘫痪，筋脉拘急作痛不已者。

《本草纲目》：钩藤，手、足厥阴药也。足厥阴主风，手厥阴主火，惊痫眩晕，皆肝风相火之病，钩藤通心包于肝木，风静火熄，则

诸症自除。

《本草新编》：钩藤，去风甚速，有风症者必宜用之。但风火之生，多因于肾水不足，以致木燥火炎，于补阴药中，少用钩藤，则风火易散，倘全不补阴，纯用钩藤以祛风散火，则风不能息，而火且愈炽矣。

方剂举例

药方	取50克钩藤，25克硝石，0.5克甘草
制法	一同捣制成散
用法	每次以温水送服2.5克，每日3次
功用	可改善小儿惊热

科属：茜草科、钩藤属　　采收时间：秋冬季　　性味：性凉，味甘　　来源：植物钩藤等的干燥带钩枝条

天麻

别名：明天麻、定风草、水洋芋

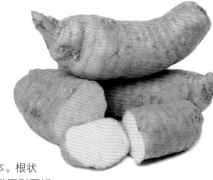

成品选鉴：干燥根茎为长椭圆形，略扁，皱缩弯曲，一端有残留茎基，红色或棕红色，俗称鹦哥嘴，另一端有圆形的根痕。表面黄白色或淡黄棕色，半透明，常有浅色片状的外皮残留，多纵皱，并可见数行不甚明显的须根痕排列成环。冬麻皱纹细而少，春麻皱纹粗大。质坚硬，不易折断。断面略平坦，角质，黄白色或淡棕色，有光泽。嚼之发脆，有黏性。气特异，味甘。

表面黄白色或淡黄棕色，一端有圆形的根痕

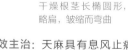

干燥根茎长椭圆形，略扁，皱缩而弯曲

功效主治：天麻具有息风止痛、平抑肝阳、祛风通络的功效，常用于小儿惊风、癫痫、四肢麻木、头晕目眩、破伤风等症。

药用宜忌：使御风草根，勿使天麻，二件若同用，会使人患肠结。孕妇和儿童禁止服用天麻。

植物形态：腐生草本。根状茎肥厚，块茎状，椭圆形至近哑铃形，肉质，有不甚明显的环节。总状花序顶生；花苞片长圆状披针形，膜质；花橙黄、淡黄、蓝绿或黄白色。蒴果倒卵状椭圆形。花期6~7月；果期7~8月。

采集方法：立冬至次年清明，挑选晴天采挖，去除茎叶、须根，洗净泥沙，蒸透，摊开低温干燥。放置在阴凉干燥处保存。

生长特性：喜凉爽、湿润环境，怕冻、怕旱、怕高温，并怕积水。适应能力强，生命力顽强，在一般土壤中也能生长，以质地疏松、排水良好、肥沃、土层深厚、富含腐殖质的沙壤土为宜。生长于湿润的林下及肥沃的土壤中。

分布区域：全国各地。

古籍名医录：

《本草衍义》：天麻，用根，须别药相佐使，然后见其功，仍须加而用之，人或蜜渍为果，或蒸煮食，用天麻者，深思之则得矣。

李杲：肝虚不足者，宜天麻、芎䓖以补之。其用有四：疗大人风热头痛，小儿风痫惊悸，诸风麻痹不仁，风热语言不遂。

《本草纲目》：天麻，乃肝经气分之药。《素问》云，诸风掉眩，皆属于木。故天麻入厥阴之经而治诸病。按罗天益云：眼黑头眩，风虚内作，非天麻不能治。天麻乃定风草，故为治风之神药。今有久服天麻药，遍身发出红丹者，是其祛风之验也。

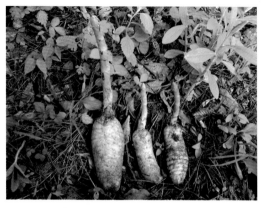

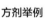

方剂举例

药方	取25克天麻、100克川芎
制法	一同研制成末，和蜜做成丸子
用法	每次饭后以茶酒送服1丸
功用	可缓解皮肤瘙痒、面目水肿、心烦失眠、头晕目眩、四肢疼痛

科属：兰科、天麻属　**采收时间：**立冬至次年清明前　**性味：**性平，味甘　**来源：**植物天麻的干燥块茎

乌梅

别名：梅实、梅干

成品选鉴： 干燥果实呈扁圆形或不规则球形，表面棕黑色至乌黑色，皱缩、凹凸不平。有的外皮已破碎，核露于外。果柄脱落处有明显的凹陷，果肉质柔软。核坚硬，棕黄色，内含淡黄色种仁1粒，形状及气味极似杏仁。气特异，味极酸。

功效主治： 乌梅具有敛肺、涩肠、生津、安蛔的功效，常用于胆道蛔虫病、痢疾、虚热干渴、肺虚久咳、呕吐等症。

药用宜忌： 外有表邪或内有实热积滞者不宜服用。

植物形态： 落叶小乔木。根系发达，主根粗壮，多分枝，深入地底。花单生，白色或粉色，香味浓，花先于叶开放；花梗短；花萼红褐色或绿色；萼筒宽钟形；花瓣倒卵形，白色至粉红色。果实近球形，初生时绿色，成熟时黄色或绿白色，被柔毛；果肉味酸；核椭圆形，表面有槽纹。花期1~2月，果期5~6月。

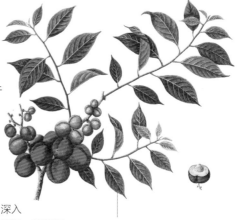

叶片呈卵形或椭圆形，叶边缘常具小锐锯齿

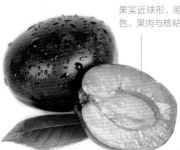

果实近球形，暗紫色，果肉与核粘连

采集方法： 夏季，果实近成熟时，有绿色转为黄绿色，采收，去除杂质，用水洗净，沥干水分，低温烘干后焖至色变黑。放置在干燥通风处保存。

生长特性： 喜温暖湿润的气候，喜光，耐严寒，耐旱，忌水涝。适应能力强，生命力顽强，在一般土壤中也能生长，以质地疏松、排水良好、肥沃、土层深厚、富含腐殖质的沙壤土为宜。生长于坡地、丘陵、山林。

分布区域： 国内：浙江、福建、云南等地。国外：日本、朝鲜等地。

古籍名医录：

《本草纲目》：乌梅、白梅所主诸病，皆取其酸收之义。惟张仲景治蛔厥乌梅丸，及虫蛊方中用者，取虫得酸即止之义，稍有不同耳。《医说》载曾鲁公痢血百余日，国医不能疗，陈应之用盐水梅肉一枚，研烂，合腊茶入醋服之，一啜而安。大丞梁庄肃公亦痢血，应之用乌梅、胡黄连、灶下土等分为末，茶调服亦效。盖血得酸即敛，得寒则止，得苦则涩故也。

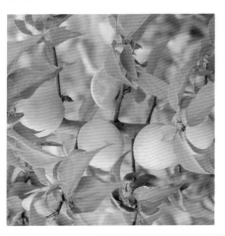

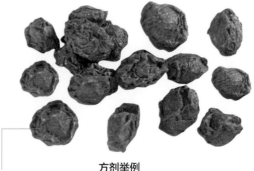

干燥果实呈扁圆形或不规则球形，表面棕黑色至乌黑色

方剂举例

药方	用乌梅肉、罂粟壳各等份
制法	炒熟研制成末
用法	每次睡前以蜜汤送服10克
功用	可缓解肺虚久咳

| **科属：** 蔷薇科、李属 | **采收时间：** 夏季 | **性味：** 性平，味酸、涩 | **来源：** 植物梅的近成熟果实 |

罂粟壳

别名：御米壳、粟壳、烟斗斗、鸦片烟果果

成品选鉴：罂粟壳呈椭圆形或瓶状卵形，多已破碎成片状，外表面黄白色、浅棕色至淡紫色，平滑，略有光泽，有纵向或横向的割痕。顶端有放射状排列呈圆盘状的残留柱头；基部有短柄。体轻，质脆。内表面淡黄色，微有光泽。有纵向排列的假隔膜，棕黄色，上面密布略突起的棕褐色小点。气微清香，味微苦。

功效主治：罂粟壳具有敛肺、涩肠、止痛的功效，常用于泄泻、痢疾、便血、尿频、白带异常、久咳、筋骨疼痛等症。

药用宜忌：初起痢疾或咳嗽者忌用。小儿，孕妇，哺乳期女性忌用。

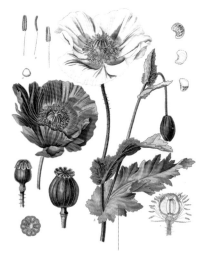

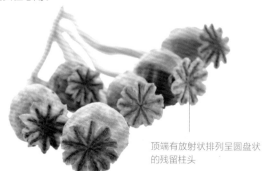

顶端有放射状排列呈圆盘状的残留柱头

叶片呈卵形或长卵形，先端渐尖，基部心形，表面深绿色，背面绿色，边缘为不规则的波状锯齿，两面光滑无毛，具白粉

分布区域：国内：青海、西藏、甘肃等地。国外：泰国、缅甸、印度等地。

古籍名医录：

《丹溪心法》：治嗽多用粟壳，不必疑，但要先去病根，此乃收后药也。治痢亦同。

《本草纲目》：罂子粟壳，酸主收涩，故初病不可用之，泄泻下痢既久，则气散不固而肠滑肛脱；咳嗽诸病既久，则气散不收而肺胀痛剧，故俱宜此涩之、固之、收之、敛之。

植物形态：一年生草本。根系发达，主根近圆锥形，垂直。叶互生；花单生；花梗长，光滑无毛；花蕾呈卵圆状；萼片宽卵形，绿色；花瓣白色、粉红色、红色、紫色或杂色。蒴果呈球形，初生时绿色，成熟时黄褐色，无毛。种子呈肾形，棕褐色，表面呈蜂窝状。花期4~6月，果期6~8月。

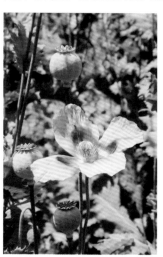

采集方法：夏季，挑选晴天，将已割去浆汁后的成熟果实摘下，破开除去种子及枝梗，干燥。放置在阴凉干燥处保存。

生长特性：喜温暖湿润的气候，喜光，耐旱，忌水涝。适应能力强，生命力顽强，在一般土壤中也能生长，以质地疏松、排水良好、肥沃、土层深厚、富含腐殖质的酸性壤土为宜。生长于丘陵、坡地、山地。

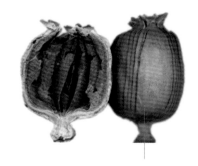

椭圆形或瓶状卵形，外表面黄白色、浅棕色至淡紫色

方剂举例

药方 取适量的罂粟壳

制法 炒熟研制成末

用法 每次取10克，用200毫升水煎煮，加入乌梅同煮后温服

功用 可缓解咳嗽不止、自汗、盗汗

麻黄根

别名：苦椿菜

成品选鉴：干燥根弯曲不整，表面红棕色，有明显的纵沟，根茎有突起的节。质坚硬，纵劈之，内部有众多纵行纤维；横断面木质部有很多空隙，从中心向外放射，色淡黄。

功效主治：麻黄根具有固表止汗的功效，常用于自汗、盗汗等症。

药用宜忌：有表邪者忌服。

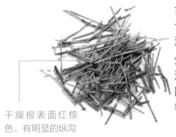

干燥根表面红棕色，有明显的纵沟

植物形态：草麻黄：草本状灌木。雌雄异株；雄球花多成复穗状；雌球花单生，侧枝顶生，呈卵圆形，成熟时红色。种子呈宽卵圆形，灰褐色。花期5~6月，种子8~9月成熟。中麻黄：灌木。根系发达。雄球花无梗；雌球对生，无梗，成熟时红色。种子常呈卵圆形或长卵圆形。花期5~6月，种子7~8月成熟。

采集方法：秋季采挖，挖出整株，除去须根及茎苗，洗净根茎表面泥沙，沥干水分，晒干。

生长特性：喜凉爽较干燥气候，喜光，耐旱，耐严寒，忌水涝。适应能力强，生命力顽强，在一般土壤中也能生长，以质地疏松、排水良好、肥沃、土层深厚、富含腐殖质的酸性壤土为宜。常生长于平原、山坡、草原、荒漠、沙滩等处。

分布区域：国内：内蒙古、四川、江西、河北、陕西和甘肃等地。国外：蒙古、俄罗斯、阿富汗等地。

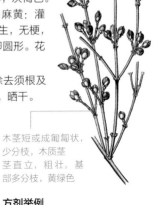

木茎短或成匍匐状，少分枝，木质茎
茎直立，粗壮，基部多分枝，黄绿色

方剂举例

药方	用黄芪、麻黄根、牡蛎（米泔浸泡，去土，烧赤）各50克
制法	一同研制成末，每次取15克用水、小麦粒同煎
用法	除渣服用，每日两次
功用	可改善自汗、盗汗、精气不足、气短烦躁

科属：麻黄科、麻黄属　　**采收时间**：秋季　　**性味**：性平，味甘、微涩　　**来源**：植物草麻黄或中麻黄的根及根茎

山茱萸

别名：山萸肉、药枣、枣皮

成品选鉴：山茱萸呈不规则的片状或囊状，表面紫红色至紫黑色，有光泽。顶端有的有圆形宿萼痕，基部有果梗痕。气微，味酸、涩。

功效主治：山茱萸具有补益肝肾、收涩固脱的功效，常用于头晕目眩、自汗盗汗、腰酸膝痛、遗精、月经过多、尿频、肝肾虚弱等症。

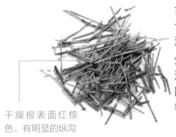

顶端有的有圆形宿萼痕，基部有果梗痕

药用宜忌：命门火炽、强阳不痿、素有湿热、小便淋涩者忌服。

植物形态：落叶乔木或灌木。叶对生，纸质。伞形花序生于小枝顶端；花小，两性，先叶开放；总苞片卵形，革质，带紫色；花瓣舌状披针形，黄色。核果呈椭圆形，成熟时红色至紫红色；核骨质，狭椭圆形。花期3~4月，果期9~10月。

采集方法：秋末冬初，果实成熟时，采收后用小火烘或置沸水中略烫后，及时除去果核，干燥。

生长特性：喜温暖湿润的气候，喜光，耐旱，耐严寒，耐阴，忌水涝。生长于阴湿沟畔、溪旁或向阳山坡灌丛中。

分布区域：山西、陕西、甘肃、山东、江苏、浙江、安徽、江西、河南和湖南等地。

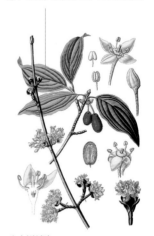

呈卵状披针形，先端渐尖，基部宽楔形，全缘，表面绿色，背面浅绿色

方剂举例

药方	取500克山萸肉，250克补骨脂，200克当归，5克麝香
制法	一同研制成末，和蜜做成丸
用法	每次睡前用酒或盐汤送服81丸
功用	可以补气固精、补肾壮阳

科属：山茱萸科、山茱萸属　　**采收时间**：秋末冬初　　**性味**：性微温，味酸、涩　　**来源**：植物山茱萸的成熟果肉

肉豆蔻

别名：迦拘勒、豆蔻、肉果

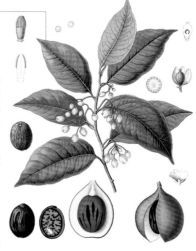

叶片呈椭圆形或椭圆状披针形，革质，表面深绿色，背面淡绿色，两面无毛

成品选鉴： 干燥种仁卵圆形或椭圆形。外表灰棕色至棕色，粗糙，有网状沟纹，种脊有明显的纵沟，种脐部位隆起，狭端有暗色凹陷。质坚硬。纵切面可见表层的暗棕色的外胚乳向内伸入类白色的内胚乳，交错而成大理石样纹理。在宽端有凹孔，其中可见干燥皱缩的胚。气芳香而强烈，味辛。

功效主治： 肉豆蔻具有温中行气、涩肠止泻的功效，常用于食欲不振、呕吐、胃胀不消化、痢疾、泄泻、肾脾虚弱等症。

药用宜忌： 湿热泻痢者不宜服用。

植物形态： 常绿小乔木。根系发达，主根粗壮，多分枝，深入地底。叶互生；花雌雄异株；雌花序较雄花序为长；总梗粗壮，疏生，黄白色；小苞片着生在花被基部，脱落后残存通常为环形的疤痕；子房椭圆形，外面密被锈色绒毛。果实初生时绿色，成熟时淡红色或黄色。种子呈卵珠形，气味芳香。

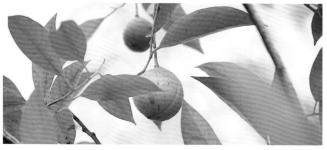

干燥种仁卵圆形或椭圆形，外表灰棕色至棕色，粗糙，有网状沟纹

采集方法： 冬春季，果实成熟时采割植株，摊开晾晒，晒干后打下果实，除去杂质，敲脱壳状的种皮，取出种仁用石灰乳浸一天后，慢火焙干，放置在阴凉干燥处保存。

生长特性： 喜温暖湿润的气候，喜光，不耐旱，不耐严寒，忌水涝。适应能力强，在一般土壤中也能生长，以质地疏松、排水良好、肥沃、土层深厚、富含腐殖质的酸性壤土为宜。生长于热带亚热带的丘陵、坡地、山地。

分布区域： 国内：广东、广西、云南等地。国外：马来西亚、印度尼西亚等地。

古籍名医录：

《药性类明》：肉豆蔻，温中补脾，泻痢久不已则用之，故《本草》言冷热虚泄，久则虽热者其气亦虚，非概用以温中也。

《本草经疏》：肉豆蔻，辛味能散能消，温气能和中通畅。其气芳芬，香气先入脾，脾主消化，温和而辛香，故开胃，胃喜暖故也。故为理脾开胃、消宿食、止泄泻之要药。

《本草汇言》：肉豆蔻，为和平中正之品，运宿食而不伤，非若枳实、莱菔子之有损真气也；下滞气而不峻，非若香附、大腹皮之有泄真气也；止泄泻而不涩，非若诃子、罂粟壳之有兜塞掩伏而内闭邪气也。

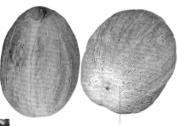

在宽端有凹孔

方剂举例

药方	用肉豆蔻、槟榔、轻粉各0.5克，75克黑牵牛
制法	一同研制成末，用面糊成丸
用法	每次以连翘汤送服20丸
功用	可缓解胃胀不消化

科属：肉豆蔻科、肉豆蔻属　　采收时间：冬春季　　性味：性温，味辛　　来源：植物肉豆蔻的成熟种仁

芡实

别名：鸡头米、南芡实、北芡实

成品选鉴： 干燥种仁呈圆球形，直径约 6 毫米。一端呈白色，有圆形凹陷，另一端为棕红色。表面平滑，有花纹。质硬而脆，破开后，断面不平，色洁白，粉性。无臭，味淡。

功效主治： 芡实具有益肾固精、补脾止泻的功效，常用于遗精、带下、崩漏等症。

药用宜忌： 凡外感前后、疟痢疳痔、气郁痞胀、尿赤便秘、食不消化及产后皆忌食。产妇及婴幼儿忌用。

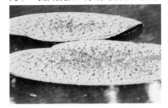

植物形态： 一年生大型水生草本。叶柄及花梗粗壮，有硬刺。花单生；萼片披针形，内面带紫色；花瓣呈披针形，紫红色。果实呈球形，海绵质，污紫红色，外面密生硬刺。种子球形，黑色。花期 7~8 月，果期 8~9 月。

采集方法： 秋末冬初，采收成熟果实，除去茎叶、果皮，取种仁，再去硬壳，晒干。放置在阴凉干燥处保存。

生长特性： 喜温暖湿润的气候，喜阳光充足，不耐寒，不耐旱。适宜在水面不宽，水流动性小，水源充足，能调节水位高低，便于排灌的池塘、水库、湖泊和大湖湖边，以水底土壤肥沃、土层深厚、含有机质多的生长良好。

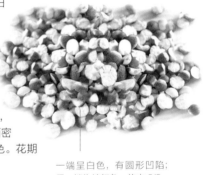

一端呈白色，有圆形凹陷；另一端为棕红色，约占 2/3

分布区域： 福建、江西、台湾、广西、湖南、湖北、四川、广东、云南和贵州等地。

方剂举例

药方　用芡实末、莲花蕊末、龙骨、乌梅肉各 50 克
制法　一同煮山药糊成丸
用法　每次以温酒或盐汤送服 1 粒
功用　可缓解梦遗症状

科属：睡莲科、芡属	采收时间：秋末冬初	性味：性平，味甘、涩	来源：植物芡的成熟种仁

金樱子

别名：刺榆子、刺梨子、金罂子、山石榴、山鸡头子、糖莺子、糖罐、糖橘子、黄茶瓶、藤勾子、螳螂果、刺橄榄、灯笼果、刺兰棵子

成品选鉴： 干燥果实呈倒卵形，外皮红黄色或红棕色，上端宿存花萼如盘状，下端渐尖。全体有突起的棕色小点，触之刺手。质坚硬，切开观察内壁附有淡黄色毛，有光泽，内有多数淡黄色坚硬的核。无臭，味甘，微酸、涩。

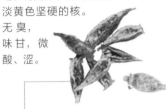

干燥果实呈倒卵形，似花瓶，外皮红黄色或红棕色

功效主治： 金樱子具有固精缩尿、固崩止带、涩肠止泻的功效，常用于泄泻、痢疾、肺虚咳喘、遗精、尿频、自汗盗汗、脾虚、崩漏等症。

药用宜忌： 有实火、邪热者忌服。

植物形态： 常绿攀缘灌木。根系为浅根系，主根不发达，但侧根和须根较多。小叶革质。花瓣白色，宽倒卵形。果呈近球形或梨形，初生时绿色，成熟后转紫褐色，外面密被刺毛。花期 4~6 月，果期 9~11 月。

采集方法： 10~11 月，果实成熟由绿转红时，采摘，晒干，除去毛刺及杂质。置于通风干燥处保存。

生长特性： 喜温暖湿润的气候和阳光充足的环境。耐旱，耐寒，不耐阴，忌水涝。适应能力强，在一般土壤中也能生长。生长于荒废山野多石地方。

分布区域： 华中、华南、华东及西南等地。

叶片革质，边缘有细锯齿，表面亮绿色，光滑无毛，背面黄绿色

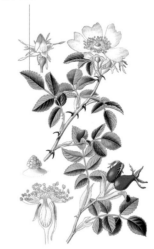

方剂举例

药方　取 5 000 克金樱子
制法　去籽去毛，捣烂
用法　用 2 000 毫升水煮至膏状服用
功用　可缓解梦遗、遗精

科属：蔷薇科、蔷薇属	采收时间：10~11 月	性味：性平，味酸、甘、涩	来源：植物金樱子的成熟果实

石榴皮

别名：石榴壳、酸石榴皮、酸榴皮、西榴皮

成品选鉴：干燥的果皮呈不规则形或半圆形的碎片状。外表面暗红色或棕红色粗糙，具白色小凸点；顶端具残存的宿萼；基部有果柄。内面鲜黄色或棕黄色，并有隆起呈网状的果蒂残痕。质脆而坚，易折断。气微弱，味涩。以皮厚实、色红褐者为佳。

功效主治：石榴皮具有涩肠止泻、止血、驱虫的功效，常用于遗精、虫积腹痛、脱肛、泄泻、痢疾、便血、崩漏、带下等症。

药用宜忌：大便秘结、糖尿病、急性盆腔炎、尿道炎、感冒、肺气虚弱、肺痿、硅肺、支气管哮喘、肺脓肿等患者忌食。

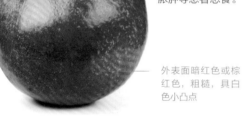

外表面暗红色或棕红色，粗糙，具白色小凸点

植物形态：落叶灌木或小乔木。根系发达，主根粗壮，多分枝，黄褐色。花两性；萼片管状，肉质；花瓣倒卵形，红色、白色、黄、粉红、玛瑙等色。果实近球形，果皮肉质，果肉呈鲜红、淡红或白色，皮薄多汁，甜而带酸。花期5~10月，果期9~10月。

采集方法：秋季果实由绿转红，采摘顶端开裂成熟果实，除去种子和隔瓤，切瓣晒干，或微火烘干。放置在阴凉干燥处保存。

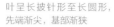
叶呈长披针形至长圆形，先端渐尖，基部渐狭

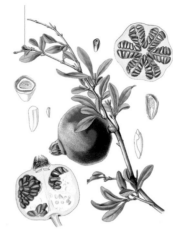

生长特性：喜温暖湿润的气候，喜光，耐旱，耐严寒，不耐阴，忌水涝。适应能力强，在一般土壤中也能生长，以质地疏松、排水良好、肥沃、土层深厚、富含腐殖质的酸性壤土为宜。生长于山坡向阳处或栽培于庭园。

分布区域：国内：全国大部分地区。国外：原产于巴尔干半岛至伊朗及其邻近地区，如今全世界的温带和热带地区都有种植。

古籍名医录：

《药性论》：治筋骨风，腰脚不遂，步行挛急疼痛。主涩肠，止赤白下痢。取汁止目泪下，治漏精。

《滇南本草》：治日久水泻，同炒砂糖煨服，又治痢脓血，大肠下血。同马兜铃煎治小儿疳虫。并洗膀胱。

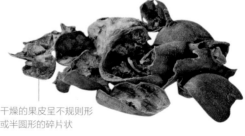

干燥的果皮呈不规则形或半圆形的碎片状

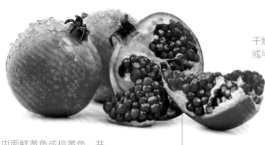

内面鲜黄色或棕黄色，并有隆起呈网状的果蒂残痕

方剂举例

药方	取150克当归、100克石榴皮、100克炙阿胶、50克熟艾
制法	一同用9升水煮至2升
用法	分3次服用
功用	可缓解孕期女子腹痛

桑螵蛸

别名：桑蛸、螳螂子、赖尿郎、
硬螵蛸、软螵蛸、短螵蛸

前翅革质，前缘带绿色，
末端有较明显的褐色翅脉

头部三角形

成品选鉴： 因形状不同，分为下列三种：团螵蛸：略呈圆柱形或者类圆形，由多数膜状薄层叠成，表面浅黄褐色或黄褐色，上面有不很明显的隆起带，底面平坦或有附着在植物茎上而形成的凹沟。体轻，质松，有韧性。断面可见许多放射状排列的小室，室内各有一细小椭圆形的卵，呈黄棕色，有光泽。气微腥，味微咸。长螵蛸：略呈长条形。表面灰黄色，有斜向纹理。质坚而脆。黑螵蛸：略呈平行四边形。表面褐色，有斜向纹理，上面呈凸面状，并有带状隆起，近尾端微向上翘，质坚而韧。

功效主治： 桑螵蛸具有固精缩尿、补肾助阳的功效，常用于遗精、尿频、自汗、小便白浊等症。

药用宜忌： 阴虚火旺或膀胱有热者慎服。

动物形态： 大刀螂体形较大，呈黄褐色或绿色，长约7厘米。雌性腹部特别膨大。足3对，细长。前脚足粗大，为镰刀状。小刀螂体形大小中等，色灰褐至暗褐，有黑褐色不规则的刻点散布其间。前翅革质，末端钝圆，带黄褐色或红褐色，有黄斑点。后翅翅脉为暗绿色。巨斧螳螂体形中等大小，绿色。头三角形，触角丝状。复眼发达，单眼3个。前翅革质，狭长如叶片状，外缘及基部青绿色，中部透明，外缘中间有淡黄色斑块；后翅膜质。

采集方法： 深秋至次春，采收后，除去表面杂质，蒸死虫卵，摊开反复晾晒，晒干后，置于通风干燥处保存。

生长特性： 喜温暖怕炎热，在夏天中午，常栖息在树冠阴凉处或杂草丛中，早晚活动取食。成虫以蚊、蝇及叶蝉等小动物为食。常栖于草丛及树枝上。

分布区域： 大刀螂：广西、云南、湖北、湖南、河北、辽宁、河南、山东、江苏、内蒙古、四川。小刀螂：浙江、江苏、安徽、山东、湖北。巨斧螳螂：河北、山东、河南、山西。

古籍名医录：

《本经逢源》：桑螵蛸，肝肾命门药也。功专收涩；故男子虚损，肾虚阳痿，梦中失精，遗尿白浊方多用之。《本经》又言通五淋，利小便水道，盖取以泄下焦虚滞也。

《神农本草经》：主伤中，疝瘕，阳痿，益精生子。女子血闭腰痛，通五淋，利小便水道。

略呈圆柱形或类圆形，多数膜状薄层叠成，浅黄褐色或黄褐色

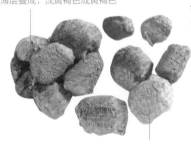

断面可见许多放射状排列的小室

后翅比前翅稍长，有深浅不等的黑褐色斑点散布其间

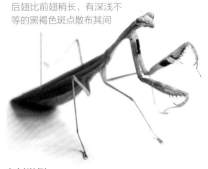

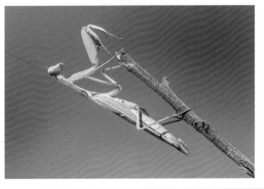

方剂举例

药方 取等份的桑螵蛸（炙）、白龙骨
制法 研制成末
用法 每次空腹以盐汤送服10克
功用 可缓解遗精、盗汗

科：螳螂科　采收时间：深秋至次春　性味：性平，味甘、咸　来源：昆虫大刀螂、小刀螂或巨斧螳螂的干燥卵鞘

莲子

别名：藕实、水芝丹、莲实、莲蓬子

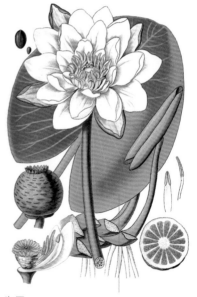

成品选鉴： 莲子略呈椭圆形或类球形，表面浅黄棕色至红棕色，有细纵纹和较宽的脉纹。一端中心呈乳头状突起，深棕色，多有裂口，其周边略下陷。质硬。种皮薄，不易剥离。子叶 2，黄白色，肥厚，中有空隙，具绿色莲子心。无臭，味甘、微涩。

功效主治： 莲子具有补脾止泻、止带、益肾涩精、养心安神的功效，常用于痢疾、泄泻、遗精、多梦、崩漏、带下等症。

药用宜忌： 中满痞胀及大便燥结者忌服。忌与大闸蟹、淡水鱼同用。

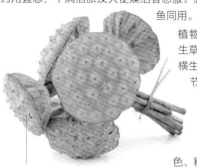

莲蓬每一孔洞内有一枚小坚果，即莲子

植物形态： 多年生水生草本。根状茎肥厚，横生，表面呈黄白色，节间膨大，内部白色，中空，节部缢缩，生须状不定根。花梗较长，散生小刺；花大，美丽，芳香，颜色多样，主要有红色、粉红色、白色、绿色、黄色。花瓣呈倒卵形，先端圆钝或微尖。坚果椭圆形，果皮革质，熟时黄褐色，质地坚硬。种子呈卵形，种皮红色。花期 7~8 月，果期 9~10 月。

采集方法： 秋季，果实成熟，割取莲房或收集坠入水中、沉于污泥内的果实，剥出莲子，洗净，晒干。放置在干燥阴凉处保存。

生长特性： 喜温暖湿润的气候，喜日照不耐阴，耐高温，不耐严寒。整个生长期间都不能离开水，喜相对稳定的静水，水位宜浅。对土壤的适应性较强，在各种土壤中均能生长，以微酸性且富含有机质的黏壤土为宜。生长于池塘、湖泊。

叶片圆形，大型，全缘，表面深绿色，背面淡绿色

赤白浊，女人带下崩中诸血病。

《玉楸药解》：莲子甘平，甚益脾胃，而固涩之性，最宜滑泄之家，遗精便溏，极有良效。

《医林纂要》：莲子，去心连皮生嚼，最益人，能除烦、止渴、涩精、和血、止梦遗、调寒热。煮食仅治脾泄、久痢、厚肠胃，而交心肾之功减矣。更去皮，则无涩味，其功止于补脾而已。

分布区域： 国内：湖南、福建、江苏、浙江等地。国外：澳大利亚、斯里兰卡、菲律宾、印度尼西亚、泰国、缅甸、日本、朝鲜、韩国和俄罗斯等地。

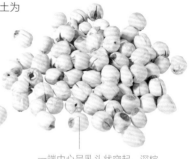

一端中心呈乳头状突起，深棕色，多有裂口，其周边略下陷

古籍名医录：

《本草纲目》：交心肾，厚肠胃，固精气，强筋骨，补虚损，利耳目，除寒湿，止脾泄久痢，

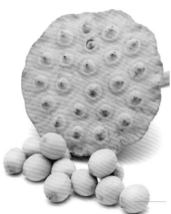

莲子绿色，呈椭圆形或类球形，内皮为淡黄褐色

方剂举例

药方 取 300 克莲子、50 克炙甘草
制法 一同研制成末
用法 每次以灯心草煎汤送服 10 克
功用 可缓解虚热、小便白浊

科属：莲科、莲属　　采收时间：秋季　　性味：性平，味甘、涩　　来源：植物莲的干燥成熟种子

185

覆盆子

别名: 覆盆、乌藨子、小托盘、山泡、苉藨子

成品选鉴: 干燥聚合果为多数小果集合而成,全体呈圆锥形、扁圆形或球形。表面灰绿色带灰白色毛茸。上部钝圆,底部扁平,有棕褐色的总苞,5裂,总苞上生有棕色毛,下面常带果柄,脆而易脱落。小果易剥落,每个小果具三棱,呈半月形,背部密生灰白色毛茸,两侧有明显的网状纹,内含棕色种子1枚。气清香,味甘微酸。以个大、饱满、粒整、结实、色灰绿、无叶梗者为佳。

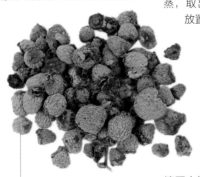

烫蒸过的果实颜色变深,呈半月形

功效主治: 覆盆子具有益肾固精、缩尿、养肝明目的功效,常用于阳痿早泄、遗精、尿频、肾虚等症。

药用宜忌: 肾虚有火、小便短涩

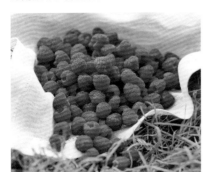

者慎服。孕妇忌用。

植物形态: 落叶灌木。根属浅根系,主根不明显,侧根及须根发达,有横走根茎。总状花序顶生或腋生;苞片线形,具短柔毛;萼片卵状披针形;花瓣匙形,白色,被短柔毛。果实近球形,多汁液,初生时绿色,成熟后红色或橙黄色,密被短绒毛。花期5~6月,果期8~9月。

采集方法: 夏初,采收成熟果实,除去梗、叶,置沸水中略烫或略蒸,取出,摊开晾晒,晒干后,放置在阴凉干燥处保存。

生长特性: 喜温暖湿润的气候和阳光充足的环境。耐旱,耐严寒,不耐阴,忌水涝。适应能力强,在一般土壤中也能生长,以质地疏松、排水良好、肥沃、土层深厚、富含腐殖质的微酸性土壤至中性沙壤土及红壤、紫壤为宜。生长于溪旁或山坡林中。

分布区域: 国内:安徽、江苏、浙江、江西和福建等地。国外:日本、俄罗斯及中亚、北美、欧洲等地。

古籍名医录:
《本草纲目》:覆盆子、蓬蘽,功用大抵相近,虽是二物,其实一类而二种也。一早熟,一晚熟,兼用无妨。其补益与桑椹同功。若树莓则不可混采者也。

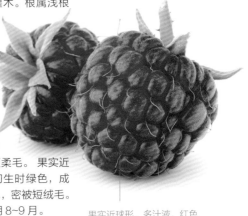

果实近球形,多汁液,红色或橙黄色

《本草通玄》:覆盆子,甘平人肾,起阳治痿,固精摄尿,强肾而无燥热之偏,固精而无凝涩之害,金玉之品也。

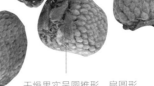

干燥果实呈圆锥形、扁圆形或球形,表面具瘤状凸起

方剂举例

药方 取400克枸杞子、400克菟丝子(酒蒸)、100克五味子、200克覆盆子(酒洗,去目)、200克车前子

制法 一同焙晒干研制成末,和蜜做成丸

用法 每次睡前以百沸汤或盐汤送服50丸

功用 可补肾固精

科属: 蔷薇科、悬钩子属　**采收时间:** 夏初　**性味:** 性微温,味甘、酸　**来源:** 植物覆盆子的干燥实果

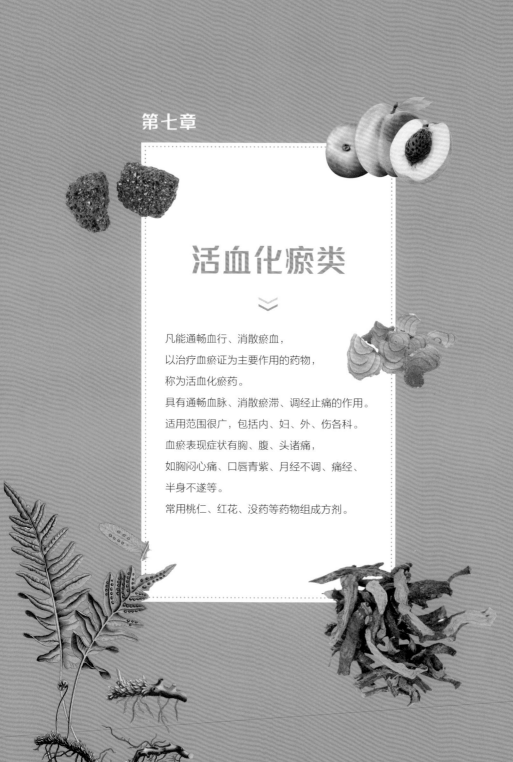

第七章

活血化瘀类

∨

凡能通畅血行、消散瘀血，
以治疗血瘀证为主要作用的药物，
称为活血化瘀药。
具有通畅血脉、消散瘀滞、调经止痛的作用。
适用范围很广，包括内、妇、外、伤各科。
血瘀表现症状有胸、腹、头诸痛，
如胸闷心痛、口唇青紫、月经不调、痛经、
半身不遂等。
常用桃仁、红花、没药等药物组成方剂。

川芎

别名： 山鞠穷、香果、雀脑芎、京芎、贯芎、生川军

成品选鉴： 根茎为不规则结节状拳形团块。表面黄褐色，粗糙皱缩，有多数平行隆起的轮节；顶端有类圆形凹窝状茎痕，下侧及轮节上有多数细小的瘤状根痕。质坚实，不易折断。香气浓郁而特殊，味苦、辛。稍有麻舌感，微回甜。

功效主治： 川芎具有活血行气、

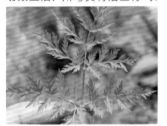

祛风止痛的功效，常用于头晕目眩、闭经、痛经、风寒湿痹、毒疮脓肿、月经不调、产后腹痛、胸胁痛、跌打肿伤等症。

药用宜忌： 阴虚火旺、多汗、热盛及无瘀之出血证者慎用。恶黄芪、山茱萸、狼毒。畏硝石、滑石、黄连。反藜芦。

植物形态： 多年生草本。根茎为不规则的结节状拳形团块，侧根及须根发达。全株具浓烈香气。花期7~8月，幼果期9~10月。

采集方法： 夏季采集，栽后第二年挖出根茎，抖掉泥土，除去茎叶，用文火慢慢烤干，放置在阴凉干燥处保存。

生长特性： 喜气候温和、雨量充沛、日照充足而又较湿润的环境，对高温和低温都非常敏感。生长于坡地、丘陵、山林。

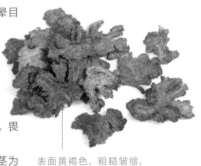

表面黄褐色，粗糙皱缩，有多数平行隆起的轮节

分布区域： 江苏、浙江、江西、湖北、湖南、广西、四川、贵州、云南、陕西和甘肃等地。

方剂举例

药方 取4克川芎，2克桑寄生，6克当归

制法 用1 500毫升水煎至160毫升，再加入500毫升清酒煮至180毫升

用法 分3次服用

功用 可缓解胎动出血、腹痛

科属：伞形科、藁本属	采收时间：夏季	性味：性温，味辛	来源：植物川芎的根茎

延胡索

别名： 玄胡索、元胡索、元胡、延胡

成品选鉴： 块茎呈不规则的扁球形。表面黄色或黄褐色，有不规则网状皱纹。质硬而脆，断面黄色，角质样，有蜡样光泽。气微，味苦。

功效主治： 延胡索具有活血、行气、止痛的功效，常用于产后腹痛、闭经、痛经、疝气、小腹疼痛、胸痹、跌打肿痛、腰痛等症。

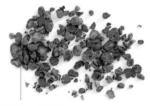

断面黄色，角质样，有蜡样光泽

药用宜忌： 孕妇禁服。体虚者慎服。

植物形态： 多年生草本。根属浅根系，主根不明显，块茎圆球形，质黄。茎直立，常分枝。叶片呈三角形，先端渐尖，基部楔形，全缘，表面深绿色，背面绿色。总状花序顶生；苞片卵形，全缘；花冠紫红色；萼片小，早落。蒴果线形。花期3~4月，果期4~5月。

采集方法： 夏初，地上部分枯萎后，选晴天挖取块茎，除去茎叶、须根，洗净泥沙，切厚片，摊开晾晒，放置在阴凉干燥处保存。

生长特性： 喜气候温和、雨量充沛、日照充足的环境，稍耐寒，怕干旱。适应能力强，在一般土壤中也能生长，以质地疏松、排水良好、土层深厚、富含腐殖质的微酸性土壤为宜。生长于低海拔旷野草地、丘陵林缘。

分布区域： 江苏、浙江、安徽、河南、湖北和陕西等地。

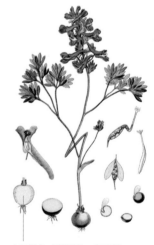

表面黄色或黄褐色，有不规则网状皱纹

方剂举例

药方 用延胡索、月桂、当归各等份

制法 一同研制成末

用法 每日以酒送服10克

功用 可缓解四肢拘挛、身体疼痛

科属：罂粟科、紫堇属	采收时间：夏初	性味：性温，味辛、苦	来源：植物延胡索的块茎

郁金

别名：马蒁、帝足、黄郁、乌头

成品选鉴：黄郁金：为植物姜黄的干燥块根，呈卵圆形或长卵圆形，两端稍尖，中部微满。表面灰黄色或淡棕色，有灰白色细皱纹凹下的小点，一端显折断的痕迹，呈鲜黄色，另一端稍尖。质坚实，横断面平坦光亮，呈角质状，杏黄色或橙黄色，中部有一颜色较浅的圆心。黑郁金：为植物郁金的干燥块根，呈长纺锤形，

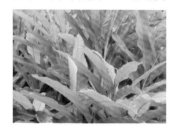

稍扁，多弯曲，两端钝尖，有折断痕而呈灰黑色。表面灰褐色，外皮皱缩或有细皱纹。横断面暗灰色发亮，中部有 1 条颜色较浅的环纹，中心扁圆形。

功效主治：郁金具有活血止痛、行气解郁、清心凉血、利胆退黄的功效，常用于吐血、淋病、热病头昏、痛经、胸胁痛、黄疸等症。

药用宜忌：阴虚失血者及无气滞血瘀者禁服。畏丁香。孕妇慎服。

植物形态：多年生草本。主根粗壮，茎呈陀螺状，须根细长。叶基生，叶柄短。穗状花序圆柱形，上部无花的苞片较狭，长圆形，白色带淡红；中下部有花的苞片淡绿色，卵形；花冠管漏斗形，白色；唇瓣黄色，倒卵形。花期 4~5 月。

采集方法：冬季，茎叶逐渐枯萎后，将地上叶苗割去，挖取地下部分，去除须根，洗净泥沙，切厚片，蒸或煮 15 分钟，晒干或烘

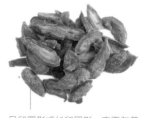

呈卵圆形或长卵圆形，表面灰黄色或淡棕色，有灰白色细皱纹

干。放置在阴凉干燥处保存。

生长特性：喜温暖湿润的气候和阳光充足的环境。耐旱，不耐严寒，不耐阴，忌水涝。野生于山间或村边林下草地。

分布区域：福建、广东、广西、浙江、台湾、云南和四川等地。

方剂举例

药方　用木香、郁金各适量
制法　一同研制成末
用法　每次以老酒送服 10 克
功用　可缓解气滞血瘀引起的胸痛

| 科属：姜科、姜黄属 | 采收时间：冬季 | 性味：性寒，味辛、苦 | 来源：植物郁金的块根 |

姜黄

别名：黄姜

成品选鉴：根茎呈不规则卵圆形、圆柱形或纺锤形，常弯曲，有的具短叉状分枝。表面深黄色，粗糙，有皱缩纹理和明显环节，并有圆形分枝痕及须根痕。质坚实，不易折断，断面棕黄色至金黄色，角质样，有蜡样光泽，内皮层环纹明显，维管束呈点状散在。气香特异，味苦、辛。

功效主治：
姜黄具有破血行气、通

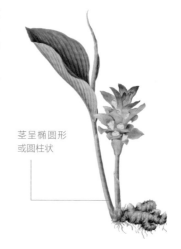

根茎呈不规则卵圆形、圆柱形或纺锤形，常弯曲

络止痛的功效，常用于闭经、痛经、产后腹痛、胸胁痛、跌打肿痛、毒疮脓肿、血瘀、风湿痹痛等症。

药用宜忌：血虚，无气滞血瘀者及孕妇慎服。

植物形态：多年生草本。根粗壮，末端膨大成块根，含丰富淀粉，表面褐色，粗糙。叶基生。穗状花序呈圆柱状；花萼筒状，绿白色；花冠管漏斗形，淡黄色。花期 5~8 月。

采集方法：冬季，茎叶枯萎后，挖出根茎，去除杂质，洗净，放入开水中焯熟烘干，撞去粗皮。

生长特性：喜温暖湿润的气候和阳光充足的环境。耐旱，不耐寒，不耐阴，忌水涝。

分布区域：福建、江西、广东、广西、四川、云南和台湾等地。

茎呈椭圆形或圆柱状

方剂举例

药方　用姜黄片、桂心、枳壳各 25
克，10 克炙甘草
制法　一同研制成末
用法　每次以姜汤或热酒送服 10
克，不计时候
功用　可缓解胃胀不消化

| 科属：姜科、姜黄属 | 采收时间：冬季 | 性味：性温，味苦、辛 | 来源：植物姜黄的根茎 |

乳香

别名：乳头香、塌香、天泽香、摩勒香、多伽罗香

成品选鉴：乳香呈类球形或泪滴状颗粒，或不规则小块状，有的粘连成团块，淡黄色，微带蓝绿色或棕红色，半透明。质坚脆，断面蜡样。气芳香，味微苦，嚼之软化成胶块。

功效主治：乳香具有活血定痛、消肿生肌的功效，常用于产后腹痛、跌打肿痛、闭经、痛经、心腹疼痛、毒疮脓肿等症。

类球形或泪滴状颗粒，或不规则小块状，断面蜡样

药用宜忌：胃弱者慎服。孕妇及无淤滞者禁服。

植物形态：常绿矮小乔木。根系发达，主根粗壮，侧根、须根发达深入地底，表面土黄色。叶互生；总状花序；苞片卵形；花萼杯状；花瓣淡黄色。果皮光滑，肉质，肥厚。花期4月。

采集方法：春、夏季均可采集，从树干上切开一个口子，让树脂从伤口渗出，流入沟中，待凝成干硬的固体，即可采取。

生长特性：喜温暖湿润的气候和阳光充足的环境，不耐寒，不耐阴，忌水涝。适应能力强，在一般土壤中均能生长。生长于热带沿海山地。

分布区域：非洲索马里、埃塞俄比亚等地。

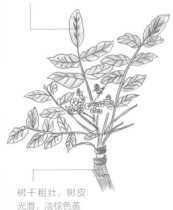

叶片呈长卵形，边缘有不规则粗齿裂

树干粗壮，树皮光滑，淡棕色黄

方剂举例

药方　用乳香、没药各等量
制法　一同研制成末
用法　用30%的乙醇调成糊，涂于患处，用纱布包裹，每日1~2次
功用　可缓解急性腰腿扭伤

| 科属：橄榄科、乳香树属 | 采收时间：春夏季 | 性味：性温，味辛、苦 | 来源：乳香树或其同属植物的树脂 |

没药

别名：末药、明没药

成品选鉴：没药呈不规则颗粒状或黏结成团块。表面黄棕色至红棕色或黄棕色相间。质坚脆，破碎面颗粒状，有油样光泽，打碎后的薄片有亮光或半透明。气香而特异，味极苦，嚼时粘牙。

功效主治：没药具有散瘀定痛、消肿生肌的功效，常用于闭经痛经、跌打肿痛、目赤、毒疮脓肿、胸腹痛等症。

药用宜忌：胃弱者慎服，孕妇及虚证无瘀血者禁服。部分患者服用后可能会引起药疹或皮肤过敏。

植物形态：低矮灌木或乔木。根系发达，主根粗壮，侧根、须根发达深入地底，表面土黄色。叶散生或丛生，柄短；圆锥花序腋生或顶生；花小；花冠白色。果实呈卵形，外果皮肉质。花期夏季。

采集方法：11月至次年2月，树皮裂缝自然渗出或将树皮割破，使树脂从伤口渗出。采收后去净杂质，放置在阴凉干燥处。

生长特性：喜温暖湿润的气候和阳光充足的环境，不耐寒，不耐阴，忌水涝。适应能力强，在一般土壤中均能生长。生长于海拔500~1 500米的山坡地。

分布区域：非洲和亚洲西部等地。

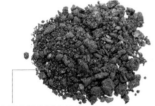

表面黄棕色至红棕色或黄棕色相间，有时夹有树皮、木屑

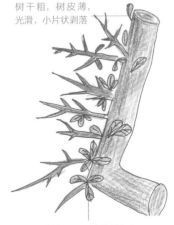

树干粗，树皮薄，光滑，小片状剥落

叶片呈倒长卵形或倒披针形，边缘具不规则锯齿

方剂举例

药方　用各等份的没药、乳香
制法　一同研制成末
用法　每次以煮沸的木香水送服5克
功用　可缓解小儿盘肠气痛、干啼

　| 科属：橄榄科、没药树属 | 采收时间：11月至次年2月 | 性味：性平，味苦、辛 | 来源：没药树或其同属植物的树脂 |

丹参

别名：赤参、红参、木羊乳、逐马、山红萝卜、活血根

成品选鉴： 丹参根茎短粗。表面棕红色或暗棕红色，粗糙，具纵皱纹。外皮疏松，多显紫棕色，常呈鳞片状剥落。质硬而脆，断面疏松，有裂隙或略平整而致密红色。气微，味苦。

功效主治： 丹参具有活血祛瘀、通经止痛、清心除烦、凉血、消痈的功效，常用于心腹疼痛、毒疮脓肿、跌打肿伤、心烦不安、月经不调、产后腹痛、闭经、痛

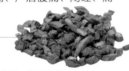

老根外皮疏松，多显紫棕色，常呈鳞片状剥落

经等症。

药用宜忌： 女性月经过多及无血瘀者禁服。孕妇慎服。忌与藜芦同用。

植物形态： 多年生直立草本。根肥厚，短粗，肉质，呈圆柱形，外面朱红色，内面白色，属生侧根并具须根。奇数羽状复叶；轮伞花序多花；苞片披针形；花萼钟形，带紫色；花冠紫蓝色。小坚果黑色，椭圆形或卵形。花期4~8月，果期8~10月。

采集方法： 春秋季，挑选晴天将全株挖出，除去茎叶，抖去泥沙，摊开晾晒，晒干后置于通风干燥处保存。

生长特性： 喜温暖湿润的气候和阳光充足的环境，耐寒，耐旱，忌水涝。在一般土壤中也能生长，以质地疏松、排水良好、富含腐殖质的酸性壤土为宜。生长于林下草地或沟边。

分布区域： 全国大部分地区。

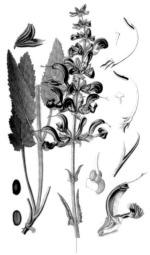

茎直立，四棱形，密被长柔毛，上部多分枝

方剂举例

药方	取600克丹参
制法	用5升酒煮至3升
用法	每日3次，每次服用1升
功用	可改善产后出血

科属：唇形科、鼠尾草属	采收时间：春秋季	性味：性微寒，味苦	来源：植物丹参的根

红花

别名：刺红花

成品选鉴： 为不带子房的筒状花。表面红黄色或红色。花冠筒细长，裂片呈狭条形；花药聚合成筒状，黄白色；柱头长圆柱形，顶端微分叉。质柔软。气微香，味微苦。

功效主治： 红花具有活血通经、散瘀止痛的功效，常用于闭经、痛经、跌打损伤、胸痹、产后腹痛、四肢疼痛、脑卒中等症。

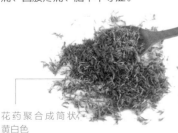

花药聚合成筒状，黄白色

药用宜忌： 孕妇及月经过多者禁服。出血性疾病的患者慎用。

植物形态： 一年生草本。茎直立，上部多分枝，光滑无毛。头状花序；小花红色、橘红色，两性；苞片椭圆形，边缘有针刺；总苞卵形绿色。瘦果呈倒卵形，乳白色。花果期5~8月。

采集方法： 夏季选晴天，每日早晨6~8时，待管状花充分展开呈金黄色时采摘，放在太阳底下晒干或阴干、烘干。

生长特性： 喜温暖、干燥气候，抗寒性强，耐旱，耐盐碱，忌水涝。生长于坡地、丘陵、路边。

分布区域： 国内：全国各地。
国外：原产于中亚地区，如今在日本、朝鲜、俄罗斯等地都有种植。

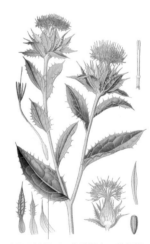

叶片呈披针形，先端渐尖，基部楔形，边缘大锯齿，齿顶有针刺

方剂举例

药方	用红花、黄芩、苏木各4克，3克天花粉
制法	一同用水煎煮
用法	空腹服用
功用	可缓解逆经、咳嗽、气急

科属：菊科、红花属	采收时间：夏季	性味：性温，味辛	来源：植物红花的筒状花冠

桃仁

别名：桃核仁、毛桃仁、扁桃仁、大桃仁

成品选鉴：干燥种子呈扁平长卵形，外表红棕色或黄棕色，有纵皱。先端尖，中间膨大，基部钝圆而扁斜，自底部散出多数脉纹，脐点位于上部边缘上，深褐色，棱线状微突起。种皮薄，质脆；种仁乳白色，富含油脂。气微弱，味微苦。

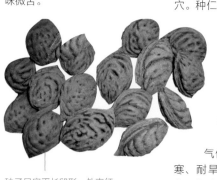

种子呈扁平长卵形，外表红棕色或黄棕色，有纵皱

功效主治：桃仁具有活血祛瘀、润肠通便、止咳平喘的功效，常用于跌打肿痛、毒疮脓肿、便秘、闭经、痛经、产后腹痛等症。

药用宜忌：孕妇及便溏者慎用。有小毒，不可过量。

植物形态：落叶小乔木。根系发达，主根粗壮，呈圆柱形，多侧根，呈土黄色。叶互生；花单生，花先于叶开放；花瓣倒卵形，粉红色。果实呈卵形或扁圆形，初生时绿色，成熟时红色、黄色外面密被短柔毛或无毛；果肉白色、黄色或红色，多汁，味甜或酸甜；核呈椭圆形，两侧扁平，表面有孔穴。种仁味苦。花期3~4月，果期6~9月。

采集方法：6~7月，采摘成熟果实，取出果核，除净果肉及核壳，取出种子，晒干，放置在阴凉干燥处保存。

生长特性：喜温暖湿润气候，喜光，不耐阴，耐寒、耐旱，忌涝。适应能力强，在一般土壤中也能生长，以质地疏松、排水良好、肥沃、土层深厚、富含腐殖质的酸性壤土为宜。生长于坡地、丘陵、路边、平原等地。

分布区域：国内：全国各地均有分布。国外：全世界各地均有分布。

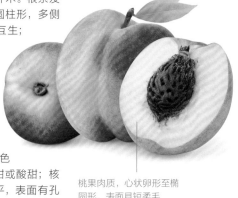

桃果肉质，心状卵形至椭圆形，表面具短柔毛

古籍名医录：

成无己：肝者血之源，血聚则肝气燥，肝苦急，急食甘以缓之。桃仁之甘以缓肝散血，故张仲景抵当汤用之，以治伤寒八、九日，内有蓄血，发热如狂，小腹满痛，小便自利者。又有当汗失汗，热毒深入，吐血及血结胸，烦躁谵语者，亦以此汤主之。与虻虫、水蛭、大黄同用。

《本草纲目》：桃仁行血，宜连皮尖生用；润燥活血，宜汤浸去皮尖炒黄用，或麦麸同炒，或烧存性，各随本方。

《用药心法》：桃仁，苦以泄滞血，甘以生新血，故凝血须用。又去血中之热。

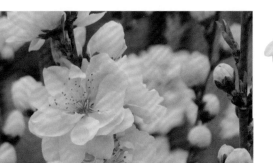

去皮种仁乳白色，富含油脂

方剂举例

药方	用红花、当归、牛膝、桃仁各等份
制法	一同研制成末
用法	每次空腹以温酒送服15克
功用	可改善闭经、五心烦热

科属：蔷薇科、李属　采收时间：6~7月　　性味：性平，味苦、甘　　来源：植物桃或山桃的成熟种子

牛膝

别名：铁牛膝、杜牛膝、牛倍、牛茎

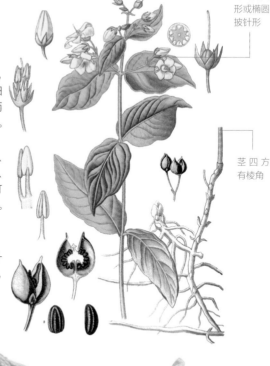

成品选鉴： 根呈细长圆柱形，稍弯曲，上端稍粗，下端较细。表面灰黄色或淡棕色，有略扭曲而细微的纵皱纹、横长皮孔及稀疏的细根痕。质硬而脆，易折断，受潮则变柔软，断面平坦，黄棕色。气微，味微甜而稍苦涩。

功效主治： 牛膝具有逐瘀通经、补肝肾、强筋骨、利尿通淋、引血下行的功效，常用于闭经、痛经、胞衣不下、产后瘀血痛、淋病、腰酸膝痛、跌打损伤、毒疮脓肿、脚气水肿、牙痛、吐血等症。兽医方可用做治疗牛软脚症，跌伤断骨等症状。

药用宜忌： 孕妇及月经过多者忌用。

植物形态： 多年生草本。根圆柱形，土黄色。单叶对生，有叶柄。穗状花序顶生及腋生。胞果长圆形，黄褐色，光滑。花期7~9月，果期9~10月。

叶片椭圆形或椭圆披针形

茎四方形，有棱角

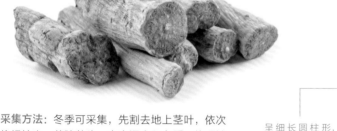

采集方法： 冬季可采集，先割去地上茎叶，依次将根挖出，剪除芦头，去净泥土和杂质，将顶端切齐，晒干。

呈细长圆柱形，稍弯曲

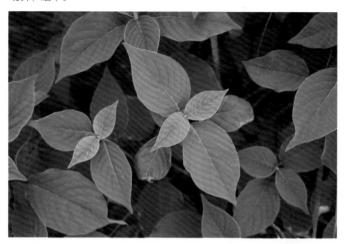

生长特性： 喜温暖湿润气候，耐阴、耐寒、耐旱，忌涝。适应能力强，在一般土壤中也能生长，以质地疏松、排水良好、肥沃、土层深厚、富含腐殖质的酸性壤土为宜。生长于屋旁、林缘、山坡草丛中。

分布区域： 河南、四川、云南、贵州等地。

方剂举例

药方　用红藤和牛膝各15克，青皮、长春七、朱砂七各10克

制法　一起用水煎煮

用法　直接服下

功用　可改善风湿腰腿痛

| 科属：苋科、牛膝属 | 采收时间：冬季 | 性味：性平，味苦、甘、酸 | 来源：植物牛膝的根 |

鸡血藤

别名：血风藤、马鹿藤、紫梗藤、猪血藤、九层风、红藤、活血藤

成品选鉴：茎藤呈扁圆柱形，稍弯曲。表面灰棕色，有时可见灰白色斑，栓皮脱落处显红棕色，有明显的纵沟及小形点状皮孔。质坚硬，难折断，折断面呈不整齐的裂片状。血藤片为椭圆形、长矩圆形或不规则的斜切片。切面木部红棕色或棕色，导管孔多数，皮部有树脂状分泌物。髓小，偏于一侧。气微，味涩。

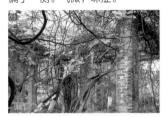

功效主治：鸡血藤具有活血补血、调经止痛、舒筋活络的功效，常用于闭经、痛经、月经不调、风湿痹痛、手足麻木、瘫痪、贫血等症。

药用宜忌：阴虚火亢者慎用。有出血倾向、有糖尿病或阴虚患者慎用。

植物形态：属藤类植物，长度能达到数十米，叶薄，椭圆形或卵状椭圆形。茎暗紫绿色，砍断老茎时，会有类似鸡血的汁液流出来。表面灰棕色，栓皮脱落处显红棕色。花期5~6月，果熟期9月。

采集方法：秋冬季，采收茎藤，除去叶片，锯成段，晒干；也可新鲜时切片，晒干。

生长特性：喜温暖湿润气候，耐阴，耐旱，不耐寒，忌涝。适应能力强，在一般土壤中均能生长。生长于山谷林间、田边、山坡朝

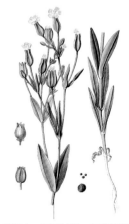

表面灰棕色，栓皮脱落处显红棕色，有明显的纵沟及小型点状皮孔

阳处、溪边、灌丛中或海边沙丘。通常寄生于其他植物上。

分布区域：福建、广东、广西和云南等地。

方剂举例

药方	取500克鸡血藤、830克蔗糖、3克苯甲酸钠
制法	一同用水煎服
用法	每日3次，每次10毫升
功用	可改善风湿痹痛、月经不调

科属：豆科、密花豆属　**采收时间**：秋冬季　**性味**：性温，味苦、微甘　**来源**：植物密花豆的藤茎

王不留行

别名：不留行、留行子、麦兰子

成品选鉴：王不留行呈球形，直径约2毫米。表面黑色，少数红棕色，略有光泽，有细密颗粒状突起。质硬。无臭，味微涩苦。

功效主治：王不留行具有通经、下乳、消肿、利尿、通淋的功效，常用于闭经、痛经、毒疮脓肿、产后乳少等症。

药用宜忌：胃弱者慎服，孕妇及

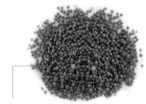

呈球形，表面黑色，少数红棕色，略有光泽

虚证无瘀血者禁服。

植物形态：一年生或二年生草本植物。叶对生，无柄；叶片呈线状披针形，表面深绿色，背面绿色。聚伞花序顶生，花柄细长，花瓣淡红色。蒴果呈卵形。种子呈球形，黑色。花期4~5月，果期6月。

采集方法：夏季果实成熟，果皮尚未开裂时采割植株，晒干，打下种子，去掉杂质，再晒干。放置在阴凉干燥处保存。

生长特性：喜凉爽湿润气候，喜光，耐旱，耐寒，怕高温，忌涝。适应能力强，在一般土壤中也能生长，以质地疏松、排水良好、肥沃、土层深厚、富含腐殖质的酸性壤土为宜。生长于田边或耕地附近的丘陵地。

分布区域：国内：江苏、河北、山东、辽宁、黑龙江等地。国外：广泛分布于欧洲和亚洲。

茎直立，呈圆柱形，在节处略微是膨大的状态，上面部分呈现为两个分支

方剂举例

药方	取40克王不留行、2.5克甘草、1克野葛、2克桂心、2克当归
制法	一同研制成末
用法	以酒送服
功用	可缓解毒疮脓肿

科属：石竹科、麦蓝菜属　**采收时间**：夏季　**性味**：性平，味苦　**来源**：植物麦蓝菜的干燥成熟种子

月季花

别名： 四季花、月月红、胜春、月贵花、长春花、月月花、艳雪红

成品选鉴： 干燥的花朵呈圆球形，杂有散碎的花瓣。花呈紫色或粉红色。花瓣多数呈长圆形，有纹理，中央为黄色花蕊，花萼绿色，下端有膨大成长圆形的花托。质脆，易破碎。微有清香气，味淡微苦。以紫红色、半开放的花蕾、不散瓣、气味清香者为佳。

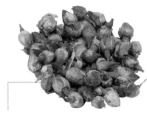

干燥的花朵呈圆球形，杂有散碎花瓣，花瓣呈长圆形，有纹理

功效主治： 月季花具有活血调经、疏肝解郁的功效，常用于跌打肿伤、毒疮脓肿、月经不调、痛经、血瘀等症；还具有比较强的抗真菌作用。

药用宜忌： 此药不宜久服。脾胃虚寒者及孕妇慎用。

植物形态： 矮小直立灌木。根系发达，密生须根。花生于枝顶，花大，有香气；花萼绿色；花瓣颜色多样；干花质脆，容易碎。果卵圆形或梨形，红色。北方花期4~10月，南方3~11月。

采集方法： 全年都可采集，采挑选晴天，收半开放的花朵，晾干或用微火慢慢烘干。放置在阴凉干燥处保存。

生长特性： 喜温暖湿润的气候，耐寒，耐旱，适应性强，对土壤要求不高。

分布区域： 全国各地。

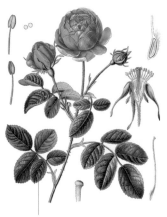

叶片呈阔卵行，先端渐尖，基部阔楔形，表面深绿色，背面绿色，叶边缘有锯齿形刺

方剂举例

药方	取适量月季花瓣
制法	研制成末
用法	每次以酒送服5克
功用	可缓解筋骨疼痛、跌打肿伤

科属： 蔷薇科、蔷薇属　　**采收时间：** 全年　　**性味：** 性平，味甘、微苦　　**来源：** 植物月季花的干燥花

凌霄花

别名： 芰华、紫葳华、茇华、陵霄花、堕胎花、藤萝花、吊墙花、杜灵霄花

成品选鉴： 多皱缩卷曲，黄褐色至棕褐色。萼筒钟状，裂片5，裂至中部，萼筒基部至萼齿尖有5条纵棱。花冠先端5裂，裂片半圆形，下部联合呈漏斗状，表面可见细脉纹，内表面较明显。雄蕊4个，着生在花冠上，长2短，花药个字形，花柱1个，柱头扁平。气清香，味甘、酸。

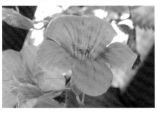

功效主治： 凌霄花具有凉血、祛风的功效，常用于闭经、产后乳房肿胀、皮肤瘙痒、痤疮、月经不调等症。

药用宜忌： 气血虚弱者及孕妇忌服。

植物形态： 落叶木质藤本植物，攀附于其他的植物向上生长。根系发达，主根粗壮，深入地底。花序顶生，呈圆锥形状，花冠内面鲜红色，外面橙黄色；萼筒钟状，花冠漏斗状钟形。花期7~9月，果期8~10月。

采集方法： 夏秋季，挑选晴天摘下刚开放的花朵，晾干或用微火慢慢烘干。放置在阴凉干燥处保存。

生长特性： 喜温暖湿润的气候，喜光，稍耐阴，耐干旱，不耐寒，忌水涝。生长于坡地、丘陵、路旁。

分布区域： 原产于北美洲中部和东部，现世界各地均有栽培。

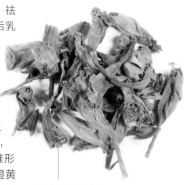

表面可见细脉纹，内表面较明显

方剂举例

药方	取100克凌霄花瓣，当归、蓬莪术各50克
制法	一同研制成末
用法	空腹以冷酒送服，间隔再用热酒送服
功用	可改善月经不调

科属： 紫葳科、凌霄属　　**采收时间：** 夏秋季　　**性味：** 性寒，味甘、酸　　**来源：** 植物凌霄或美洲凌霄的干燥花

益母草

别名：益母蒿、坤草、茺蔚、红花艾、野天麻

成品选鉴： 鲜益母草：幼苗期无茎，基生叶圆心形，边缘有浅裂。花前期茎呈方柱形，上部多分枝，四面凹下成纵沟；表面青绿色；质鲜嫩，断面部有髓。叶交互对生，有柄；叶片青绿色，质鲜嫩，揉之有汁。气微，味微苦。干益母草：茎表面灰绿色或黄绿色；体轻，质韧，断面中部有髓。叶片灰绿色，多皱缩、破碎、易脱落。轮伞花序腋生，小花淡紫色，花冠二唇形，花萼宿存，筒状，黄绿色，萼内有小坚果。

功效主治： 益母草具有清热解毒、利尿消肿、活血调经的功效，常用于闭经、痛经、产后血晕、小便不利、跌打肿痛、身体水肿、毒疮脓肿、月经不调等症。

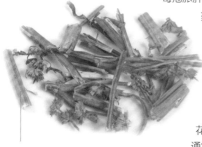

干益母草呈不规则的段，四面凹下成纵沟，灰绿色或黄绿色

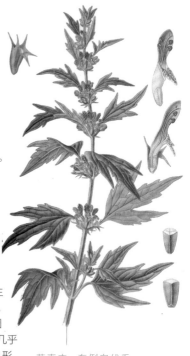

茎直立，有倒向伏毛，茎部切面中部有白髓

药用宜忌： 阴虚血少及无瘀滞者禁服。

植物形态： 一年生或两年生草本植物。轮伞花序腋生，呈圆球形，最上部的苞叶几乎没有柄，花萼管状钟形，花冠淡红色或紫红色。花期通常在6~9月，果期9~10月。

采集方法： 夏季花未开或者初开，选晴天齐地割下，应即摊放，晒干后打成捆。放置在阴凉干燥处保存。

生长特性： 喜温暖湿润的气候，喜光，稍耐阴，耐干旱，不耐寒，忌水涝。在一般土壤中也能生长，以质地疏松、排水良好、肥沃、土层深厚、富含腐殖质的酸性壤土为宜。生长于山野荒地、田埂、草地、溪边等处。

分布区域： 国内：全国大部分地区。国外：俄罗斯、朝鲜、日本等地。

善调女人胎产诸证，故有益母之号。然不得以其益母之名，谓妇人所必用也。盖用其滑利之性则可，求其补益之功则未也。《本草》言其久服益精轻身，诚不足信。此外如退浮肿，下水气及打扑疯血，通大小便之类，皆以其能利也。

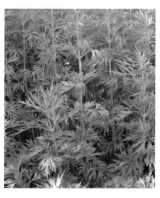

古籍名医录：

《本草纲目》：益母草之根、茎、花、叶、实，并皆入药，可同用。若治手足撅阴血分风热，明目益精，调妇人经脉，则单用茺蔚子为良。若治肿毒店疮，消水行血，妇人胎产请病，则宜并用为良。盖其根、茎、花、叶专于行，而其子则行中有补故也。

《本草正》：益母草，性滑而利，

干燥果实呈三棱形，表面灰棕色，无光泽

方剂举例

药方	取30克益母草、9克香附
制法	一同用水煎煮
用法	以酒送服
功用	适用于痛经者

科属： 唇形科、益母草属　**采收时间：** 夏季　**性味：** 性微寒，味辛、苦　**来源：** 植物益母草的地上部分

血竭

别名：麒麟竭、海蜡、麒麟血、木血竭

成品选鉴：干燥树脂呈不定型的块状物，大小不等，表面有沟纹及因布包而遗留的布纹，赤褐色或紫褐色。质硬而脆，断面紫褐色至黑褐色，有玻璃样光泽，有时有小孔。用火燃之，冒烟呛鼻。研成粉末则呈鲜艳的深红色。无香气，味甘而咸，嚼之沙样。以外表色黑如铁、研末红如血、燃之其烟呛鼻者佳。

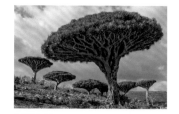

功效主治：血竭具有活血定痛、化瘀止血、生肌敛疮的功效，常用于淋巴结核、出血不止、跌打损伤、血瘀疼痛等症。

药用宜忌：孕妇慎用，月经期不宜服用。

植物形态：多年生常绿藤本。根系发达，密生须根。叶对生；肉穗花序，多花，花黄色，单性，雌雄异株。果实呈卵状球形，果皮猩红色，具黄色鳞片，果实内含深赤色的液状树脂，鳞片缝中流出红色树脂，干后如血块样。

采集方法：秋季，采摘成熟果实，将果实置蒸笼内蒸煮，使树脂渗出，煎熬成糖浆状，冷却凝固成块状。

生长特性：喜温暖湿润的气候，

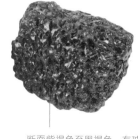

断面紫褐色至黑褐色，有玻璃样光泽，有时有小孔

喜光，耐干旱，不耐寒，忌水涝。

分布区域：印度尼西亚、马来西亚，以及中国的广东、台湾等地。

方剂举例

药方 用血竭、没药、赤芍、桂心、当归各50克，100克白芷
制法 一同捣制成散
用法 每次以温酒送服10克，每日3~4次
功用 可缓解筋骨损伤

| 科属：棕榈科、黄藤属 | 采收时间：秋季 | 性味：性平，味甘、咸 | 来源：植物麒麟竭的果实中渗出的树脂 |

刘寄奴

别名：金寄奴、乌藤菜、六月雪、九里光、白花尾、炭包包、千粒米、斑枣子、细白花草、九牛草、苦连婆

成品选鉴：干燥的带花全草，表面棕黄色至棕褐色，常被白色茸毛。茎质坚而硬，折断面呈纤维状，黄白色，中央白色而疏松。叶互生，通常干枯皱缩或脱落，枝梢带花穗，枯黄色。气芳香，味淡。以叶绿、花穗黄而多、无霉斑及杂

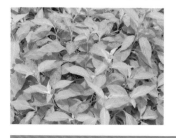

质者为佳。

功效主治：刘寄奴具有散瘀止痛、疗伤止血、破血通经、消食化积的功效，常用于产后血瘀疼痛、毒疮脓肿、跌打肿痛、胸胀腹痛、闭经、痛经等症。

药用宜忌：孕妇慎服。气血虚弱、脾虚作泄者忌用。

植物形态：多年生草本，主根明显，根状茎短，花冠狭管状，花枝的末梢带有密或疏松的花穗，呈现为枯黄色。干燥的带花全草，表面棕黄色至棕褐色，被白色的茸毛，质地坚硬。果实小，呈倒卵形或长圆形，稍微有些压扁。花期7~9月，果期8~10月。

采集方法：8~9月，植株开花时连根拔起，摊开晾晒，晒干后除去根及泥土，打成捆。放置在干燥通风处保存。

生长特性：喜温暖湿润的气候，喜光，耐旱，不耐寒，忌水涝。

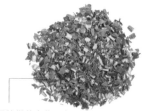

干燥的带花全草，表面棕黄色至棕褐色

在一般土壤中也能生长，以质地疏松、排水良好、肥沃、土层深厚、富含腐殖质的酸性壤土为宜。野生于山坡、丘陵、树林下。

分布区域：浙江、江苏、湖南、江西等地。

方剂举例

药方 用刘寄奴、甘草各等份
制法 捣制成散，每次取25克，用300~600毫升水煎至一半后，再加入150~300毫升酒煎至一半
用法 滤渣服用
功用 可改善产后百病血运

| 科属：菊科、蒿属 | 采收时间：8~9月 | 性味：性温，味苦 | 来源：植物奇蒿的全草 |

苏木

别名：苏枋、苏方、苏方木、窊木、棕木、赤木、红柴

成品选鉴：苏木呈长圆柱形或对剖半圆柱形。表面黄红色至棕红色，具刀削痕，常见纵向裂缝。横断面略具光泽，年轮明显，有的可见暗棕色、质松、带亮星的髓部。质坚硬。无臭，味微涩。

功效主治：苏木具有活血祛瘀、消肿止痛的功效，常用于闭经、痛经、产后血瘀疼痛、痢疾、毒疮脓肿、心腹痛等症。

药用宜忌：月经过多者和孕妇忌服。大便不实者禁用。

植物形态：常绿小乔木。根系发达，主根粗壮，多生侧根及须根，深入地底。二回羽状复叶对；花瓣黄色，阔倒卵形。荚果呈长圆状倒卵形，木质，稍压扁，不开裂，成熟时红棕色，有光泽。种子呈长圆形，浅褐色。花期5~10月，果期7月至次年3月。

呈长圆柱形或对剖半圆柱形，表面黄红色至棕红色，具刀削痕，常见纵向裂缝

采集方法：全年都可采集，除去外皮及边材，取心材，反复晾晒后，切厚片，继续晾晒，晒干后置于通风干燥处。

生长特性：喜温暖湿润的气候，喜散射光，耐干旱，不耐寒，忌水涝。在各种土壤中均可生长，以疏松肥沃、排水良好、土层深厚的黑色石灰土为宜。生长于热带、亚热带地区，多栽培于园边、地边、村前村后。

圆锥花序顶生或腋生，苞片大，披针形

分布区域：广西、广东、台湾、贵州、云南和四川等地。

古籍名医录：

《本草经疏》：苏方木，凡积血与妇产后血胀闷欲死，无非心、肝二经为病，此药咸主入血，辛能走散，败浊瘀积之血行，则二经清宁，而诸证自愈。《日华子》《海药》所主，悉取其入血行血。辛咸消散，亦兼有软坚润下之功，故能祛一切凝滞留结之血，妇人产后尤为所须耳。

《本经逢原》：苏木阳中之阴，降多升少，肝经血分药也。性能破血，产后血胀闷欲死者，苦酒煮浓汁服之。本虚不可攻者，用二味参苏饮，补中寓泻之法，凛然可宗。但能下泄大便，临症宜审。若因恼怒气阻经闭者，宜加用之。

《本草求真》：苏木，功用有类红花，少用则能和血，多用则能破血。但红花性微温和，此则性微寒凉也。故凡病因表里风起，而致血滞不行，暨产后血晕胀满以（欲）死，及血痛、血瘕、经闭气壅、痈肿、跌扑损伤等症，皆宜相症合以他药调治。

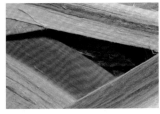

方剂举例

药方	取100克苏木
制法	研制成末，用2升酒煎至1升
用法	分3次服用，每日中午、晚睡前空腹服
功用	可缓解跌打损伤、因疮中风

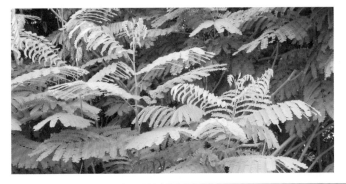

科属：豆科、云实属　　**采收时间**：秋季　　**性味**：性平，味甘、咸　　**来源**：植物苏木的干燥心材

骨碎补

别名：毛姜、石岩姜、肉碎补、猴姜、申姜、爬岩姜

成品选鉴：骨碎补呈扁平长条状，多弯曲。表面密被深棕色至暗棕色的小鳞片，柔软如毛，经火燎者呈棕褐色或暗褐色，两侧及上表面均具凸起或凹下的圆形叶痕，少数有叶柄残基及须根残留。体轻，质脆，易折断，断面红棕色，

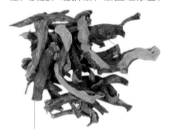

表面密被深棕色至暗棕色的小鳞片

维管束呈黄色点状，排列成环。无臭，味淡，微涩。

功效主治：骨碎补具有活血疗伤止痛、补肾强骨的功效，常用于骨折、斑秃、肾虚、腰痛、牙齿松动、耳鸣耳聋等症。

药用宜忌：阴虚火旺、血虚风燥者慎服。忌与羊肉、羊血、芸薹菜一同使用。

植物形态：多年生草本。根系发达，根状茎长而横走，密被蓬松的灰棕色鳞片。孢子囊群生于小脉顶端，囊群盖管状，褐色，厚膜质。

采集方法：全年都可采集，采挖后除去茎叶，洗净泥沙，干燥后，再燎去茸毛。

生长特性：喜温暖湿润气候，耐阴，耐寒，耐旱，忌涝。附生于树干、岩石上。

分布区域：国内：湖北、浙江、陕西、青海等地；国外：朝鲜、日本等地。

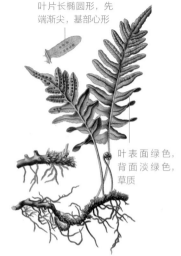

叶片长椭圆形，先端渐尖，基部心形

叶表面绿色，背面淡绿色，草质

方剂举例

药方	取适量的骨碎补，加入生姜
制法	一同捣烂
用法	敷在损伤部位，用棉纱布包裹，等干后拿掉即可
功用	可治打补损伤

科属：骨碎补科、骨碎补属　采收时间：全年　性味：性温，味苦　来源：植物骨碎补的干燥根茎

莪术

别名：蓬莪茂、蓬药、蓬莪术、蓬术、青姜、羌七、黑心姜、文术

成品选鉴：干燥的根茎呈卵圆形或纺锤形。外皮灰黄色至棕黄色，略有皱纹，有环形的节，节上有须根痕迹。质坚实而重，极难折断，破开面灰褐色至黄绿色。稍有香气，味微苦而辛。

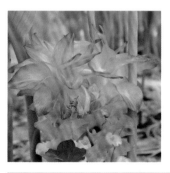

功效主治：莪术具有破血行气、消积止痛的功效，常用于消化不良、跌打肿伤、闭经、心腹胀痛等症。

药用宜忌：孕妇及月经过多者忌服。有莪术过敏史者慎用。

植物形态：多年生宿根草本。主根粗壮，呈卵圆形块状，侧根茎呈圆柱形，内面柠檬色，须根细长。叶基生；叶柄短；穗状花序圆柱形，上部无花的苞片较狭，长圆形，白色带淡红；中下部有花的苞片淡绿色，卵形；花冠管漏斗形，白色；唇瓣黄色，倒卵形。花期4~5月。

采集方法：采挖后去净泥土，蒸熟后，晒干，除净毛须及杂质。放置于干燥阴凉处保存。

生长特性：喜温暖湿润的气候和阳光充足的环境。野生于山间或村边林下草地。

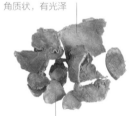

破开面灰褐色至黄绿色，角质状，有光泽

外皮灰黄色至棕黄色，略有皱纹

分布区域：国内：福建、广东、广西、浙江、台湾、云南和四川等地。国外：印度、马来西亚等地。

方剂举例

药方	取100克莪术（醋煮）、50克木香（煨）
制法	一同研制成末
用法	每次以淡醋汤送服
功用	可缓解心腹疼痛

科属：姜科、姜黄属　采收时间：秋冬季　性味：性温，味苦、辛　来源：植物莪术或温郁金的根茎

五灵脂

别名：药本、寒号虫粪、寒雀粪

成品选鉴： 灵脂块又名"糖灵脂"。呈不规则块状，表面黑棕色、红棕色或灰棕色凹凸不平，有油润性光泽，黏附的颗粒呈长椭圆形，表面常裂碎，显纤维性。质硬，断面黄棕色或棕褐色，不平坦，有的可见颗粒，间或有黄棕色树脂状物质。气腥臭，带有柏树叶样气味，味苦、咸、甘。

灵脂米：为长椭圆形颗粒，两端

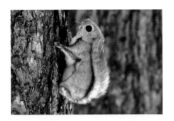

钝圆。表面黑褐色，较平滑或微粗糙，可见淡黄色的纤维残痕，有的略具光泽。具柏树叶样气味，味微苦。

功效主治： 五灵脂具有活血止痛、化瘀止血的功效，常用于小儿疳积、毒蛇咬伤、崩漏、腹痛、闭经等症。

药用宜忌： 血虚无瘀者及孕妇慎用。不能与人参同服。

动物形态： 橙足鼯鼠：体形中等，略大于松鼠。吻较短。背毛基部淡灰黑色，上部淡黄色；颈背部毛有明显的黄色，腹毛灰白色。

飞鼠：体形较松鼠略小，头宽，眼大而圆。毛色夏季为棕灰色，带有灰黑色的波纹；冬季淡黄灰或黄灰色。

采集方法： 全年均可采集，春季采者品质较佳，采得后，除掉硝砂石、泥土等杂质，晒干。放置在阴凉干燥处保存。

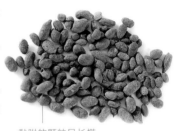

黏附的颗粒呈长椭圆形，表面常裂碎

生长特性： 栖于深山密林地方。在岩石陡壁上的石洞或岩缝中筑窝；喜欢在夜晚活动，能在树间滑翔和爬树。食物主要为柏树的树籽及嫩叶。

分布区域： 河北、山西、四川、云南和西藏等地。

方剂举例

药方	取 50 克五灵脂、10 克芦荟
制法	一同捣制成末，用水调制成丸
用法	每次以龙脑浆水送服 2 丸
功用	可缓解咯血、吐血

科属：松鼠科、复齿鼯鼠属	**采收时间**：全年	**性味**：性温，味苦、咸、甘	**来源**：动物复齿鼯鼠的干燥粪便

土鳖虫

别名：地鳖虫、土元、地乌龟、蟅虫

成品选鉴： 地鳖：呈扁平卵形，前端较窄，后端较宽，背部紫褐色，具光泽，无翅。前胸背板较发达；腹背板 9 节，呈覆瓦状排列。腹面红棕色，头部较小，有丝状触角 1 对，胸部有足 3 对。质松脆，易碎。气腥臭，味微咸。

冀地鳖：背部黑棕色，通常在边缘带有淡黄褐色斑块及黑色小点。

功效主治： 土鳖虫具有破血逐瘀、

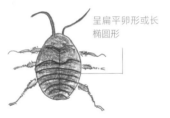

呈扁平卵形或长椭圆形

续筋接骨的功效，用于筋骨折伤、血瘀经闭、癥瘕痞块等症。

药用宜忌： 老年体弱及月经期者慎服，孕妇禁服。

动物形态： 地鳖：雌成虫无翅膀，雄虫有翅膀；不完全变态。前端较窄，后端较宽，背部黑色，有光泽。腹背板 9 节。冀地鳖：形态与地鳖相似，体形呈椭圆形，雌虫体黑褐色，无光泽，无翅。

采集方法： 野生者夏秋季，人工饲养者随时，捕到后用热水烫死，晒干或微火烘干。放置在阴凉干燥处保存。

生长特性： 生活于阴暗、潮湿、腐殖质丰富的松土中，石块下，厨房。怕阳光，白天潜伏，夜晚觅食，为杂食性，喜麸皮、米糠，食腐殖质及淀粉等物。

分布区域： 全国大部分地区。

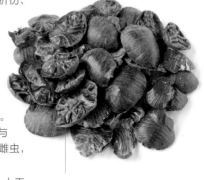

体形呈扁圆形
头小，有丝状触角 1 对
腹面红棕色，胸足具细毛，生刺颇多

方剂举例

药方	取土鳖虫、乳香、没药、自然铜、骨碎补、血竭、当归尾、硼砂各 3 克
制法	研成细末，放入密闭瓷器中
用法	每次取 8 克，温酒送服
功用	可治跌打损伤、瘀血攻心

科属：鳖蠊科、地鳖属	**采收时间**：野生者夏秋季	**性味**：性寒，味咸，有小毒	**来源**：地鳖或冀地鳖的雌虫干燥体

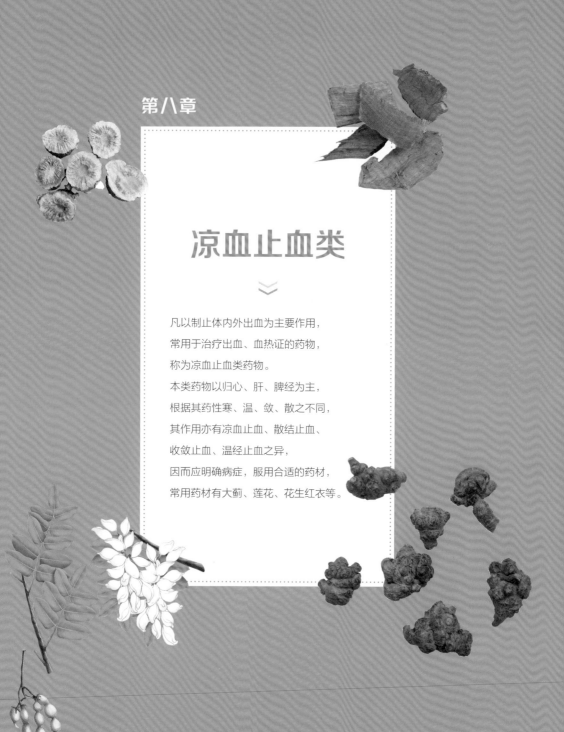

第八章

凉血止血类

凡以制止体内外出血为主要作用，
常用于治疗出血、血热证的药物，
称为凉血止血类药物。
本类药物以归心、肝、脾经为主，
根据其药性寒、温、敛、散之不同，
其作用亦有凉血止血、散结止血、
收敛止血、温经止血之异，
因而应明确病症，服用合适的药材，
常用药材有大蓟、莲花、花生红衣等。

地榆

别名：酸赭、白地榆、鼠尾地榆、西地榆、地芽

成品选鉴：表面棕褐色，具明显纵皱。质坚，稍脆，横断面形成层环明显，皮部淡黄色，木部棕黄色或带粉红色，呈显著放射状排列。气微，味苦、涩、酸。

功效主治：地榆具有活血止痛、解毒敛疮的功效，常用于出血、赤白带下、阴部瘙痒、毒疮脓肿、崩漏、水火烫伤、毒蛇咬伤等症。

药用宜忌：脾胃虚寒、中气下陷、冷痢泄泻、崩漏带下、血虚有瘀者均应慎服。

植物形态：多年生草本。根系发达，根茎粗壮，肥厚，呈纺锤形，表面棕褐色或紫褐色。茎直立，有细棱，光滑无毛。穗状花序呈椭圆形，直立，花小，紫红色；苞片膜质，披针形；萼片紫红色。花果期7～11月。

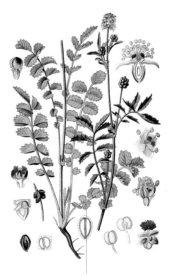

小叶片呈卵形或长圆状卵形，先端圆钝，基部心形，边缘有粗锯齿，表面深绿，背面绿色，两面无毛

采集方法：春秋季均可采集。种植后第二、第三年挖出根茎，除去茎叶、须根，洗净泥沙，晒干，或趁鲜切片，干燥。放置在阴凉干燥处保存。

表面棕褐色，具明显纵皱

生长特性：喜温暖湿润的气候和阳光充足的环境。耐旱、耐严寒、耐阴，忌水涝。适应能力强，在一般土壤中也能生长，以质地疏松、排水良好、肥沃、土层深厚、富含腐殖质的酸性壤土为宜。生长于山地的灌木丛、草原、山坡或田岸边。

分布区域：国内：全国各地。国外：欧洲及亚洲北温带地区。

古籍名医录：

《本草纲目》：地榆，除下焦热，治大小便血证。止血，取上截切片炒用，其梢则能行血，不可不知。杨士瀛云：诸疮痛者加地榆，痒者加黄芩。

《本草求真》：地榆，诸书皆言因其苦寒，则能入于下焦血分除热，俾热悉从下解。又言性沉而涩，凡人症患吐衄崩中肠风血痢等症，得此则能涩血不解。按此不无两歧，讵知其热不除，则血不止，其热既清，则血自安，且其性主收敛，既能清降，又能收涩，则清不虑其泄也，涩亦不虑其或滞，实力解热止血药也。

《本草选旨》：地榆，以之止血，取上截炒用。以之行血，取下截生用。以之敛血，则同归、芍。以之清热，则同归、连。以之治湿，则同归、芩。以之治血中之痛，则同归、萸。以之温经而益血，则同归、姜。大抵酸敛寒收之剂，得补则守，得寒则凝，得温暖而益血归经，在善用者自得之而已。

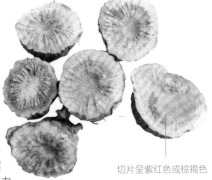

切片呈紫红色或棕褐色

方剂举例

药方 取适量的地榆根

制法 研制成末

用法 每日3次服用，成人每次1～2克，儿童减半

功用 可缓解急性菌痢

科属：蔷薇科、地榆属　　采收时间：春秋季　　性味：性微寒，味苦、涩、酸　　来源：植物地榆或长叶地榆的根

大蓟

别名： 马蓟、虎蓟、刺蓟、山牛蒡、鸡项草

成品选鉴： 大蓟草：茎呈圆柱形；表面绿褐色或棕褐色，有纵棱，被丝状毛；断面灰白色，部疏松或中空。头状花序顶生，球形或椭圆形。气微，味淡。大蓟根：根长纺锤形，常簇生而扭曲。表面暗褐色，有不规则的纵皱纹。质硬而脆，易折断，断面粗糙。气微，味甘、微苦。

功效主治： 大蓟具有凉血止血、散瘀解毒消痈的功效，常用于出血、淋巴结核、肾炎、咯血、肝炎、湿疹等症。

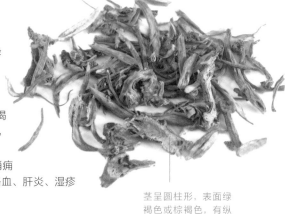

茎呈圆柱形，表面绿褐色或棕褐色，有纵棱，被丝状毛

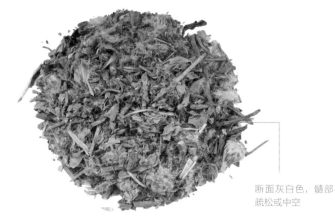

断面灰白色，髓部疏松或中空

药用宜忌： 胃下垂者忌用。孕妇及无瘀血者慎用。

植物形态： 多年生草本。根茎粗壮，块根呈纺锤状或萝卜状。叶自基部往上茎渐小，无柄。头状花序直立；总苞钟状；花两性，全部为管状花，花冠红色或紫红色。瘦果呈长椭圆形，压扁，冠毛羽状，浅褐色，多层。花期 5~8 月，果期 6~8 月。

采集方法： 栽种第三年，6~9 月时割茎，割去地上部分，鲜用或晒干；

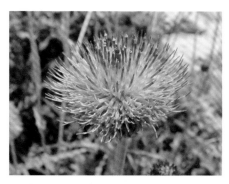

9~10 月，挖取根茎，除去杂质，切厚片，摊开晾晒，晒干后放置在阴凉干燥处保存。

生长特性： 喜温暖湿润的气候和阳光充足的环境。耐旱，耐严寒，耐阴，忌水涝。适应能力强，在一般土壤中也能生长，以质地疏松、排水良好、肥沃、土层深厚、富含腐殖质的酸性壤土为宜。生长于山坡、草地、路旁。

分布区域： 国内：全国大部分地区。国外：日本、朝鲜等地。

古籍名医录：

《滇南本草》：消瘀血，生新血，止吐血、鼻血。治小儿尿血，妇人红崩下血，生补诸经之血，消疮毒，散瘰疬结核，疮痈久不收口者，生肌排脓。

《本草正义》：二蓟主治，皆以下行导瘀为主，《别录》以大蓟根止吐血、鼻衄者，正以下行为顺，而上行之吐衄可止。又谓安胎，则破瘀导滞之性适得其反，恐不可从。甄权谓主下血，亦殊未允。

方剂举例

药方 用大蓟、小蓟、扁柏叶、荷叶、茅根、茜草、栀子、大黄、牡丹皮、棕榈皮各等份

制法 一同烧制存性，研制成末，用纸包裹置于泥地上，用碗盖住一晚上

用法 每次饭后用白藕汁或萝卜汁送服 25 克

功用 可缓解呕吐、咯血

科属：菊科、蓟属	采收时间：夏秋季	性味：性凉，味甘、苦	来源：植物大蓟的根或地上部分

小蓟

别名: 刺儿菜、刺菜、曲曲菜、青青菜、荠荠菜、刺角菜、白鸡角刺、小鸡角刺、小牛扎口、野红花

成品选鉴: 茎呈圆柱形,表面灰绿色或带紫色,具纵棱和白色柔毛;质脆,易折断,断面中空。叶片皱缩或破碎,完整者展平后呈长椭圆形或长圆状披针形;头状花序单个或数个顶生;总苞钟状,黄绿色;花紫红色。气微,味微苦。

功效主治: 小蓟具有凉血止血、散瘀解毒消痈的功效,常用于出血、大便出血、毒疮脓肿、咯血等症。

药用宜忌: 虚寒出血及脾胃虚寒者禁服。

植物形态: 多年生草本。根茎较长,匍匐状。茎直立,有棱,幼茎被白色蛛丝状毛。基生叶和中部叶呈椭圆形或椭圆状倒披针形,先端钝,基部楔形,无柄,表面绿色,背面淡绿色,披绒毛,边缘有细密的针刺。头状花序单生于茎端;总苞卵形;小花,两性,紫红色或白色。瘦果淡黄色,呈椭圆形;冠毛羽状,污白色。花期 5~6 月,果期 5~7 月。

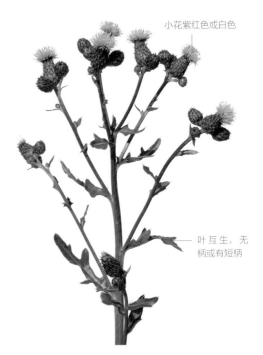

小花紫红色或白色

叶互生,无柄或有短柄

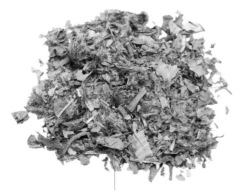

表面灰绿色或带紫色,具纵棱和白色柔毛

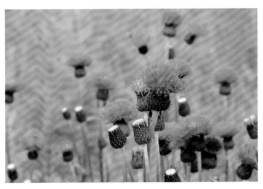

采集方法: 夏秋季,挑选晴天,盛花期时割取全草,摊开晒干或鲜用,可连续收获 3~4 年。晒干后放置在阴凉干燥处保存。

生长特性: 喜温暖湿润的气候和阳光充足的环境。耐旱、耐严寒、耐阴,忌水涝。适应能力强,在一般土壤中也能生长,以质地疏松、排水良好、肥沃、土层深厚、富含腐殖质酸性壤土为宜。生长于山坡、河旁或荒地、田间。

分布区域: 全国大部分地区。

古籍名医录:

《本草求源》:大蓟、小蓟二味根、叶,俱苦甘气平,能升能降,能破血,又能止血。小蓟则甘平胜,不甚苦,专以退热去烦,使火清而血归经,是保血在于凉血。

《食疗本草》:取菜煮食之,除风热。根,主崩中,又女子月候伤过,捣汁半升服之。金疮血不止,挼叶封之。夏月热,烦闷不止,捣叶取汁半升服之。

方剂举例

药方 用生地黄、小蓟根、通草、滑石、栀子、蒲黄(炒)、淡竹叶、当归、藕节、甘草各等份

制法 嚼咀成散,每次取 25 克,用水煎煮

用法 空腹服用

功用 可改善下焦结热、尿血成淋

科属:菊科、蓟属　　采收时间:夏秋季　　性味:性凉,味甘、苦　　来源:植物刺儿菜或剑叶刺儿菜的根或地上部分

三七

别名：山漆、金不换、血参、人参三七、参三七、田三七、田七

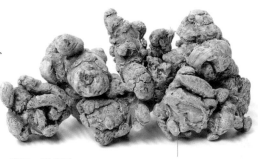

成品选鉴： 主根呈类圆锥形或圆柱形。表面灰褐色或灰黄色，有断续的纵皱纹及支根痕。体重，质坚实。气微，味苦回甜。

功效主治： 三七具有散瘀止血、消肿定痛的功效，常用于出血、跌打肿伤、胸痹、便血、闭经、痛经、毒疮脓肿、产后出血等症。

药用宜忌： 女性月经期间及孕妇慎服。

顶端有茎痕，周围有瘤状突起

叶片膜质，披针形或长圆状披针形，表面绿色，背面淡绿色，边缘有齿状皮刺

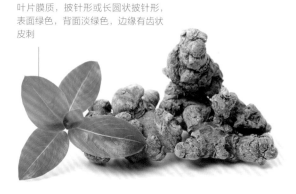

植物形态： 多年生直立草本。根系发达，主根粗壮，肉质，呈纺锤形，表面土黄色，具须根。茎直立，指状复叶，轮生茎顶；伞形花序顶生；花梗纤细，花小、单生，淡黄绿色；花萼杯形，稍扁。果实呈近肾形，成熟时鲜红色。种子呈三角状卵形，白色。花期：7~8月，果期：8~10月。

采集方法： 春末秋初或冬季，开花前或冬季种子成熟后采收，挖取根部，除去茎叶、须根，去净泥土，晒干或烘干，放置在阴凉干燥处保存。

生长特性： 喜温暖而阴湿的环境，耐旱，怕严寒酷暑，耐阴，忌水涝。适应能力强，在一般土壤中也能生长，以质地疏松、排水良好、肥沃、土层深厚、富含腐殖质的酸性壤土为宜。野生于山坡丛林下。

分布区域： 江西、湖北、广东、广西、四川和贵州等地。

古籍名医录：

《本草新编》：三七根，止血之神药也。无论上、中、下之血，凡有外越者，一味独用亦效，加入于补血补气药中则更神。盖此药得补而无沸腾之患，补药得此而有安静之休也。

《本草求真》：三七，世人仅知功能止血止痛，殊不知痛因血瘀则疼作，血因敷散则血止。三七气味苦温，能于血分化其血瘀。

《玉楸药解》：和营止血，通脉行瘀，行瘀血而敛新血。凡产后、经期、跌打、痈肿，一切瘀血皆破；凡吐衄、崩漏、刀伤、箭射，一切新血皆止。

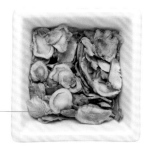

切面平滑，白色至黄褐色

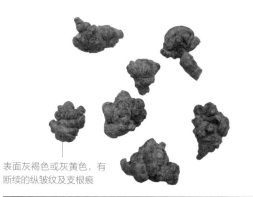

表面灰褐色或灰黄色，有断续的纵皱纹及支根痕

方剂举例

药方 取9克白及、12克三七粉、3克乌贼骨
制法 一同研制成末
用法 每日3次，每次以白开水送服3克
功用 可缓解胃、十二指肠溃疡

苎麻根

别名：家苎麻、野麻、白麻、园麻、青麻

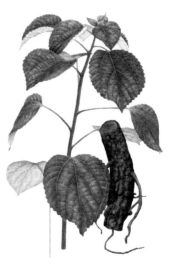

成品选鉴： 根茎呈不规则圆柱形，稍弯曲，表面灰棕色，有纵纹及多数皮孔，并有多数疣状突起及残留须根；质坚硬，不易折断，折断面纤维性，皮部棕色，木部淡棕色，有的中间有数个同心纹，中央有髓或中空。根略呈纺锤形，表面灰棕色，有纵皱纹及横长皮孔；断面粉性。气微，味淡，有黏性。

功效主治： 苎麻根具有活血凉血、清热解毒、安胎的功效，常用于咯血、出血、吐血、便血、崩漏、胎动不安、虫蛇咬伤、毒疮脓肿等症。

药用宜忌： 无实热者慎服。

植物形态： 多年生亚灌木或灌木。茎直立，叶互生；圆锥花序腋生；花单性，雌雄异株；花被椭圆形。瘦果呈近球形，小，光滑，基部突缩成细柄。花果期 8～10 月。

叶片呈圆卵形或宽卵形，质地粗糙，边缘有粗锯齿

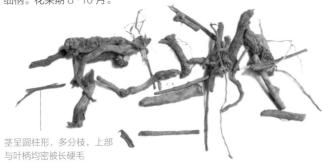

茎呈圆柱形，多分枝，上部与叶柄均密被长硬毛

采集方法： 冬春季，挑选晴天，挖取根茎，选择食指粗细的根，除去杂质，洗净，摊开晒干。放置在阴凉干燥处保存。

生长特性： 喜温暖湿润的气候和阳光充足的环境。耐旱，不耐严寒，耐阴，忌水涝。适应能力强，在一般土壤中也能生长，以质地疏松、排水良好、肥沃、土层深厚、富含腐殖质的酸性壤土为宜。生长于荒地、山坡或栽培。

分布区域： 国内：江苏、浙江、安徽、山东、陕西等地。国外：越南、老挝、印度尼西亚、日本等地。

古籍名医录：

《草木疏》：绉，亦麻也，科生数十茎，宿根在地中，至春自生，不岁种也。荆扬之间，一岁三收，今官园种之，岁再刈，刈便生，剥之以铁，若竹刮其表，厚皮自脱，但得其里韧如筋者，煮之，用绩，谓之徽

纻。今南越纻布皆用此麻。

《本草经疏》：苎根，《别录》在小儿赤丹，为其寒能凉血也。渍苎汁疗渴者，除热之功也。《日华子》用以治心膈热，漏胎下血，胎前产后心烦，天行热疾，大渴发狂，及署毒箭、蛇虫咬，皆以其性寒能解热凉血故也。

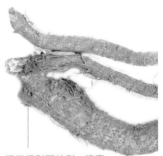

根不规则圆柱形，略弯曲，表面灰棕色，密生疣状突起及横向皮孔

方剂举例

药方 用苎麻根、人参、蛤粉各 10 克，与 5 克白垩

制法 一起研制成末

用法 每次以糯米酒送服 2 克，不计时候

功用 可改善吐血不止

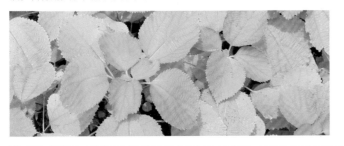

| 科属：荨麻科、苎麻属 | 采收时间：冬春季 | 性味：性寒，味甘 | 来源：植物苎麻的根和根茎 |

茜草

别名：茹卢本

成品选鉴：茜草根茎呈结节状，丛生粗细不等根。根呈圆柱形，略弯曲；表面红棕色或暗棕色，具细纵皱纹及少数细根痕；皮部脱落处呈黄红色。质脆，易折断。无臭，味微苦，久嚼刺舌。

功效主治：茜草具有凉血祛瘀、止血通经的功效，常用于出血、咯血、闭经、风湿痹痛、毒疮脓肿、黄疸、跌打肿伤等症。

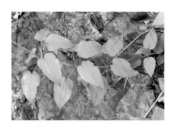

药用宜忌：脾胃虚寒及无瘀滞者慎服。

植物形态：多年生攀缘草本。根系发达，根茎呈结节状，丛生粗细不等的根，表面红色。叶轮生，纸质，具长柄；聚伞花序腋生或顶生，花多，花冠淡黄色，花冠裂片近卵形。果实呈球形，暗红色。花期：6~9月，果期8~10月。

采集方法：栽后2~3年，在春、秋季挖取根部，除去茎叶、泥沙，摊开晾晒，晒干后，置于通风干燥处保存。

生长特性：喜凉爽而湿润的环境，耐旱、耐严寒、耐阴，忌水涝。适应能力强，在一般土壤中也能生长，以质地疏松、排水良好、肥沃、土层深厚、富含腐殖质的酸性壤土为宜。生长于山坡路旁、沟沿、田边、灌丛及林缘。

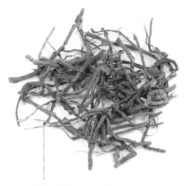

茎呈结节状，根呈圆柱形，皮部脱落处呈黄红色

分布区域：国内：安徽、江苏、山东、河南、陕西等地。国外：朝鲜、日本和俄罗斯等地。

方剂举例

药方	用茜草、雄黑豆、甘草各等份
制法	一同研制成末，用井水调制成丸
用法	每次以温开水送服1丸，不计时候
功用	可解毒、缓解吐血后虚热渴

科属：茜草科、茜草属	采收时间：栽后2~3年，春秋季	性味：性寒，味苦	来源：植物茜草的干燥根及根茎

藕节

别名：光藕节、藕节疤

成品选鉴：藕节呈短圆柱形，中部稍膨大。表面灰黄色至灰棕色，有残存的须根及须根痕，偶见暗红棕色的鳞叶残基。两端有残留的藕，表面皱缩有纵纹。质硬，断面有多数类圆形的孔。气微，味微甘、涩。

功效主治：藕节具有收敛止血、化瘀的功效，常用于出血、便血、咯血、尿出血、热病干渴等症。

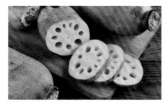

药用宜忌：中满痞胀及大便燥结者忌服。

植物形态：多年生水生草本。根状茎肥厚，横生，表面呈黄白色，节间膨大，内部白色，中空，节部缢缩，生须状不定根。叶片圆形。花大，花瓣先端圆钝或微尖。种子卵形，种皮红色。花期7~8月，果期9~10月。

采集方法：秋冬季，挖取根茎（藕），洗净泥土，切下节部，除去须根，晒干。放置在阴凉干燥处保存。

生长特性：喜温暖湿润的气候，喜日照不耐阴，耐高温，不耐严寒。整个生长期间都不能离开水，喜相对稳定的静水，水位宜浅。对土壤的适应性较强，在各种土壤中均能生长，以富含有机质的微酸性黏壤土为宜。生长于池塘、湖泊。

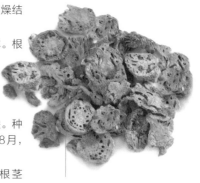

表面灰黄色至灰棕色，有残存的须根及须根痕

分布区域：湖南、湖北、浙江、江苏、安徽等地。

方剂举例

药方	取250克干藕节
制法	捣制为散
用法	每日3~4次，每次以温酒送服15克
功用	可缓解心胸积血、唾吐不止

科属：莲科、莲属	采收时间：秋冬季	性味：性平，味甘、涩	来源：植物莲的根茎的节部

莲花

别名：荷花、芙蓉、菡萏

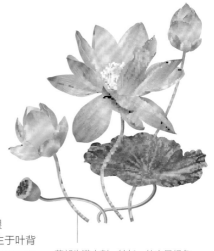

成品选鉴： 花蕾圆锥形。表面灰棕色，花瓣多层。散落的花瓣呈卵形或椭圆形，皱缩或折皱，表面具多数细脉，光滑柔软。去掉花瓣，中心有幼小的莲蓬，顶端平坦，上面有小孔十余个，基部渐窄，周围着生多数雄蕊。气香，味微涩。

功效主治： 莲花具有活血化瘀、祛风化湿的功效，常用于崩漏、出血、瘙痒、呕血等症。

药用宜忌： 尤适宜跌伤呕血、血淋、崩漏下血、瘙痒患者。忌与地黄、葱、蒜同食。大便干结、疟疾、疳积等症忌食。

植物形态： 多年生水生草本。根状茎横生，节部缢缩，空心，根须状。叶片全缘，圆形。叶柄粗壮，圆柱形，中空，有小刺，生于叶背中间。花梗较长，散生小刺；花大，美丽，芳香，颜色多样，主要有红色、粉红色、白色、绿色、黄色。花瓣呈倒卵形。坚果绿色，熟时变为黑褐色，质地坚硬。种子圆卵形。花期 7~8 月，果期 9~10 月。

茎部生满小刺，较长，外表呈绿色
花大，花瓣圆钝或微尖

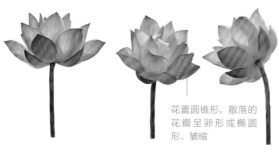

花蕾圆锥形，散落的
花瓣呈卵形或椭圆
形，皱缩

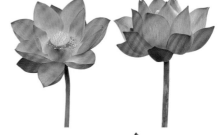

采集方法： 夏季，挑选晴天采收含苞未放的大花蕊或开放的花，放在阴凉通风处阴干。放置在阴凉干燥处保存。

生长特性： 喜温暖湿润的气候，喜日照不耐阴，耐高温，不耐严寒。整个生长期间都不能离开水，喜相对稳定的静水，水位宜浅。对土壤的适应能力较强，在各种土壤中均能生长，以富含有机质的微酸性黏壤土为宜。生长于池塘、湖泊。

分布区域： 国内：湖南、福建、江苏、浙江等地。国外：澳大利亚、斯里兰卡、菲律宾、印度尼西亚、泰国、缅甸、日本、朝鲜、韩国和俄罗斯等地。

表面具多数细脉，
光滑柔软

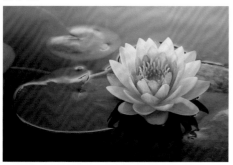

古籍名医录：

《山东中药》：活血祛瘀。

《滇南本草》：治妇人血逆昏迷。

《本草再新》：清心凉血，解热毒，治惊痫，消湿去风，治疮疥。

方剂举例

药方 取适量的干莲花
制法 研制成末
用法 每次以酒送服 1 克
功用 可改善呕血、坠跌积血

| 科属：莲科、莲属 | 采收时间：夏季 | 性味：性平，味苦、甘 | 来源：植物莲的花蕾 |

降香

别名：降真香、紫藤香、花梨母

成品选鉴： 降香呈类圆柱形或不规则块状。表面紫红色或红褐色，切面有致密的纹理。质硬，有油性。气微香，味微苦。

功效主治： 降香具有化瘀止血、理气止痛的功效，常用于胸胁痛、呕吐、疝气、出血、跌打肿痛、腹痛等症。

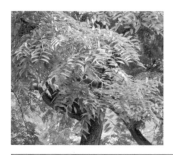

药用宜忌： 阴虚火旺、血热妄行者禁服。有便秘火盛之症者不宜使用。

植物形态： 常绿乔木。根系发达，粗壮，表面黄褐色。圆锥花序腋生或顶生；基生小苞片近三角形，副萼状小苞片阔卵形；花冠乳白色或淡黄色；核果呈舌状长圆形。花期4~6月，果期6月至次年3月。

采集方法： 全年都可采集，除去外皮及边材，取心，反复晾晒后，切厚片，继续晾晒，晒干后置于通风干燥处。

生长特性： 喜温暖潮湿气候，喜阳光充足，耐旱，不耐严寒，忌水涝。适应能力强，生命力顽强，在一般土壤中也能生长，以质地疏松、排水良好、肥沃、土层深厚的沙壤土为宜。生长于中海拔地区的山坡疏林中。

分布区域： 国内：海南、广东、广西、云南等地。国外：主产于

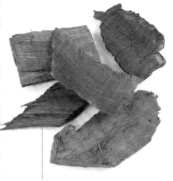

表面紫红色或红褐色，切面有致密的纹理

印度、泰国、菲律宾、越南等地。

方剂举例

药方 取紫降香、花蕊石各3克，没药、乳香各1.5克
制法 一同研制成末
用法 每次以童便或黄酒送服0.3克
功用 可缓解外伤性吐血

科属：豆科、黄檀属	采收时间：全年	性味：性温，味辛	来源：植物降香树干和根的干燥心材

花蕊石

别名：花乳石、白云石

成品选鉴： 花蕊石为粒状和致密块状的集合体，呈不规则的块状，具棱角，但不锋利。白色或浅灰白色，其中夹有点状或条状的蛇纹石，呈浅绿色或淡黄色，习称"彩晕"，对光观察有闪星状光泽。体重，质硬，不易破碎。无臭，味淡。

功效主治： 花蕊石具有化瘀、止

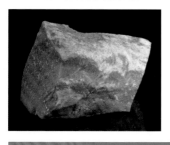

血的功效，常用于便血、血晕、金疮出血等症。

药用宜忌： 凡无瘀滞者及孕妇忌服。

矿物形态： 晶体结构属单斜晶系。单个晶体呈片状、针状，但罕见。以纤维状纹理或斑点状团块分散于方解石晶粒中。一般呈绿色，深浅不等，也有呈白色、浅黄色、灰色、蓝绿色或褐黑色者，作为药用者以黄色为佳。系由石灰岩经变质作用形成。

采集方法： 全年均可采集，采挖后，敲去杂石，选取有淡黄色或黄绿色彩晕的小块作药用。

生长特性： 由石灰岩经变质作用形成。

分布区域： 河北、山西、江苏、浙江、河南、湖南、四川和陕西等地。

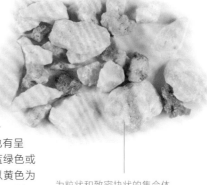

为粒状和致密块状的集合体，呈不规则的块状，具棱角

方剂举例

药方 取适量的花蕊石
制法 煅后用黄酒淬，再研制成末
用法 每次以黄酒送服5克
功用 可缓解外伤性吐血

类别：矿物	采收时间：全年	性味：性平，味酸、涩	来源：变质岩类岩石蛇纹大理岩的石块

仙鹤草

别名： 龙牙草、龙芽草、瓜香草、石打穿、铁胡蜂、地蜈蚣、子母草

成品选鉴： 仙鹤草全体布褐白色柔毛。茎下部圆柱形，红棕色，上部方柱形，四面略凹陷，绿褐色，有纵沟及棱线，有节；体轻，质硬，易折断，断面中空。单数羽状复叶互生，暗绿色，皱缩卷曲；质脆，易碎；叶片有大小2种，相间生于叶轴上，顶端小叶较大，完整小叶片展平后呈卵形或长椭圆形，先端尖，基部楔形，边缘有锯齿；托叶2，抱茎，斜卵形。总状花序细长，花萼下部呈筒状，萼筒上部有钩刺，先端5裂，花瓣黄色。气微，味微苦、涩。

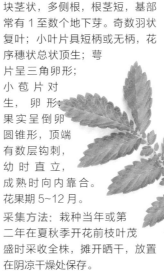
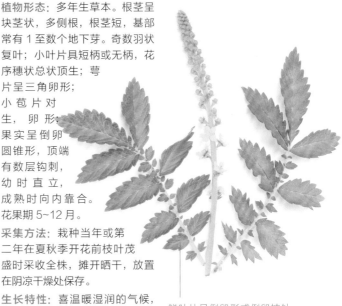

植物形态： 多年生草本。根茎呈块茎状，多侧根，根茎短，基部常有1至数个地下芽。奇数羽状复叶；小叶片具短柄或无柄，花序穗状总状顶生；萼片呈三角卵形；小苞片对生，卵形；果实呈倒卵圆锥形，顶端有数层钩刺，幼时直立，成熟时向内靠合。花果期5~12月。

采集方法： 栽种当年或第二年在夏秋季开花前枝叶茂盛时采收全株，摊开晒干，放置在阴凉干燥处保存。

鲜叶片呈倒卵形或倒卵披针形，边缘有尖锐锯齿或裂片

生长特性： 喜温暖湿润的气候，喜阳光充足，耐旱，耐严寒，忌水涝。适应能力强，生命力顽强，在一般土壤中也能生长，以质地疏松、排水良好、肥沃、土层深厚的沙壤土为宜。生长于溪边、路旁、草地、灌丛、林缘及疏林下。

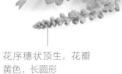

花序穗状顶生，花瓣黄色，长圆形

功效主治： 仙鹤草具有收敛止血、解毒、止痢、截疟、补虚的功效，常用于出血、便血、咯血、毒疮脓肿、痢疾、泄泻、疟疾等症。

药用宜忌： 外感初起、泄泻发热者忌用。

分布区域： 国内：浙江、江苏、湖南、湖北等地。国外：俄罗斯、蒙古、朝鲜、日本、越南等地。

古籍名医录：

《现代实用中药》：为强壮性收敛止血剂，兼有强心作用。运用于肺病咯血，肠出血，胃溃疡出血，子宫出血，齿科出血，痔血，肝脓疡等症。

《滇南本草》：治妇人月经或前或后，赤白带下，面寒腹痛，日久赤白血痢。

《生草药性备要》：理跌打伤，止血，散疮毒。

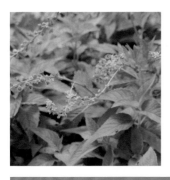

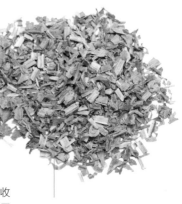

干品叶为暗绿色，皱缩卷曲，质脆，易碎

方剂举例

药方	用仙鹤草和白茅根各15克，9克焦山栀
制法	一同用水煎
用法	不拘时饮用
功用	可缓解鼻衄、齿龈出血

科属： 蔷薇科、龙牙草属　　**采收时间：** 夏秋季　　**性味：** 性平，味苦、涩　　**来源：** 植物龙牙草的全草

白及

别名：白芨、甘根、连及草、白给、冰球子、白鸟儿头、地螺丝、羊角七、千年棕

成品选鉴：根茎呈不规则扁圆形，多有 2~3 个爪状分枝。表面灰白色或黄白色，有数圈同心环节和棕色点状须根痕。质坚硬，不易折断。无臭，味苦，嚼之有黏性。

功效主治：白及具有收敛止血、消肿生肌的功效，常用于手足冻裂、水火烫伤、毒疮脓肿、咯血、便血、出血、肛裂等症。

药用宜忌：白及恶理石，畏李核、杏仁，乌头。紫石英肺痈初起、肺胃有实热者忌用。

植物形态：多年生草本。根茎肥厚，肉质，假鳞茎扁球形，富黏性。茎直立，粗壮。总状花序顶生；花苞片长圆状披针形；花紫红色或粉红色；萼片狭长圆形；唇瓣倒卵状椭圆形，白色带紫红色，具紫色脉。果实呈圆柱形。花期 4~5 月，果期 7~9 月。

采集方法：夏秋季，挑选晴天挖取根茎，除去茎叶、泥沙，蒸煮后切片晒干，以个大、饱满、色白、半透明、质坚实者为佳。放置在阴凉干燥处保存。

生长特性：喜温暖湿润的气候，喜阳光充足，耐旱，不耐严寒，忌水涝。适应能力强，生命力顽强，在一般土壤中也能生长，以

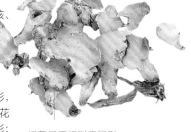

根茎呈不规则扁圆形，质坚硬，不易折断

质地疏松、排水良好、肥沃、土层深厚的沙壤土为宜。生长于山野、山谷较潮湿处。

分布区域：贵州、四川、湖南、安徽、河南等地。

方剂举例

药方	用白及、荷叶、大黄、黄柏、五倍子各适量
制法	一同研制成末
用法	用水调和涂抹于患处
功用	可改善疮疖痈疽

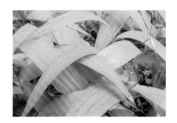

| 科属：兰科、白及属 | 采收时间：夏秋季 | 性味 | 性寒，味苦、甘、涩 | 来源：植物白及的干燥块茎 |

鸡冠花

别名：鸡髻花、鸡公花、鸡角枪、鸡冠头、鸡骨子花、老来少

成品选鉴：穗状花序多扁平而肥厚，似鸡冠状。上缘宽，具皱褶，密生线状鳞片，下端渐狭小，常残留扁平的茎。表面红色、紫红色或黄白色。中部以下密生多数小花，各小花宿存的苞片及花被片均呈膜质。果实盖裂，种子圆肾形，黑色，有光泽。体轻，质柔韧。气无，味淡。

功效主治：鸡冠花具有收敛止带、止血止痢的功效，常用于痢疾、泄泻、带下、出血等症。

药用宜忌：鸡冠花忌鱼腥、猪肉。体质虚寒、脾胃虚弱、肠胃功能差者慎服。

植物形态：一年生直立草本。根系发达，密生须根。单叶互生；穗状花序顶生，呈扁平状肉质鸡冠形；花被片多色，通常有淡红色至紫红色、黄白或黄色。胞果呈卵形，熟时盖裂，包于宿存花被内。种子肾形，黑色，有光泽。花期 5~8 月，果期 8~11 月。

采集方法：夏秋季，挑选晴天，把花序连部分茎秆割下，捆成小把晒或晾干后，剪去茎秆。放置在阴凉干燥处保存。

生长特性：喜温暖湿润的气候，喜阳光充足，耐旱，不耐严寒，忌水涝。适应能力强，生命力顽

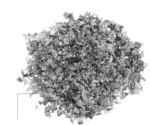

穗状花序多扁平而肥厚，似鸡冠状

强，在一般土壤中也能生长，以质地疏松、排水良好、肥沃、土层深厚的沙壤土为宜。广布于温暖地区。

分布区域：全国大部分地区。

方剂举例

药方	取 50 克鸡冠花、100 克棕榈、50 克羌活
制法	一同捣制成散
用法	每日 3~4 次，每次以粥送服 2.5 克
功用	可缓解小儿痔疮出血、肠风下血

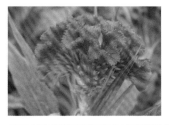

| 科属：苋科、青葙属 | 采收时间：夏秋季 | 性味：性凉，味甘、涩 | 来源：植物鸡冠花的干燥花序 |

艾叶

别名：冰台、艾蒿、医草、灸草、蕲艾、草蓬、狼尾蒿子

成品选鉴：叶多皱缩、破碎，有短柄。完整叶片展平后呈卵状椭圆形，羽状深裂，裂片椭圆状披针形，边缘有不规则粗锯齿；上表面灰绿色或黄绿色。质柔软。气清香，味苦。

功效主治：艾叶具有温经止血、散寒止痛、调经安胎的功效，常用于胎动不稳、腹痛、泄泻、月经不调、带下、下血、痛经、疥癣等症。

药用宜忌：阴虚血热者慎服。女性经期、儿童、孕妇不宜服用。

植物形态：多年生草本。根系发达，主根粗壮，多侧根。茎直立，单生或少数，有明显纵棱，分枝短，植株有浓烈香气。叶互生；头状花序椭圆形；花序托小；花冠狭管状；花带红色。瘦果呈长卵形或长圆形。花果期7~10月。

叶片呈卵形或三角状卵形，厚纸质，表面绿色被灰白色短柔毛

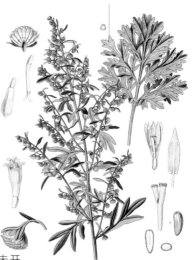

采集方法：夏季花未开时，挑选晴天割取地上部分，摘取叶片嫩梢，晒干。放置在阴凉干燥处保存。

生长特性：喜温暖湿润的气候，喜阳光充足，耐旱，耐严寒，忌水涝。适应能力强，生命力顽强，在一般土壤中也能生长，以质地疏松、排水良好、肥沃、土层深厚的沙壤土为宜。生长于荒地林缘、坡地、田边、屋前。

上表面灰绿色或深黄绿色，有稀疏的柔毛及腺点，下表面密生灰白色茸毛

分布区域：国内：全国大部分地区。国外：蒙古、朝鲜及俄罗斯远东地区。

古籍名医录：《本草图经》：近世有单服艾者，或用蒸木瓜丸之，或作汤空腹饮之，甚补虚羸。然亦有毒，其毒发热气冲上，狂躁不能禁，至攻眼有疮出血者，诚不可妄服也。

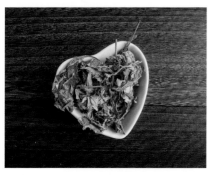

《本草汇言》：艾叶，暖血温经，行气开郁之药也。开关窍，醒一切沉涸伏匿内闭诸疾。若气血、痰饮、积聚为病，哮喘逆气，骨蒸痞结，瘫痪痛疽，瘰疬结核等疾，灸之立起沉病。若入服食丸散汤饮中，温中除湿，调经

脉，壮子宫，故妇人方中多加用之。

《本草正》：艾叶，能通十二经，而尤为肝脾肾之药，善于温中、逐冷、除湿，行血中之气，气中之滞，凡妇人血气寒滞者，最宜用之。或生用捣汁，或熟用煎汤，或用灸百病，或炒热敷熨可通经络，或袋盛包裹可温脐膝，表里生熟，俱有所宜。

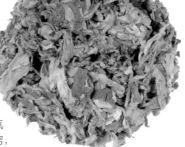

方剂举例

药方	取200克熟艾、300克香附
制法	捣碎后同姜汁和神曲做成丸
用法	每次以砂仁汤送服
功用	可改善腹痛、女子经后余血不尽

科属：菊科、蒿属	采收时间：夏季	性味：性温，味辛、苦	来源：植物艾的叶

白茅根

别名：茅根、兰根、茹根、地菅、地筋、兼杜、丝茅、万根草、地节根、坚草根、甜草根、丝毛草根、寒草根

成品选鉴：根茎呈长圆柱形。表面黄白色或淡黄色，微有光泽，具纵皱纹，节明显，稍突起，节间长短不等。体轻，质略脆，断面皮部白色，多有裂隙，放射状排列，中柱淡黄色，易与皮部剥离。无臭，味微甘。

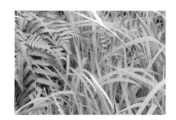

功效主治：白茅根具有凉血止血、清热利尿的功效，常用于咳嗽、呕吐、出血、黄疸、身体水肿、小便淋沥涩痛等症。

药用宜忌：虚寒出血、呕吐、尿多不渴者禁服。不宜与保钾利尿药合用。

植物形态：多年生草本。根系发达，粗壮，长根状茎匍匐横走，白色或黄白色。叶鞘聚集于基部，呈纤维状；圆锥花序稠密顶生。颖果呈椭圆形，深棕色。花期4~6月，果期6~7月。

采集方法：春秋季，整株挖取，除去地上部分和鳞片状的叶鞘，鲜用或扎成把晾晒，晒干后放置在阴凉干燥处保存。

生长特性：喜温暖湿润的气候和阳光充足的环境。耐旱，耐严寒，耐阴。适应能力强，在一般土壤中也能生长，以质地疏松、排水良好、肥沃、土层深厚、富含腐

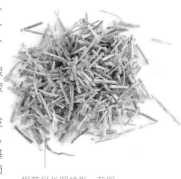

根茎呈长圆柱形，节明显，断面皮部白色

殖质的酸性壤土为宜。生长于路旁向阳的草地或山坡上。

分布区域：全国各地。

方剂举例

药方	取30克玉米须、15克荠菜花、18克白茅根
制法	一同用水煎煮后滤渣
用法	每日两次
功用	可改善尿出血

科属：禾本科、白茅属 　　**采收时间**：春秋季 　　**性味**：性寒，味甘 　　**来源**：植物白茅的根茎

炮姜

别名：黑姜

成品选鉴：炮姜与姜炭醚提取物灌胃，能显著缩短小鼠凝血时间，而生姜、干姜的醚提取物则无此作用。炮姜的水煎剂、混悬剂灌胃，亦可缩短出、凝血时间。炮姜水煎剂灌胃，对应激性、幽门结扎型和醋酸诱发的小鼠胃溃疡均有抑制作用，而干姜无此作用。

功效主治：炮姜具有调经止血、

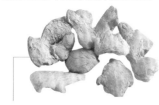

质轻泡，断面边缘处显棕黑色，中心棕黄色

温中止痛的功效，常用于吐血、崩漏、呕吐、便血、腹痛等症。

药用宜忌：孕妇及阴虚有热者禁服。

植物形态：多年生草本。根茎肉质，呈不规则的块状，略微有些扁圆形，横着生长，有分枝，性质属脆，很容易被折断，断面呈现浅黄色，具有芳香和辛辣的气味。穗状花序呈现为椭圆形，长得很稠密，苞片是卵圆形，花萼管状；花冠绿黄色；蒴果3瓣裂。种子黑色。花期7~8月（栽培的很少开花）。果期12月至次年1月。

采集方法：全年，以干姜砂烫至鼓起、表面成棕褐色，或炒炭至外色黑色时入药。

生长特性：喜欢温暖、湿润的环境，不耐低温霜冻，抗干旱的能力也比较弱。

分布区域：四川、贵州等地。

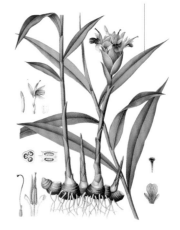

叶子互生，没有叶柄，光滑没有毛

方剂举例

药方	用炮姜、高良姜各等份
制法	一同研制成末，用面糊调制成丸
用法	每次以陈皮汤送服15~29丸，饭后服用
功用	可以改善心脾疼痛

科属：姜科、姜属 　　**采收时间**：全年 　　**性味**：性热，味辛 　　**来源**：植物姜干燥根茎的炮制品

槐角

别名：槐实、槐子、槐豆、槐连豆

成品选鉴： 干燥果实呈黄绿色至黄褐色，质柔润，皱缩。

功效主治： 槐角具有凉血止血、清热泻火的功效，常用于肠风便血、血痢、崩漏、吐血、眩晕、水火烫伤等症。

药用宜忌： 脾胃虚寒、食少便溏及孕妇慎服。

植物形态： 落叶乔木。树形高大，树皮灰褐色，具纵裂纹。根系发达，主根粗壮，深入地底。叶对生；圆锥花序顶生；花萼浅钟状；花冠白色或淡黄色，旗瓣近圆形，香气浓郁，具短柄。荚果呈串珠状。种子呈卵球形，淡黄绿色，干后黑褐色。花期 7~8 月，果期 10~11 月。

采集方法： 冬至后，果实成熟时挑选晴天采摘，除去梗、果柄等杂质，摊开晾晒。晒干后放置在阴凉干燥处保存。

生长特性： 喜温暖湿润的气候，喜阳光充足，耐旱、耐严寒，忌水涝。适应能力强，生命力顽强，在一般土壤中也能生长，以质地疏松、排水良好、肥沃、土层深厚的沙壤土为宜。栽培于屋边、路边。

分布区域： 全国各地。

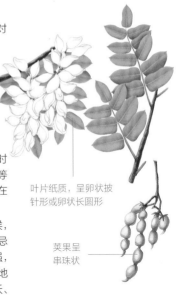

叶片纸质，呈卵状披针形或卵状长圆形

荚果呈串珠状

表面黄绿色或黄褐色，粗糙

方剂举例

药方	用槐角、黄连各 60 克
制法	研制成末，蜜制为丸
用法	每次晚睡前以温水送服 20 丸
功用	可改善眼热目暗

科属：豆科、槐属	采收时间：冬至后	性味：性寒，味苦	来源：植物槐的干燥成熟果实

侧柏叶

别名：柏叶、扁柏叶、丛柏叶

成品选鉴： 枝长短不一，多分枝，小枝扁平。叶细小鳞片状，交互对生，贴伏于枝上，深绿色或黄绿色。质脆，易折断。气清香，味苦、涩。

功效主治： 侧柏叶具有凉血止血、化痰止咳、生发乌发的功效，常用于吐血、便血、尿血、血痢、崩漏、痰多咳嗽、风湿痹痛、脱发、丹毒、水火烫伤等症。

药用宜忌： 久服、多服易致胃脘不适及食欲减退。腹胀，恶心，呕吐的患者不宜服用。

植物形态： 常绿乔木。树形高大，属浅根系，但侧根发达。雄球花黄色，呈卵圆形；雌球花呈近球形，蓝绿色，被白粉。球果呈卵圆形，初生时近肉质，蓝绿色，被白粉，成熟后木质，开裂，红褐色。种子呈卵圆形，灰褐色或紫褐色。花期 3~4 月，果期 9~10 月。

采集方法： 夏秋季，挑选晴天采收，剪下大枝，干燥后取其小枝，放置通风处风干。

生长特性： 喜温暖湿润的气候，喜阳光充足，耐旱、耐严寒，抗盐碱，忌水涝。适应能力强，生命力顽强，在一般土壤中也能生长，以质地疏松、排水良好、肥沃、土层深厚的沙壤土为宜。生长

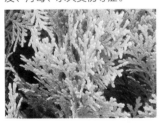

叶为细小鳞片状，贴伏于枝上，交互对生，青绿色

于荒地林缘、坡地、田边、屋前

分布区域： 国内：全国各地。国外：朝鲜、俄罗斯等地。

方剂举例

药方	用 100 克侧柏叶、50 克槐花（炒半黑色）
制法	研制成末，蜜制为丸
用法	每次以温酒送服 40 丸
功用	可缓解肠风便血、血痢

科属：柏科、侧柏属	采收时间：夏秋季	性味：性寒，味苦、涩	来源：植物侧柏的嫩枝叶

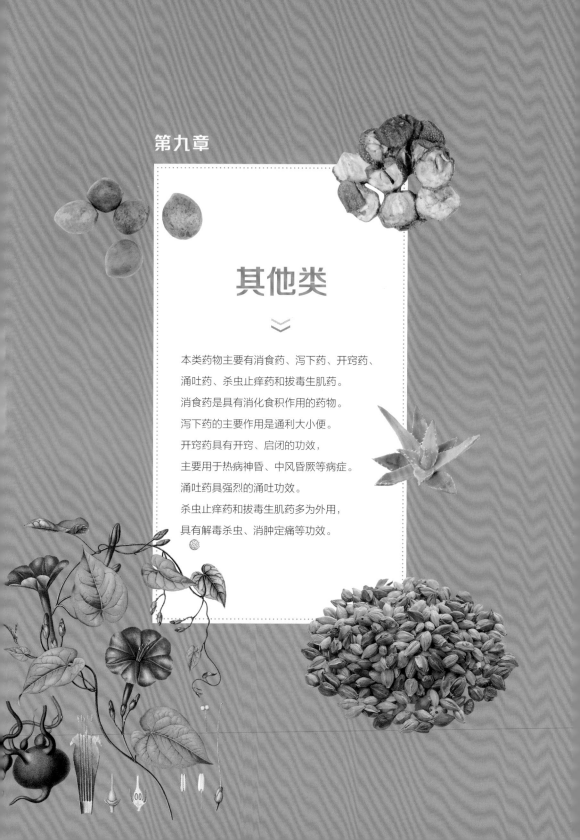

第九章

其他类

⌄

本类药物主要有消食药、泻下药、开窍药、

涌吐药、杀虫止痒药和拔毒生肌药。

消食药是具有消化食积作用的药物。

泻下药的主要作用是通利大小便。

开窍药具有开窍、启闭的功效，

主要用于热病神昏、中风昏厥等病症。

涌吐药具强烈的涌吐功效。

杀虫止痒药和拔毒生肌药多为外用，

具有解毒杀虫、消肿定痛等功效。

麦芽

别名：大麦毛、大麦芽、大麦蘖、麦蘖

成品选鉴：颖果呈梭形。表面淡黄色，背面为外稃包围，具5脉；腹面为内稃包围。除去内外稃后，腹面有1条纵沟；基部胚根处生出幼芽及须根，幼芽长披针状条形，长约0.5厘米。须根数条，纤细而弯曲。质硬，断面白色，粉性。无臭，味微甘。

功效主治：麦芽具有健胃开胃、行气消食、回乳的功效，常用于恶心、食欲不振、乳房胀痛、泄泻、胃胀不消化、呕吐、乳汁郁积等症。

药用宜忌：女性哺乳期禁服。孕妇、无积滞者慎服。痰火哮喘者忌食。

植物形态：一年生或越年生草本。叶舌膜质，短小；穗状花序直立；小穗含3~9小花，上部不发育，仅下部的花结实；颖呈卵圆形；外稃长圆状披针形，顶端具芒。花期3~4月，果期4~5月。

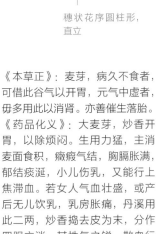

穗状花序圆柱形，直立

采集方法：全年皆可产麦芽，以冬、春季两季为佳。取大麦，用水浸泡3~4小时，沥干多余水分，放置在容器内，盖上盖子，每日淋水，保持湿润，直至麦芽长至2~3毫米，取出，晒干。放置在阴凉干燥处保存。

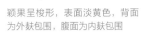

颖果呈梭形，表面淡黄色，背面为外麸包围，腹面为内麸包围

生长特性：喜温暖湿润的气候，喜光、喜肥，耐严寒，耐旱，忌水涝。适应能力强，生命力顽强，在一般土壤中也能生长，以质地疏松、排水良好、肥沃、土层深厚、富含腐殖质的壤土为宜。生长于平原、坡地、高原。

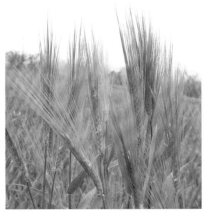

分布区域：全国各地。

古籍名医录：

《本草汇言》：大麦芽，和中消食之药也。补而能利，利而又能补，如腹之胀满，膈之郁结，或饮食之不纳，中气之不利，以此发生之物而开关格之气，则效非常比也。

《本草正》：麦芽，病久不食者，可借此谷气以开胃，元气中虚者，毋多用此以消食。亦善催生落胎。

《药品化义》：大麦芽，炒香开胃，以除烦闷。生用力猛，主消麦面食积，癥瘕气结，胸膈胀满，郁结痰涎，小儿伤乳，又能行上焦滞血。若女人气血壮盛，或产后无儿饮乳，乳房胀痛，丹溪用此二两，炒香捣去皮为末，分作四服立消，其性气之锐，散血行气，迅速如此，勿轻视之。

方剂举例

药方　取适量的大麦芽
制法　炒黄研制成末
用法　每次以白开水送服15克，于粥间服
功用　可改善产后大便不畅

科属：禾本科、大麦属　采收时间：全年　性味：性平，味甘　来源：植物大麦的成熟果实经发芽干燥而成

谷芽

别名：蘖米、谷蘖、稻蘖、稻芽

成品选鉴：谷芽呈类圆球形，直径约2毫米，顶端钝圆，基部略尖。外壳为革质的稃片，淡黄色，具点状皱纹，下端有初生的细须根，剥去稃片，内含淡黄色或黄白色颖果（小米）1粒。无臭，味微甘。

功效主治：谷芽具有消食和胃、健脾开胃的功效，常用于腹胀、脾虚、食欲不振、脚气水肿、泄

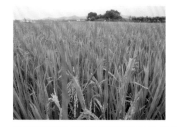

泻等症。

药用宜忌：胃下垂者忌用。

植物形态：一年生水生草本。叶鞘无毛；叶舌膜质，呈披针形。圆锥花序，分枝多，成熟时向下弯垂；小穗呈长圆状卵形至椭圆形，两侧压扁。稻谷初生时绿色，成熟后由绿转黄；主要由颖（稻壳）和颖果（糙米）两部分组成。花果期6~10月。

采集方法：秋季，稻谷成熟后，取稻谷用水浸泡3~4小时，沥干多余水分，放置在容器内，盖上盖子，每日淋水，保持湿润，直至须根长至约6毫米时，取出，晒干，除去稻壳。放置在阴凉干燥处保存。

生长特性：喜光，喜高温高湿，喜肥，不耐严寒，耐旱，耐热。水生或陆生，适应能力强，生命力顽强，在一般土壤中也能生长，

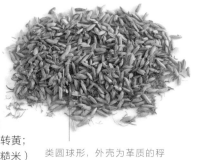

类圆球形，外壳为革质的稃片，淡黄色，具点状皱纹

以质地疏松、排水良好、肥沃、土层深厚、富含腐殖质的壤土为宜。生长于平原地区。

分布区域：主产于华北地区。

方剂举例

药方	取200克谷芽
制法	研制成末，加姜汁、盐和匀做成饼，焙干，用炙甘草、砂仁、白术各50克，研制成末
用法	以白开水调和送服谷芽饼
功用	可开胃消食

科属：禾本科、稻属　**采收时间：**秋季　**性味：**性温，味甘　**来源：**植物稻的成熟果实经发芽干燥而成

鸡内金

别名：鸡黄皮

成品选鉴：鸡内金为不规则卷片，厚约2毫米。表面黄色、黄绿色或黄褐色，薄而半透明，具明显的条状皱纹。质脆，易碎，断面角质样，有光泽。气微腥，味甘。

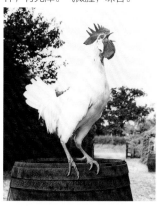

功效主治：鸡内金具有健胃消食、通淋化石、涩精止遗的功效，常用于消化不良、闭经、小儿疳积、口疮、泄泻等症。

药用宜忌：有积消积，无积消人元气、堕胎，所以无积者慎服。孕妇禁用。

动物形态：鸡冠有单冠、豆冠、玫瑰冠、胡桃冠、草莓冠等，公鸡冠较母鸡冠大而肥厚。眼有瞬膜。颈部细长，活动灵活。公、母鸡羽色差异较大，公鸡羽色较美，有光泽；母鸡尾羽较短。足健壮，覆有鳞片。

采集方法：全年都可采集，宰杀时取出砂囊，立即剥下内壁，洗净，晒干。放置在干燥通风处保存。

生长特性：雏鸡怕冷，鸡舍温度要求高；成鸡怕热，夏季需要防

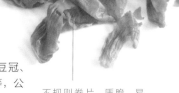

不规则卷片，质脆，易碎，断面角质样，有光泽

暑降温；鸡胆小易受惊，抗敌害能力差；鸡对光十分敏感。怕潮湿，宜在干爽通风的环境中生长。

分布区域：全国各地。

方剂举例

药方	取20个鸡内金、200克车前子
制法	一同研制成末
用法	以米汤送服
功用	可改善小儿疳积

科属：雉科、雉属　**采收时间：**全年　**性味：**性平，味甘　**来源：**动物家鸡的砂囊内壁

山楂

别名：朹、梁梅、朹子、鼠查、羊梂、赤爪实

成品选鉴：果实较小，类球形，有的压成饼状。表面棕色至棕红色，并细密皱纹，顶端凹陷，有花萼残迹，基部有果梗或已脱落。质硬，果肉薄，味微酸涩。

功效主治：山楂具有消食健胃、行气散瘀、化浊降脂的功效，常用于腹胀、胃胀不消化、闭经、痛经、产后腹痛、泄泻、疝气等症。

药用宜忌：脾胃虚弱者及孕妇慎服。

植物形态：落叶乔木。根系发达，主根粗壮，多侧根，深入地底。伞房花序，多花，白色；苞片膜质，线状披针形；萼筒钟状；萼片三角卵形至披针形。果实呈近球形或梨形，初生时绿色，成熟后深红色，皮薄肉厚，果肉酸。花期 5~6 月，果期 9~10 月。

采集方法：9~10 月，果实成熟后采收，采下后趁新鲜横切或纵切成两瓣，晒干。

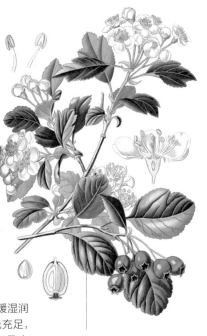

叶片呈宽卵形或三角状卵形，边缘具锯齿，表面深绿色有光泽，背面绿色

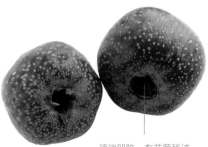

顶端凹陷，有花萼残迹，基部有果梗或已脱落

生长特性：喜温暖湿润的气候，喜阳光充足，耐旱，耐严寒，忌水涝。适应能力强，生命力顽强，在一般土壤中也能生长，以质地疏松、排水良好、肥沃、土层深厚的沙壤土为宜。生长于河岸的沙土或干燥多沙石的山坡上。

分布区域：国内：山东、河南、江苏、浙江、辽宁、吉林、黑龙江、内蒙古和河北等地。国外：朝鲜和俄罗斯西伯利亚等地。

古籍名医录：

《本草经疏》：山楂，《本经》云味酸气冷，然观其能消食积，行瘀血，则气非冷矣。有积滞则成下痢，产后恶露不尽，蓄于太阴部分则为儿枕痛。山楂能入脾胃消积滞，散宿血，故治水痢及产妇腹中块痛也。大抵其功长于化饮食，健脾胃，行结气，消瘀血，故小儿产妇宜多食之。《本经》误为冷，故有洗疮痒之用。

《本草通玄》：山楂，味中和，消油垢之积，故幼科用之最宜。若伤寒为重症，仲景于宿滞不化者，但用大、小承气，一百一十三方中并不用山楂，以其性缓不可为弘任大之品也。核有功力，不可去也。

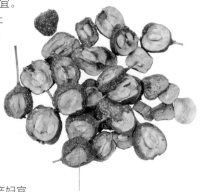

质硬，果肉薄，味微酸涩

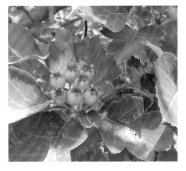

方剂举例

药方 取 200 克山楂、白术，100 克神曲
制法 一同研制成末，蒸饼做成丸
用法 每次以白开水送服 70 丸
功用 可改善积食不消化

科属：蔷薇科、山楂属　　采收时间：9~10 月　　性味：性微温，味酸、甘　　来源：植物山里红山楂的成熟果实

使君子

别名：留求子、史君子、五棱子、索子果、山羊屎

成品选鉴： 使君子呈椭圆形或卵圆形。表面黑褐色至紫黑色，平滑，微具光泽。顶端狭尖，基部钝圆，有明显圆形的果梗痕。质坚硬，横切面多呈五角星形，棱角处壳较厚，中间呈类圆形空腔。种子长椭圆形或纺锤形；表面棕褐色或黑褐色，有多数纵皱纹；种皮薄，易剥离。气微香，味微甘。

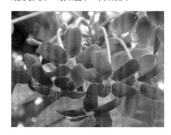

功效主治： 使君子具有杀虫消积的功效，常用于小儿疳积、泄泻、痢疾、腹胀、钩虫病等症。

药用宜忌： 服量过大或与热茶同服可能会引起呃逆、眩晕、呕吐。

植物形态： 落叶攀缘状灌木。根系发达，分布广而深。叶对生；穗状花序顶生；苞片呈卵形至线状披针形；花瓣初生时为白色，后转淡红色。果实呈卵形，短尖，光滑无毛，成熟时外果皮脆薄，呈青黑色或栗色。种子白色，呈圆柱状纺锤形。花期5~9月，果期秋末。

采集方法： 9~10月，当果壳由绿变棕褐或黑褐色时采收，用竹竿敲落果实，晒干或烘干。放置在阴凉干燥处保存。

生长特性： 喜温暖湿润的气候，喜阳光充足，耐旱，不耐严寒，忌水涝。适应能力强，生命力顽强，在一般土壤中也能生长，以

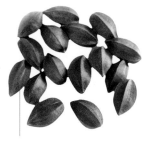

椭圆形或卵圆形，顶端狭尖，基部钝圆，具纵棱

质地疏松、排水良好、肥沃、土层深厚的沙壤土为宜。生长于山坡、路旁向阳灌木丛中。

分布区域： 国内：四川、云南、广东和广西等地。国外：印度、缅甸、菲律宾等地。

方剂举例

药方　取4克使君子、8克槟榔
制法　用100毫升水煎煮至30毫升
用法　每日早晨空腹服用，连服3次
功用　适用于钩虫病患者

| 科属：使君子科、使君子属 | 采收时间：9~10月 | 性味：性温，味甘 | 来源：植物使君子的成熟果实 |

槟榔

别名：白槟榔

成品选鉴： 种子扁球形或圆锥形，顶端钝圆，基部平宽。表面淡黄棕色或淡红棕色，具稍凹下的网状沟纹，底部中心有圆形凹陷的珠孔，其旁有明显瘢痕状种脐。质坚硬，不易破碎，断面可见红棕色的种皮及外胚乳向内错入于类白色的内胚乳而成的大理石样花纹。气微，味苦、辛。

功效主治： 槟榔具有行气利水、杀虫消积的功效，常用于腹胀、

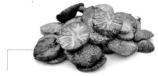

表面淡黄棕色或淡红棕色

虫积腹痛、消化不良、水肿、脚气、疟疾等症。

药用宜忌： 脾虚便溏或气虚下陷者禁服。孕妇慎用。

植物形态： 常绿乔木。根系发达，主根粗壮，多侧根，深入地底。果实呈长圆形或卵球形，成熟时橙黄色。种子扁球形，基部截平。花期3~8月，果期12月到次年6月。

采集方法： 春末至秋初，采收成熟果实，晒3~4天，捶破或用刀剖开取出种子，晒干。

生长特性： 喜高温高湿的环境，喜阳光充足，耐旱，不耐寒，忌水涝。适应能力强，生命力顽强。生长于海拔300米以下的谷地、河沟两边，适宜生长温度为25~28℃。

分布区域： 福建、广东、广西、海南、云南和台湾等地。

叶簇生于茎顶；叶片狭长披针形

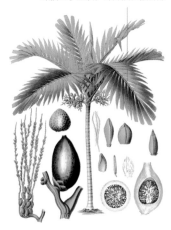

方剂举例

药方　取100克槟榔，150克白术，100克麦芽，50克砂仁
制法　一同炒干，研制成末
用法　每日以白开水送服15克
功用　可缓解脾胃两虚、消化不良、腹痛

| 科属：棕榈科、槟榔属 | 采收时间：春末至秋初 | 性味：性温，味苦、辛 | 来源：植物槟榔的干燥成熟种子 |

南瓜子

别名：南瓜仁、白瓜子、金瓜米、窝瓜子、倭瓜子

成品选鉴：种子扁圆形。表面淡黄白色至淡黄色，两面平坦而微隆起，边缘稍有棱，一端略尖，先端有珠孔种脐稍突起或不明显。除去种皮，有黄绿色薄膜状胚乳。子叶2枚，黄色，肥厚，有油性。气微香，味微甘。

功效主治：南瓜子具有杀虫的功效，常用于产后乳少、痔疮、水肿、咳嗽，以及绦虫、蛔虫、血吸虫、钩虫、蛲虫病等症。

药用宜忌：多食易致气壅。

植物形态：一年生蔓生草本。根系发达，主根粗壮，密生须根，白色。叶柄粗壮。花单性，雌雄同株。雄花花萼筒钟形；花冠黄色，钟状。果实形状多样，果梗粗壮，有棱和槽，初生时绿色，成熟时转为淡黄色。种子多数，呈扁圆形，灰白色，边缘薄。花期6~7月，果期8~9月。

采集方法：夏秋季，食用南瓜时，收集成熟种子，除去瓤膜，晒干。

生长特性：喜温暖湿润的气候，喜阳光充足，耐旱，不耐严寒，忌水涝。适应能力强，生命力顽强，在一般土壤中也能生长，以

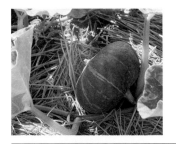

质地疏松、排水良好、肥沃、土层深厚的沙壤土为宜。生长在坡地、丘陵、田边、屋前。

分布区域：浙江、江西、湖南、湖北、四川等地。

除去种皮，有黄绿色薄膜状胚乳

方剂举例

药方 取60克南瓜子
制法 研制成末
用法 加红糖，以开水送服
功用 可改善产后缺乳

| 科属：葫芦科、南瓜属 | 采收时间：夏秋季 | 性味：性平，味甘 | 来源：植物南瓜的种子 |

榧子

别名：彼子、榧实、柀子、赤果、玉榧、香榧、野杉子

成品选鉴：种子椭圆形或长卵圆形。外表面灰黄色至淡黄棕色，微具纵棱，一端钝圆，具一椭圆形种脐，色稍淡，较平滑，另端略尖。种皮坚而脆，破开后可见种仁1枚，卵圆形，外胚乳膜质，灰褐色，极皱缩，内胚乳肥大，黄白色，质坚实，富油性。气微，味甘。

功效主治：榧子具有杀虫消积、润肺止咳、润肠通便的功效，常用于小儿疳积、咳嗽、痔疮、便秘、寄生虫病等。

药用宜忌：脾虚泄泻及肠滑、大便不实者不宜服用。孕妇、先兆早产者不宜食用。

植物形态：常绿针叶乔木。根系发达，主根粗壮，多侧根，深入地底。雌雄异株。种子呈椭圆形或长卵圆形，表面黄棕色至深棕色，先端有小短尖。花期4月，种子成熟期为次年10月。

采集方法：秋季，种子成熟时挑选晴天采摘，除去肉质外皮，取出种子，摊开反复晾晒。晒干后，放置在干燥阴凉处保存。

生长特性：喜温暖湿润的气候，喜阳光充足，耐旱，不耐寒，忌水涝。适应能力强，生命力顽强。混生于森林中。

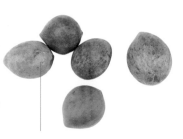

种子椭圆形或长卵圆形，外表面灰黄色至淡黄棕色，微具纵棱

分布区域：江苏、浙江、安徽、福建、江西、湖南、贵州等地。

方剂举例

药方 用榧子、使君子仁、大蒜瓣各30克
制法 一同捣碎，用水煎煮，除渣
用法 每日3次于饭前空腹服用
功用 对治疗十二指肠钩虫、蛔虫、蛲虫病有益

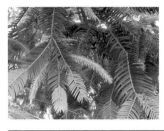

| 科属：红豆杉科、榧属 | 采收时间：秋季 | 性味：性平，味甘 | 来源：植物榧的干燥成熟种子 |

鹤虱

别名：鹄虱、鬼虱、北鹤虱

成品选鉴： 果实呈圆柱状，细小，直径不及 1 毫米。表面黄褐色或暗褐色，具多数纵棱。顶端收缩呈细喙状，先端扩展成灰白色圆环；基部稍尖，有着生痕迹。果皮薄，纤维性，种皮菲薄透明，子叶 2，类白色，稍有油性。气特异，味微苦。

功效主治： 鹤虱具有杀虫消积的功效，常用于小儿疳积、绦虫病、蛔虫病、钩虫病、蛲虫病等。

药用宜忌： 孕妇及腹泻者慎服。

植物形态： 多年生草本。根系发达，主根粗壮，密生须根。叶互生；叶全缘，表面深绿色，背面绿色，密被短柔毛。头状花序腋生；总苞呈钟状球形；花黄色。瘦果呈条形，具细纵条，先端有短喙。花期 6~8 月，果期 9~10 月。

采集方法： 9~10 月，果实成熟时割去地上部分，晒干，打下果实，扬净。

生长特性： 喜温暖湿润的气候，喜阳光充足，耐旱，耐严寒，忌水涝。适应能力强，生命力顽强，在一般土壤中也能生长，以质地疏松、排水良好、肥沃、土层深厚的沙壤土为宜。生长于山坡、路旁或草坪上。

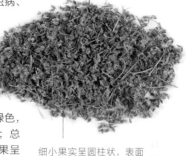

细小果实呈圆柱状，表面黄褐色或暗褐色，具纵棱

分布区域： 分布于华北地区及江苏、浙江、安徽、湖北、四川等地。

方剂举例

药方	取 500 克鹤虱
制法	捣制成末，加蜂蜜做成丸
用法	每次空腹以蜂蜜水送服 40 丸，第 2 天服用 50 丸，忌食酒肉
功用	可改善大人小儿蛔咬心痛

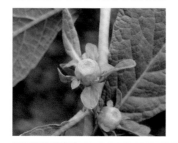

科属：菊科、天名精属	采收时间：9~10 月	性味：性平，味苦、辛	来源：植物天名精或野萝卜的干燥成熟果实

芦荟

别名：卢会、讷会、象胆、奴会、劳伟、透明芦荟

成品选鉴： 呈不规则块状，常破裂为多角形，大小不一。表面呈暗红褐色或深褐色，无光泽。体轻，质硬，不易破碎，断面粗糙或显麻纹。富吸湿性。有特殊臭气，味极苦。

功效主治： 芦荟具有泻下通便、清肝泻火、杀虫疗疳的功效，常用于便秘、小儿疳热、惊风、痔疮、淋巴结核、闭经等症。

药用宜忌： 脾胃虚弱、食少便溏者禁用。孕期及经期女性慎用。

植物形态： 常绿多年生肉质草本。根系较浅，主根粗壮，密生须根。叶子呈条状披针形，花葶单生；总状花序疏散；花点垂，黄色而有红斑；苞片近披针形。蒴果呈三角形，室背开裂。花期 2~3 月。

采集方法： 全年都可采集，用刀切取鲜叶片，将鲜叶片的切口向下直放于盛器中，取其干燥的汁液干燥即成。

生长特性： 喜温暖湿润的气候，喜阳光充足，耐旱，不耐严寒，忌水涝。适应能力强，生命力顽强，在一般土壤中也能生长，

新鲜叶片肥厚多汁，条状披针形，粉绿色，边缘疏生刺状小齿

以质地疏松、排水良好、肥沃、土层深厚的沙壤土为宜。生长于热带干旱地区。

分布区域： 非洲北部、南部及我国云南、广东、广西等地。

方剂举例

药方	取 35 克芦荟、25 克朱砂
制法	与酒调和制成丸
用法	每次以酒送服 15 克
功用	可改善便秘

叶簇生于茎顶，直立或近于直立，肥厚多汁

科属：阿福花科、芦荟属	采收时间：全年	性味：性寒，味苦	来源：植物库拉索芦荟及好望角芦荟的汁液浓缩干燥物

冰片

别名: 龙脑、龙脑香、脑子、冰片、片脑、冰片脑、梅花脑、天然冰片、老梅片、梅片

成品选鉴: 冰片为半透明片状、块状或颗粒状结晶。类白色至淡灰褐色。能升华,质松脆,并挥散。气清香特异,味清凉。

功效主治: 冰片具有开窍醒神、清热止痛的功效,常用于惊痫痰迷、咽喉肿痛、耳聋耳鸣、痔疮、脑卒中、热病神昏、中耳炎、痈肿等症。

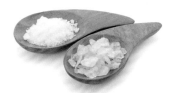

药用宜忌: 气血虚者忌服,孕妇慎服。

植物形态: 多年生常绿或半常绿乔木。树脂芳香。总状花序顶生或腋生,花芳香;花两性;花瓣黄色。果实呈坚果状。花期3~5月,果期9~10月。

采集方法: 全年均可采集,从龙脑香树干的裂缝处,采取干燥的树脂进行加工。或砍取树枝,切碎,用水蒸馏,得到结晶。

生长特性: 喜温暖湿润的气候,喜阳光充足,耐旱,不耐严寒,忌水涝。适应能力强,生命力顽强,在一般土壤中也能生长,以质地疏松、排水良好、肥沃、土层深厚的沙壤土为宜。生长于海拔270~1 200米的地区。

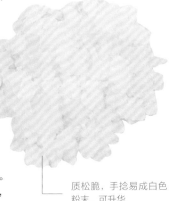

质松脆,手捻易成白色粉末,可升华

分布区域: 东南亚各国及中国等地。

方剂举例

药方	取5克龙脑
制法	研制成末,和猪心血制成丸
用法	每次以紫草汤送服1丸
功用	可缓解心烦气躁、气喘妄语

科属:龙脑香科、龙脑香属	采收时间:全年	性味:性微寒,味辛、苦	来源:龙脑香的树干、枝经蒸馏所得结晶

番泻叶

别名: 旃那叶、泻叶、泡竹叶

成品选鉴: 呈长卵形或卵状披针形,上表面黄绿色,下表面浅黄绿色,无毛或近无毛,叶脉稍隆起。革质。气微弱而特异,味微苦,稍有黏性。

功效主治: 番泻叶具有泻热行滞、通便利水的功效,常用于便秘、腹胀等症。

叶片呈长卵形

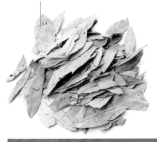

药用宜忌: 女性哺乳期、月经期及孕妇忌服。癫痫病患者及癫痫易感人群慎用。

植物形态: 草本状小灌木。根系发达,主根粗壮,深入地底。双数羽状复叶;总状花序腋生;萼片呈长卵形;花瓣呈倒卵形,黄色。荚果呈扁平长方形,背缝顶端有明显尖突,果皮栗棕色、边缘带绿色,幼时有白毛。种子呈长方形而扁,棕绿色。花期9~12月。

采集方法: 9月,尖叶番泻在果实成熟时,剪下枝条,摘取叶片,晒干。狭叶番泻在开花前采摘叶片,在通风处阴干。

生长特性: 喜温暖湿润的气候,喜阳光充足,耐旱,不耐严寒,忌水涝。适应性能力强,生命力顽强,在一般土壤中也能生长,以质地疏松、排水良好、肥沃、土层深厚的沙壤土为宜。

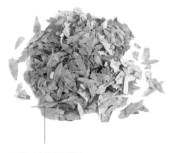

干燥叶片质脆易碎

分布区域: 国内:广东、广西、云南等地。国外:印度、埃及、苏丹等地。

方剂举例

药方	取5克番泻叶、3克生大黄、5克橘皮、2.5克黄连、3克丁香
制法	一同用沸开水浸泡2小时
用法	除渣后服用,每日3次
功用	可改善消化不良、便秘、腹胀

科属:豆科、决明属	采收时间:9月	性味:性寒,味甘、苦	来源:植物狭叶番泻或尖叶番泻的干燥小叶

甘遂

别名：猫儿眼

成品选鉴：为不规则的扁平块状，大小不一。全体棕红色或铁青色，用手抚摸，则有红棕色粉末沾手，表面有圆形乳头状的突起，习称钉头代赭，另一面与突起相对处有同样大小的凹窝。质坚硬，不易砸碎。无臭，无味。在砖上摩擦显红色。以色棕红、断面显层叠状、每层均有钉头者为佳。能溶于浓盐酸，其溶液显铁化合物的各种特殊反应。

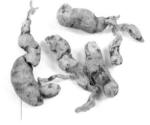

呈椭圆形、长圆柱形或连珠状，木部微显放射状纹理

功效主治：甘遂具有泻水逐饮、消肿散结的功效，常用于便秘、痢疾、水肿、腹胀、胸结、打嗝等症。

药用宜忌：气虚、阴伤、脾胃虚弱者及孕妇忌服。有效成分不溶于水，多入丸散剂。反甘草。

植物形态：多年生草本。全株含白色乳汁。根系发达，根细长，块状跟呈指状，表面棕褐色，多须根。蒴果近球形，光滑无毛，灰褐色。花期4~9月，果期6~10月。

采集方法：春季或秋末，开花前或茎叶枯萎后采挖，除去茎叶、须根，洗净外皮，晒干，醋炙后用。

生长特性：喜温暖湿润的气候，喜阳光充足，耐旱、耐寒，忌水涝。适应能力强，生命力顽强。

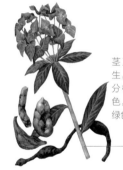

茎直立，丛生，从基部分枝带紫红色，上部淡绿色

生长于山沟荒地、沙地、田边和路旁等。

分布区域：陕西、河南、山西、甘肃和河北等地。

方剂举例

药方	取 0.5 克甘遂
制法	研制成末
用法	猪腰1副，剁成7块，撒上甘遂末熬煮猪腰，每日食用4~5次
功用	可缓解身体水肿

科属：大戟科、大戟属　**采收时间**：春季或秋末　**性味**：性寒，味苦　**来源**：植物甘遂的干燥块根

火麻仁

别名：萉、麻子、麻子仁、大麻子、大麻仁、冬麻子、火麻子

成品选鉴：干燥果实呈扁卵圆形，表面光滑，灰绿色或灰黄色，有微细的白色、棕色或黑色花纹，两侧各有 1 条 浅色棱线。一端钝尖，另端有一果柄脱落的圆形凹点。外果皮薄，内果皮坚脆。绿色种皮常黏附在内果皮上，不易分离。气微、味淡，嚼后稍有麻舌感。

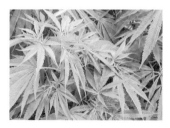

功效主治：火麻仁具有润肠、通便的功效，常用于便秘、痢疾、肠燥、热淋等症。

药用宜忌：畏牡蛎、白薇、茯苓。多食损血脉、滑精气，女性多食发带疾。便溏、阳痿、遗精、带下、肠滑者尤忌。

植物形态：一年生直立草本。根系发达，密生须根。花单性，雌雄异株；雄花黄绿色，花被膜质；雌花绿色。瘦果呈扁卵形，果皮坚脆，表面具细网纹。花期6~7月，果期8~9月。

采集方法：秋季，果实成熟时，挑选晴天割取全株，晒干，打下果实，除去杂质，再次晾晒。

生长特性：喜温暖湿润的气候，喜阳光充足，耐旱、耐寒，忌水涝。适应能力强，生命力顽强，在一般土壤中也能生长，以质地疏松、排水良好、肥沃、土层深厚的沙壤土或黏壤土为宜。生长

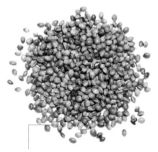

干燥果实呈扁卵圆形，表面光滑，灰绿色或灰黄色

在坡地、丘陵、山区、路边。

分布区域：国内：全国各地。国外：印度、不丹和中亚细亚地区。

方剂举例

药方	取 500 克火麻仁
制法	研制成末
用法	用 2 升水煮至 1 升，分 3 次服下
功用	改善虚热、小便不利、便秘

科属：桑科、大麻属　**采收时间**：秋季　**性味**：性平，味甘　**来源**：植物大麻的干燥成熟果实

郁李仁

别名：郁子、郁里仁、李仁肉

成品选鉴： 呈卵形，表面黄白色或浅棕色，一端尖，另端钝圆。尖端一侧有线形种脐，圆端中央有深色合点，自合点处向上具多条纵向维管束脉纹。种皮薄，子叶2片，乳白色，富油性。气微，味微苦。

功效主治： 郁李仁具有润肠通便、下气利水的功效，常用于小便不利、便秘、四肢水肿、脚气等症。

药用宜忌： 孕妇慎服。

植物形态： 落叶灌木。根系发达，主根粗壮，多侧根，深入地底。叶互生；花簇生，花先于叶开放；萼片椭圆形；花瓣白色或粉红色，倒卵状椭圆形。核果呈球形，成熟时深红色；核表面光滑。花期4~5月，果期6~10月。

采集方法： 秋季果实成熟后采收，将果实堆放在阴湿处，待果肉腐烂后，取其果核。再晾晒，将果核压碎，去除杂质，得到种仁。

生长特性： 喜温暖湿润的气候，喜阳光充足，耐旱、耐寒，忌水涝。适应能力强，生命力顽强。

分布区域： 国内：内蒙古、河北、辽宁等地。国外：日本、朝鲜。

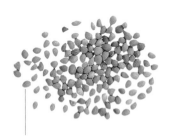

圆端中央有深色合点，具多条纵向维管束脉纹

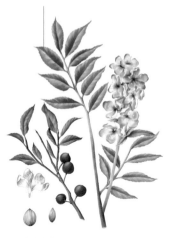

叶片呈卵形或卵状披针形，边缘具不规则锯齿

方剂举例

药方	用郁李仁、陈橘皮、京三棱各50克
制法	一同研制成末
用法	每次以开水送服15克
功用	可改善风热便秘

科属：蔷薇科、李属　采收时间：夏秋季　性味：性平，味辛、苦、甘　来源：欧李、郁李、长柄扁桃的干燥成熟种子

松子仁

别名：松子、海松子、新罗松子

成品选鉴： 种子倒卵状三角形，无翅，红褐色。种皮坚硬，破碎后或可见种仁，卵状长圆形，先端尖，淡黄色或白色。有松脂样香气，味淡，有油腻感。

功效主治： 松子仁具有润肠通便、润肺止咳的功效，常用于吐血、干咳、头痛、风热、便秘等症。

质者慎服，有湿痰者禁服。

植物形态： 常绿乔木。树形高大，树径粗壮，树皮纵裂呈灰褐色，树干上部常分枝。根系发达，主根粗壮，呈圆柱形，多侧根，深入地底。针叶，粗硬，直，深绿色。雄球花呈椭圆状圆柱形，红黄色，密生成穗状；雌球花绿褐色，呈圆柱状卵圆形，直立。球果呈圆锥状卵圆形。花期6月，球果次年9~10月成熟。

采集方法： 9~10月，采收后晒干，去硬壳，取出种子，置干燥处保存，生用或炒用。

生长特性： 喜温暖湿润的气候，喜阳光充足，耐旱、耐寒，忌水涝。适应能力强，生命力顽强。

分布区域： 广泛分布于我国东北地区。

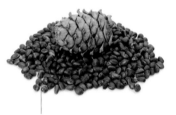

种子倒卵状三角形，无翅，红褐色

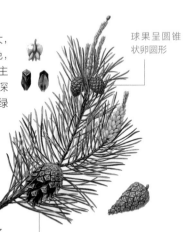

球果呈圆锥状卵圆形

针叶，粗硬

方剂举例

药方	取50克松子仁，100克核桃仁
制法	一同研制成膏，用25克蜂蜜调和
用法	每次以开水送服10克，饭后服用
功用	可缓解肺燥咳嗽

科属：松科、松属　采收时间：9~10月　性味：性温，味甘　来源：植物红松等的种仁

牵牛子

别名：草金铃、金铃、黑牵牛、白牵牛、黑丑、白丑

成品选鉴： 牵牛子呈橘瓣状，略具3棱。表面灰黑色或淡黄白色。背面1条浅纵沟，腹面棱线的下端有一点状种脐，微凹。质硬，横切面可见淡黄色或黄绿色皱缩折叠的子叶，微显油性。无臭，味苦，有麻舌感。

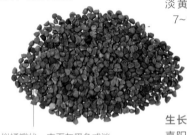

似橘瓣状，表面灰黑色或淡黄白色，微显油性

功效主治： 牵牛子具有泻水通便、消痰涤饮、杀虫消积的功效，常用于身体水肿、便秘、小便不利、咳喘、虫积腹痛、蛔虫病、绦虫病等症。

药用宜忌： 孕妇禁服，体质虚弱者慎服。不宜多服、久服。不宜与巴豆、巴豆霜同用。

植物形态： 一年生缠绕草本。茎缠绕，叶互生；花序腋生；花冠白色、蓝紫色或紫红色，漏斗状。蒴果呈球形。种子卵形，黑色或淡黄白色。花期6~9月，果期7~10月。

采集方法： 8~10月，果实成熟时将藤割下，晒干，打出种子，除去果壳杂质，晒干。放置在阴凉干燥处保存。

生长特性： 喜温暖湿润的气候，喜阳光充足，耐旱，耐寒，忌水涝。适应能力强，生命力顽强。

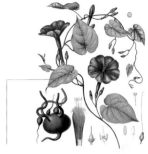

叶片呈阔心形，先端渐尖，基部阔楔形

分布区域： 国内：全国大部分地区。国外：非洲、亚洲热带地区。

方剂举例

药方　取200克黑牵牛子、50克茴香
制法　一同研制成末
用法　每次以生姜汁送服10克，晚上睡前服用，每日1次
功用　可缓解停饮肿满

| 科属：旋花科、虎掌藤属 | 采收时间：8~10月 | 性味：性寒，味苦 | 来源：植物牵牛的干燥成熟种子 |

巴豆

别名：巴菽、刚子、江子、双眼龙、猛子仁、巴果、红子仁、巴贡、巴米、毒鱼子、銮豆、八百力、巴仁、芒子、药子仁、芦麻子、腊盘子、大风子、泻果

成品选鉴： 巴豆呈卵圆形，一般具3棱，表面灰黄色或稍深，粗糙，有纵线6条，顶端平截，基部有果梗痕。种子椭圆形，略扁，表面棕色或灰棕色，一端有小点状的种脐及种阜的疤痕，另端有微凹的合点，其间有隆起的种脊；

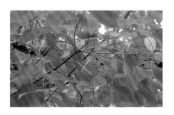

外种皮薄而脆，内种皮呈白色薄膜；种仁黄白色，油质。无臭，味辛辣。以个大、饱满、种仁黄白者为佳。

功效主治： 巴豆具有峻下冷积、逐水退肿、豁痰利咽的功效，常用于痢疾、喉痹、恶疮、身体水肿、腹胀胸闷、痰多等症。

药用宜忌： 无寒实积滞者、孕妇及体弱者忌服。巴豆不可与牵牛子同用。

植物形态： 常绿灌木或小乔木。根系发达，主根粗壮，呈圆柱形，多侧根。叶互生；总状花序顶生，苞片钻状；雄花绿色，花蕾近球形；雌花萼片长圆状披针形。蒴果呈椭圆形；种子椭圆状，淡黄褐色。花期3~5月，果期6~7月。

采集方法： 秋季，果实成熟时采收，晒干后除去果壳及杂质，收集种子，晒干。放置在阴凉干燥处保存。

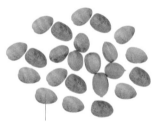

表面灰黄色或稍深，粗糙

生长特性： 喜温暖湿润的气候，喜阳光充足，耐旱，不耐寒，忌水涝。适应能力强，生命力顽强。野生者生长于山谷、溪边、旷野。

分布区域： 分布于四川、广西、云南、贵州等地。

方剂举例

药方　取1.5克桔梗、0.5克巴豆、1.5克贝母
制法　一同研制成末
用法　以开水送服
功用　可改善寒实结胸而无热症

| 科属：大戟科、巴豆属 | 采收时间：秋季 | 性味：性热，味辛，有大毒 | 来源：植物巴豆的干燥成熟果实 |

食盐

别名：盐、咸醝

成品选鉴： 晶体呈立方体形、长方形或不规则多棱形。以无杂质、颜色干净透明，咸味重的为佳。

功效主治： 食盐具有祛火排毒、杀虫止痒、凉血的功效，常用于小便不利、咽喉肿痛、疮疡、牙龈出血、消化不良、目翳等症。

药用宜忌： 咳嗽消渴、水肿患者忌食。过量食盐可致白内障。

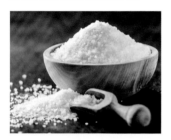

矿物形态： 等离子化合物。纯净的氯化钠，无色透明；一般情况下存在于杂质呈白色或灰白色，半透明状。体较重，密度大于水；质硬，易砸碎。气微，味咸，易潮解。能溶于水，不溶于乙醇，在无色火焰上燃烧，火焰呈黄色。以色白、纯净、无杂质者为佳。

采集方法： 全年均可采集，盐水经煎、晒而成结晶体。以白色、纯净、无杂质者为佳。置于干燥通风处保存。

生长特性： 存在于海水、井水、泉水等里面。

分布区域： 辽宁、河北、山东、江苏、浙江、福建、广东、广西和台湾等地。

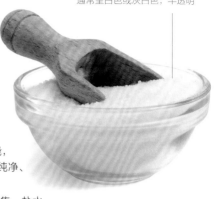

为立方体形或不规则多棱形晶体，通常呈白色或灰白色，半透明

方剂举例

药方	取 10 克食盐
制法	熬煮至黄，用 100 毫升童便调和
用法	温和服之，少顷吐下
功用	可缓解干霍乱、上不可吐、出冷汗、下不可利

类别：氯化物	采收时间：全年	性味：性寒，味咸	来源：海水或盐井、盐泉等中的卤水经煎、晒而成的结晶体

皂荚

别名：鸡栖子、皂角、牙皂、悬刀、乌犀

成品选鉴： 干燥荚果呈长条形而扁，或稍弯曲。表面不平，红褐色或紫红色，被灰白色粉霜，擦去后有光泽。两端略尖，基部有短果柄或果柄断痕，背缝线突起成棱脊状。质坚硬，摇之有响声。种子扁椭圆形，外皮黄棕色而光滑，质坚。气味辛辣，嗅其粉末则打喷嚏。

功效主治： 皂荚具有祛痰开窍、散结消肿的功效，常用于痰多咳嗽、毒疮脓肿、口眼歪斜、疥癣、头风等症。

药用宜忌： 气虚血亏者忌服。

植物形态： 落叶乔木。树形高大，树径粗壮。根系发达，主根粗壮，呈圆柱形，多侧根，深入地底。花杂性，黄白色；总状花序腋生或顶生；萼片呈三角状披针形；花瓣呈长圆形。荚果带状，直而扁平，果肉稍厚，两面鼓起。种子呈长圆形或椭圆形，棕色，光亮。花期 3~5 月，果期 5~12 月。

采集方法： 秋季，果实成熟时挑选晴天采收，晒干后除去杂质。

生长特性： 喜温暖湿润的气候，喜阳光充足，耐旱、耐寒，忌水涝。适应能力强，生命力顽强。生长于村边、路旁向阳温暖的地方。

分布区域： 四川、河北、陕西、河南等地。

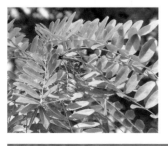

表面不平，红褐色或紫红色，被灰白色粉霜

方剂举例

药方	取 12 条皂荚
制法	去籽去皮，用酒煎煮至浓，除渣后待冷凉制成丸
用法	每次以酒送服 50 丸
功用	可缓解热毒、疥癣

科属：豆科、皂荚属	采收时间：秋季	性味：性温，味辛、咸	来源：植物皂荚的果实

雄黄

别名：黄食石、石黄、天阳石、黄石、鸡冠石

成品选鉴： 为不规则的块状，大小不一。全体呈深红色或橘红色，表面常覆有橙黄色粉末。体重，质松易碎，断面粗糙，红色，明亮。微有特异的臭气。其中颜色鲜艳、半透明、有光泽者习称明雄、雄精或腰黄。以色红、块大、质松、无石者为佳。雌黄与雄黄的性状比较相似，但雌黄为黄色，雄黄则呈红色或橘红色，可以区别。

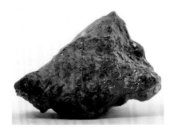

功效主治： 雄黄具有解毒杀虫、燥湿祛痰、截疟的功效，常用于咽喉肿痛、毒疮、疥癣、惊痫、蛇虫蝎毒等症。

药用宜忌： 孕妇忌服。

矿物形态： 单斜晶系。颜色为橘红色，少数为暗红色。性脆，熔点低。用炭火加热，会冒出有大蒜臭味的三氧化二砷白烟。受光的作用，会变为黄色的雌黄和砷华。雄黄不溶于水，可溶于硝酸，溶液呈黄色。

采集方法： 全年，见空气即变坚硬，用竹刀剔去其熟透部分，除去杂质泥土。

生长特性： 产于低温热液矿脉内，温泉及火山附近也有存在。

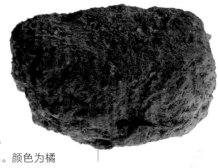

呈深红色或橘红色，表面常覆有橙黄色粉末

分布区域： 湖南、湖北、贵州、广东和四川等地。

方剂举例

药方	取雄黄、蛇床子各等份，水银减半
制法	雄黄、蛇床子一同研制成末，入猪油调匀，再入水银调匀
用法	早晚敷于患处
功用	可改善遍身虫疥虫癣

类别：硫化物	采收时间：全年	性味：性温，味辛、有毒	来源：硫化物类矿物雄黄的矿石

密陀僧

别名：陀僧、没多僧、炉底、银池、淡银

成品选鉴： 为不规则的块状，大小不一。橙红色，镶嵌着具有金属光泽的小块，对光照之闪闪发光。表面粗糙，有时一面呈橙黄色而略平滑。质硬体重，易砸碎。断面红褐色。气无。粉末黄色。以色黄有光泽，内外一致，体坚重者为佳。略溶于水，易溶于硝酸。露置空气中则会吸收二氧化碳气体，变成碱式碳酸铅（铅粉）。

功效主治： 密陀僧具有外用杀虫收敛、内服祛痰镇惊的功效，常用于久痢、湿疹、痔疮、口舌生疮、毒疮脓肿、惊痫等症。

药用宜忌： 体虚者忌服。孕妇及哺乳期女性慎用。

矿物形态： 等轴晶系。在自然界常见的多为粒状或致密块状集合体。颜色呈铅灰色，条痕淡黑灰色，金属光泽，不透明。

采集方法： 全年均可采集。将铅加热至熔融状态，用铁棍在溶液中旋转几次，部分溶铅黏附在铁棍上，然后取出浸入冷水中，冷却后变成氧化铅固体即可。以色黄有光泽、内外一致、体坚重者为佳。

生长特性： 可见于各种岩石和矿石中，多由火山沉积和火山热液作用形成。

分布区域： 广东、湖南、湖北和福建等地。

古籍名医录：

《本经逢原》：水磨服，解砒霜、硫黄毒。

《本草纲目》：疗反胃，消渴，疟疾，下痢。止血，杀虫，消积。治诸疮，消肿毒，除胡臭。

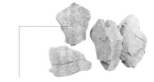

不规则块状，表面粗糙，断面呈红褐色

《本草经疏》：密陀僧感银铜之气而结，故其味咸辛气平，有小毒。久痢、五痔，大肠湿热积滞也，辛主散结滞，咸主润下除热，大肠清宁，则久痢五痔自瘳矣。体重能消磨坚积，味咸能入血凉血，故又主金疮及灭面上瘢酐也。

方剂举例

药方	用蒲黄、黄药子各25克，密陀僧、黄柏、甘草各50克
制法	一同研制成末
用法	敷于患处
功用	可改善口舌生疮

类别：氧化物	采收时间：全年	性味：性平，味咸、辛，有毒	来源：多为硫化物类矿物方铅矿提炼银、铅时沉积的炉底

白矾

别名：矾石、羽泽、涅石、理石、白君、明矾、雪矾、云母矾、生矾

成品选鉴： 为不规则的结晶体，大小不一。无色，透明或半透明，表面略平滑或凹凸不平，具细密纵棱，有玻璃样光泽。质硬而脆，易砸碎。气微，酸、涩、辛。以色白、透明、质硬而脆、无杂质者为佳。易溶于水或甘油，不溶于酒精。水溶液显铝盐、钾盐与

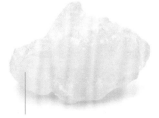

解理面上有时微带珍珠光泽

硫酸盐的各种反应。

功效主治： 白矾具有涌吐痰涎、解毒收湿、祛腐蚀疮的功效，常用于十二指肠溃疡、咽喉肿痛、泄泻、痢疾、疥癣、癫痫、子宫脱垂、黄疸、带下、衄血等症。

药用宜忌： 体虚胃弱、无湿热者忌服。阴虚火咽喉痛患者忌服。白矾中含有铝，忌多食。

矿物形态： 属三方晶系。颜色呈无色、白色，常带淡黄及淡红等色。条痕白色。光泽玻璃状，块状者光泽暗淡或微带蜡状光泽。透明至半透明。易溶于水或甘油，不溶于酒精。

采集方法： 全年均可采集，矿石打碎，用水溶解，收集溶液，蒸发浓缩，冷却后即析出结晶。放置在干燥阴凉处保存。

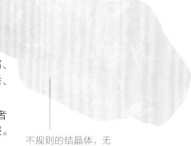

不规则的结晶体，无色，透明或半透明

生长特性： 常为碱性长石受低温硫酸盐溶液的作用变质而成。

分布区域： 甘肃、安徽、山西、湖北和浙江等地。

方剂举例

药方	取 50 克白矾，25 克牙皂角
制法	一同研制成末
用法	每次以温水送服 5 克
功用	可缓解脑卒中、四肢不利、胸脘痞塞等病痛

类别： 硫酸盐 **采收时间：** 全年 **性味：** 性寒，味酸、涩、辛 **来源：** 硫酸盐类矿物明矾石经加工提炼而成的结晶

蛇床子

别名：蛇米、蛇珠、蛇粟

成品选鉴： 蛇床子为双悬果，呈椭圆形。表面灰黄色或灰褐色，顶端有 2 枚向外弯曲的柱基，基部偶有细梗。分果的背面有薄而突起的纵棱 5 条，接合面平坦，有 2 条棕色略突起的纵棱线。果松脆，揉搓易脱落，种子细小，灰棕色，显油性。气香，味辛凉，有麻舌感。

功效主治： 蛇床子具有杀虫止痒、

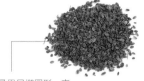

双悬果呈椭圆形，表面灰黄色或灰褐色

澡湿祛风、温肾壮阳的功效，常用于子宫寒冷、阳痿、带下阴痒、风湿痹痛、疥癣等症。

药用宜忌： 下焦有湿热、肾阴不足、相火易动、精关不固者忌服。

植物形态： 一年生草本。根系发达，主根呈圆锥状，较细长，多侧根。叶为 2~3 回三出式羽状全裂，羽片呈卵形至卵状披针形，先端渐尖。复伞形花序；总苞片线形至线状披针形；花瓣白色。花期 4~7 月，果期 6~10 月。

采集方法： 夏、秋季，果实成熟时挑选晴天进行采收，摊开晾晒，打下种子，除去杂质，晒干，放置在通风干燥处保存。

生长特性： 喜温暖湿润的气候，喜阳光充足，耐旱，耐寒，忌水涝。适应能力强，生命力顽强。生长于山坡草丛中、田间、路旁。

分布区域： 全国大部分地区。

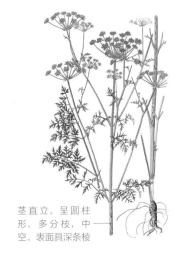

茎直立，呈圆柱形，多分枝，中空，表面具深条棱

方剂举例

药方	用菟丝子、蛇床子、五味子各等份
制法	一同研制成末，和蜜制成丸
用法	每日 3 次，每次服用 30 丸
功用	可缓解男子阳痿

科属： 伞形科、蛇床属 **采收时间：** 夏秋季 **性味：** 性温，味辛、苦 **来源：** 植物蛇床的干燥成熟果实

蜂房

别名：露蜂房、马蜂窝、蜂巢、野蜂窝、黄蜂窝、百穿之巢

成品选鉴：蜂房呈圆盘状或不规则的扁块状，有的似莲房状，大小不一。表面灰白色或灰褐色。腹面有多数整齐的六角形房孔；背面有 1 个或数个黑色短柄。体轻，质韧，略有弹性。气微，味辛淡。质酥脆或坚硬者不可供药用。

功效主治：蜂房具有攻毒杀虫、祛风止痛的功效，常用于乳痈、淋巴结核、疥癣、惊痫、风湿痹痛、牙痛、湿疹等症。

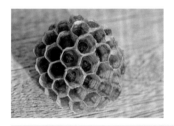

药用宜忌：血虚弱者慎服。孕妇、婴幼儿慎服。

动物形态：蜜蜂分为中华蜜蜂、意大利蜜蜂、卡尼鄂拉蜜蜂、欧洲黑蜂几大种类。中华蜜蜂躯体较小，头胸部呈黑色，体色呈黑色或棕红色，全身被覆黑色和深黄色绒毛。意大利蜜蜂体形较黑蜂小，腹部细长，腹板几丁质颜色鲜明。卡尼鄂拉蜜蜂大小和体形与意蜂相似，腹部细长，腹板呈黑色，体表绒毛灰色。欧洲黑蜂个体较大，腹部宽，覆毛长。

采集方法：全年均可采集，采得后，晒干或略蒸后除去死蜂、死蛹后再晒干。放置在阴凉干燥处保存。

生长特性：是群体生活的社会性

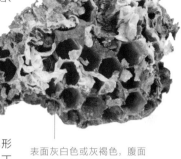

表面灰白色或灰褐色，腹面有多数整齐的六角形房孔

昆虫。

分布区域：全国各地。

方剂举例

药方	取 1 个大蜂房或 3~4 个小蜂房
制法	烧成灰，用 200 克独头蒜、7.5 克百草霜，一同捣烂
用法	敷于患处，忌食生冷荤腥之物
功用	可改善手足风痹

科：胡蜂科	采收时间：全年	性味：性平，味甘	来源：昆虫果马蜂、日本长脚胡蜂或异腹胡蜂的巢

樟脑

别名：韶脑、潮脑、脑子、油脑、树脑

成品选鉴：纯品为雪白的结晶性粉末，或无色透明的硬块。粗制品略带黄色，有光亮。在常温中容易挥发，点火能发出多烟而有光的火焰。气芳香浓烈刺鼻，味初辛辣，后清凉。

功效主治：樟脑具有除湿杀虫、湿散止痛、开窍辟秽的功效，常用于疥癣、跌打损伤、脚气、疮疡、心腹胀痛等症。

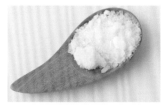

药用宜忌：气虚有热者及孕妇忌服。

植物形态：常绿大乔木。树形高大，树径粗壮，树冠广卵形。根系发达，主根粗壮，多侧根，深入地底。枝、叶及木材均有樟脑气味。叶互生；圆锥花序腋生；花绿白或淡黄色，较小。果实呈卵球形或近球形，成熟时紫黑色，光滑无毛。花期 4~5 月，果期 8~11 月。

采集方法：除春分至立夏含油少外，其余时间均可采叶，用蒸馏法提取樟脑油，冷凝所得白色晶体为粗樟脑。放置在密封阴凉干燥处保存。

生长特性：喜温暖湿润的气候，喜阳光充足，耐旱，不耐严寒，忌水涝。适应能力强，生命力顽强，在一般土壤中也能生长，以质地疏松、排水良好、肥沃、土层深厚的沙壤土为宜。野生于河旁，或

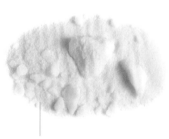

粗制品略带黄色，有光亮

生于较为湿润的平地、坡地。

分布区域：国内：台湾及长江以南地区。国外：越南、日本、朝鲜等地。

方剂举例

药方	取 100 克樟脑，150 克乌头
制法	一同研制成末，用醋糊制成丸
用法	每置 1 丸于足心踏之，下以微火烘之，衣被围覆，汗出如涎为效
功用	可改善脚气肿痛

科属：樟科、樟属	采收时间：除春分至立夏	性味：性热，味辛，有毒	来源：樟的干、根、枝、叶提炼成的颗粒状结晶